圖解&影音版

腦中風復健照護全書

——及早恢復自理能力&避免再度中風健康指南

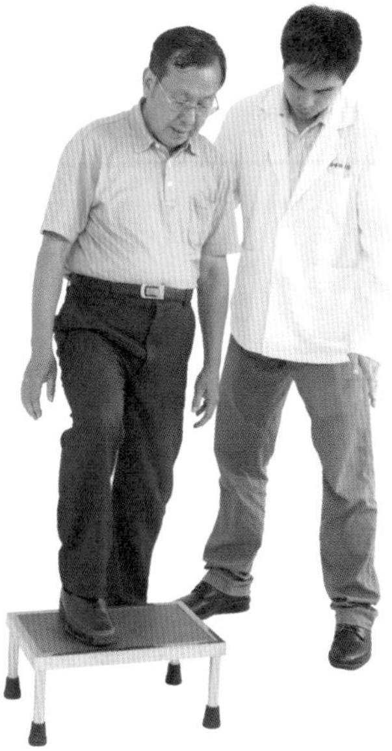

目錄 Contents

推薦序1 傳播優質的醫學新知，促進健康的力量／11
——王英偉

推薦序2 提供腦中風防治有效的知識、策略與方法／13
——邱弘毅

推薦序3 頂尖醫療照護資源，提升患者自我照護力／14
——邱泰源

推薦序4 簡單易懂的醫療新知，減輕中風的危機／15
——胡漢華

總策劃序 落實中風的防治方案，掌握復健的新契機／17
——陳適卿

PART 1 求診指南

1-1 認識腦中風／20

什麼是腦中風／20

腦中風的分類／23

誰屬於腦中風高危險群？／27

引發腦中風的環境及生活因素／29

認識腦部構造&功能／30

1-2 搶救腦中風／32

腦中風會出現的徵兆或症狀／32

搶救腦中風，把握黃金3小時急救法／34

PART 2 醫學檢查與診治

2-1 腦中風的檢查項目／40

2-2 評估患者腦中風的嚴重度／42

2-3 急性期的治療／44

支持性療法／44

血栓溶解療法／45

外科手術治療／48

2-4 腦中風常用口服藥物／50

2-5 腦中風後的三階段重點照護／52

急性期／52

亞急性期／54

慢性期／58

2-6 腦中風的中醫療法／59

急性期穴位刺激法——「十宣放血」／59

中醫的診斷／60

腦中風常見症狀的針灸治療／62

2-7 腦中風後常見的問題／67

認知障礙／67　半側忽略／68　運動障礙／69

感覺障礙／71　語言及溝通障礙／72

吞嚥障礙／73　排尿障礙／75　排便障礙／79

呼吸道障礙／80　失能／81　情緒障礙／82

疼痛／83　攣縮／85　褥瘡／87　跌倒／90

目錄 Contents

PART 3 居家生活照護

3-1 如何照護最順手－出院前的準備／92

輔具的安排／92

輔具使用原則／92　常用輔具介紹／93

★生活輔具／93　★行動輔具／97　★移位輔具／100

★擺位輔具／102　★減壓輔具／103　★護具及其他輔具／104

★環境控制系統／105

無障礙空間的規劃／106

心理建設／109

中風後常見心理、社會調適障礙／109

正向思考與行為改變／110　照護者的調適／110

照護選擇與評估／111

以全人照顧模式協助患者／111

中風急性後期照護／111　中風患者之各種照護模式／114

3-2 做家人的護理師／117

每日生活照護／117

每日藥物管理／118

每日清潔管理／120

臉部清潔／120　頭髮清潔／121　口腔清潔／122

排泄物清潔／123　指甲修剪／126　衣物的更換／127

行動移位照護／128

一般轉位步驟（輪椅→床）／128

一般轉位步驟（輪椅→汽車）／129

特殊照護／133

胸部叩擊排痰／133　抽痰／135　氣切管照護／138

鼻胃管灌食與照護／141　導尿管照護／143

壓傷傷口照護／146

緊急狀況處理／149

喘／149　發燒／149

回診注意事項／149

運用中醫按摩活化經絡／150

醒腦開竅／150　吞嚥困難／152　構音困難／153

上肢無力／154　下肢無力／155　頸背部無力／158

3-3 做家人的營養師／159

建議的飲食原則／159

合併其他病症的飲食／163

鼻胃管患者的管灌飲食／168

改善降血壓、降血脂、降血糖的中藥茶飲／170

3-4 做家人的復健師／173

物理治療／173

被動關節運動／173　協助下的半主動關節運動／176

主動關節運動／176　抬臂運動／177　翻身側躺訓練／177

坐立訓練／178　站立訓練／180　行走與階梯訓練／183

職能治療／185

認知知覺訓練／185　運動訓練／187　感覺訓練／192

語言治療／193

失語症／193　失用症／196　吶吃症／197　吞嚥困難／201

心理治療／208
震驚期／208　否認期／208　抑鬱期／208　適應期／209

PART 4 避免再度中風的照護須知

4-1 痊癒後，更要預防再度中風／214
嚴格控制三高／215
預防再度中風五大守則／217

4-2 一般健康檢查與特殊檢查／219
電腦斷層檢查（CT）／219
磁振造影檢查（MRI）／219
血管超音波檢查／219
腦血管攝影／220
心臟超音波檢查／220
心電圖／220

4-3 用藥管理／221
抗血小板藥物／221
降血壓藥物／222
降血糖藥物／222
降血脂藥物／223

4-4 維持適當的生活保健／224

特別收錄

1-1 腦中風尖端醫療技術／226
1-2 腦中風案例分享／231
1-3 腦中風長照服務－相關申請資料／234

圖解QR影音目錄

腦中風復健示範教學

1.**行動安全輔具**—新科技電動輪椅操作／***98***
2.**護理教學**—洗頭／***121***
3.**護理教學**—穿衣服／***127***
4.**護理教學**—穿褲子／***127***
5.**一般移位**—床到輪椅／***128***
6.**一般移位**—輪椅到汽車／***129***
7.**物理復健治療**—被動關節運動／***174***
8.**物理復健治療**—半主動、主動關節、抬臂運動／***176***
9.**物理復健治療**—翻身側躺訓練／***177***
10.**物理復健治療**—坐立訓練／***178***
11.**物理復健治療**—練習上半身動作／***179***
12.**物理復健治療**—學習站立／***180***
13.**物理復健治療**—訓練站姿平衡／***181***
14.**物理復健治療**—訓練下肢的肌力及耐力／***183***
15.**物理復健治療**—訓練下肢的肌力及耐力（半蹲）／***183***
16.**物理復健治療**—訓練壞腳的肌耐力／***184***
17.**物理復健治療**—上下樓梯訓練／***184***
18.**職能復健治療**—認知知覺訓練／***185***
19.**職能復健治療**—居家手部功能訓練／***187***
20.**職能復健治療**—感覺障礙／***192***
21.**語言復健治療**—口腔運動（舌頭、唇及臉部）／***198***
22.**語言復健治療**—臉、唇、舌部訓練／***202***
23.**語言復健治療**—下頷、吞嚥訓練／***204***
24.**機器人復健治療**—虛擬實境踏步訓練／***226***

本書作者群簡介

王薏茜醫師

學歷：臺灣大學醫學系醫學士
經歷：臺大醫院復健部住院醫師、臺大醫學院復健科臨床講師
現職：臺大醫院復健部主治醫師

高偉峰主任

學歷：陽明大學醫學系醫學士、陽明大學生物醫學資訊研究所博士
經歷：臺北榮總急診部主治醫師、臺灣急診醫學會野外醫學委員會主委暨創會秘書長、陽明大學急診醫學科教育部審定副教授
現職：臺北醫學大學附設醫院急重症醫學部主任、臺北醫學大學急診學科教授、臺灣急診醫學會野外醫學委員會主任委員

魏大森主任

學歷：中國醫藥大學醫學士、臺灣大學醫學工程研究所博士候選人
經歷：彰化基督教醫院復健科主任、中山醫學大學兼任助理教授、衛生福利部醫療復健輔具中心計畫主持人
現職：彰化基督教醫院體系復健部主任、跌倒防治中心主任、中國醫藥大學兼任副教授

戴承杰主任

學歷：高雄醫學大學醫學士、中國醫藥學院中醫學分班、加拿大卑詩大學 UBC 醫學博士
經歷：臺北醫學大學附設醫院婦產科主治醫師、臺北醫學大學署立雙和醫院傳統醫學科主任
現職：臺北醫學大學附設醫院傳統醫學科主任暨主治醫師、臺北醫學大學醫學院醫學系婦產學科教授

游家銘醫師

學歷：臺北醫學大學醫學士
經歷：臺北市立聯合醫院仁愛院區神經科主治醫師、臺北醫學大學附設醫院神經科主治醫師暨門診部主任
現職：北醫兼任神經內科主治醫師

賴建宏主任

學歷：高雄醫學大學醫學士、中原大學生物醫學工程博士
經歷：臺北醫學大學醫學系助理教授
現職：臺北醫學大學附設醫院 復健醫學部主任暨主治醫師、臺北醫學大學醫學系副教授

劉燦宏主任

學歷：台北醫學大學醫學系醫學士、陽明大學醫管碩士／公衛博士
現職：台北醫學大學 醫學系主任／教授、雙和醫院復健部主任／主治醫師

康峻宏醫師

學歷：臺灣大學醫學系醫學士、臺灣大學臨床醫學研究所碩士、臺灣大學醫學工程研究所博士
經歷：北醫醫學系助理教授、台大附設醫院復健部兼任主治醫師
現職：臺北醫學大學附設醫院復健醫學部主治醫師、臺北醫學大學附設醫院醫療品質部主任、臺北醫學大學醫學系副教授、臺北醫學大學醫學系復健學科主任

張光華主任

學歷：中國醫藥學院醫學士、陽明大學醫務管理研究所管理學碩士
經歷：萬芳醫院復健科主任、蘭陽仁愛醫院復健科主治醫師
現職：萬芳醫院復健科主治醫師、臺北醫學大學傷害防治學研究所副教授

蘇秀悅主任

學歷：中國文化大學家政研究所食品營養組碩士、台北醫學大學保健營養系學士
經歷：三軍總醫院營養部營養師、台灣糖尿病衛教學會書長、中國文化大學營養系兼任講師、國防醫學院兼任講師
現職：台北醫學大學附設醫院營養室主任、台北醫學大學保健營養系兼任講師

曾孟頤

學歷：國立政治大學心理系碩士
經歷：淡水長青醫院臨床心理師
現職：臺北醫學大學附設醫院復健醫學部復健心理師

柯怡峰

學歷：長庚大學臨床行為科學研究所職能治療組碩士、臺灣大學醫學工程學研究所博士班（進修中）
經歷：臺北醫學學學附設醫院復健醫學部職能治療組組長、臺北醫學大學附設醫院衛福部委辦醫療復健輔具中心治療師
現職：臺北醫學大學附設醫院復健醫學部職能治療師

本書作者群簡介

林欣穎

學歷：美國加州 Loma Linda University 言語語言病理學碩士

經歷：美國加州 Long Beach Memorial Medical Center 語言治療師、新加坡 Singapore General Hospital 語言治療師、臺北醫學大學附設醫院復健科語言治療師、中山醫學院聽力暨語言治療學系臨床督導

現職：臺北醫學大學附設醫院復健醫學部語言治療技術長、馬偕醫學院聽力暨語言治療學系臨床督導

胡家甄

學歷：國立成功大學物理治療系

現職：臺北醫學大學附設醫院復健醫學部物理治療組組長

呂欣怡

學歷：中台科技大學護理系畢業

經歷：景美醫院附設護理之家護理長

現職：台北醫學大學附設醫院護理部社區護理室副護理長

特別感謝：北醫專業醫療團隊協助圖片攝影及影片錄製

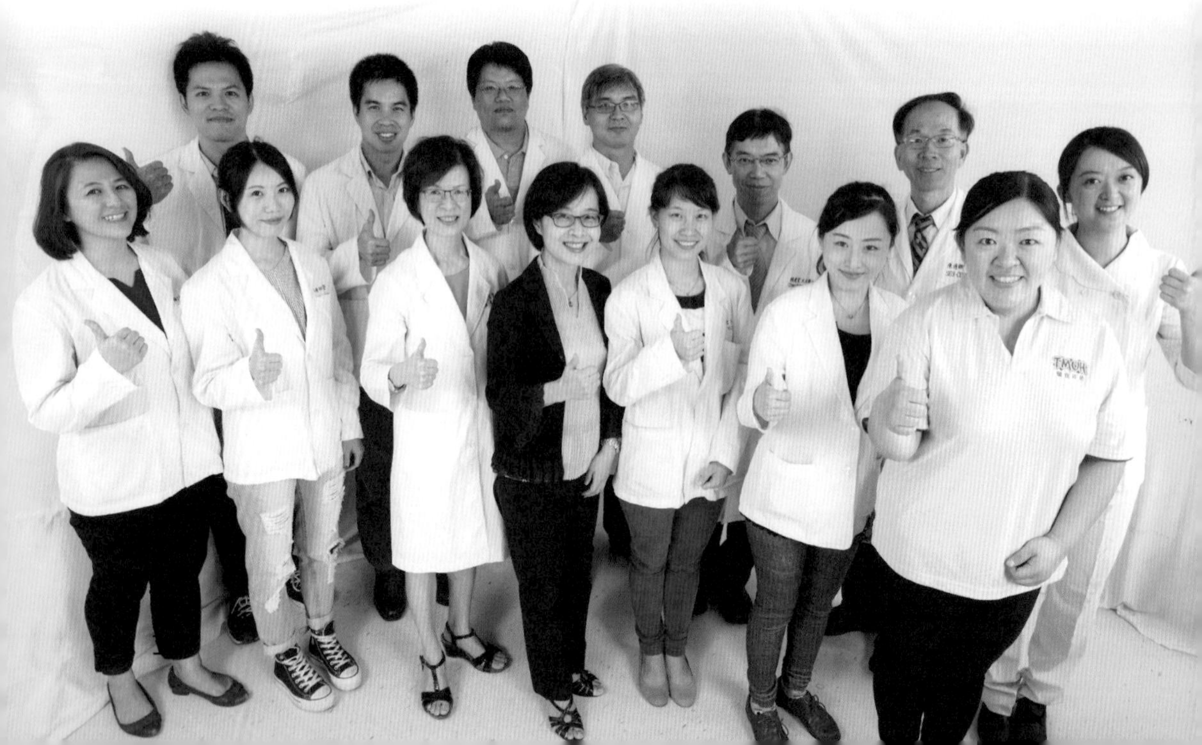

傳播優質的醫學新知，促進健康的力量

王英偉／衛生福利部國民健康署署長

有機會大家可以問問家中長輩，最怕得什麼的病？您會聽到「中風」是大家的禁忌！依據衛生福利部104年十大死因統計顯示，腦血管疾病為國人10大死因的第3位，中風死亡的人數共計有11,169人，平均每天奪走30位民眾的生命，換算每47分鐘就有一位病人因中風過世！中風除了造成死亡，所遺留的後遺症，更給病人及家庭，甚至醫療資源都帶來沉重的負擔。

視病猶親，是每位醫療從業人員最核心價值。我的母親約10年前也發生中風，在慈濟醫院歷經長期治療與復健，在母親生病過程，讓我深刻體會到醫者、患者、家屬的多重角色，這對我在行醫以及現在擔任國民健康署署長角色，有著莫大影響。

老化是現代國家共同面對的課題，隨著年紀日增，慢性病是很難避免的，依據國民健康署102年「國民健康訪問調查」顯示，近九成（86.3%）老人自述曾經醫師診斷至少有一項慢性病，患有三項以上慢性病的老人比率更高達近五成。過去我在醫院看門診，患有慢性病如糖尿病、高血壓等的病人，服藥遵從性是較不足的，尤其鄉下長輩都有錯誤的觀念，怕吃藥會敗腎，每一位病人都要花上許久循循善誘。

其實，大部分的中風是可以藉由健康的生活型態及規律服藥積極控制三高來預防的，檢視每天的飲食、規律運動，減少高血壓、高血糖、高血脂與肥胖、吸菸等危險因素，並且定期健康檢查，中風發生是可以減少的。但面對中風的發生也需要具備掌握黃金救治時間及病後照護等知識，所謂知其然知所以然，才能對症下藥。

陳適卿副院長是一位令人欽佩的復健醫學專家，這本《圖解&影音版腦中風復健照護全書》集結了實務與學術兼俱的跨專業專家們共同編撰而成，書中更大量使用圖解方式，對中風進行全面探討，從誰較容易發生中風?中風前有哪些警訊？中風時在黃金3小時的急救措施，中風過程中的檢查、診斷、治療的介紹、急性期返家後，如何做家人的護理師、營養師、復健師，照護食、衣、住、行，以及復健等都有詳盡的介紹，並透過生動的圖解，讓讀者能夠瞭解，如何應用輕鬆省力的方式來照顧生病的家人，同時考慮患者的感受，真的是一本值得推荐大家仔細閱讀的好書！

知識就是力量！透過閱讀、理解、應用，才能將知識轉化成促進健康的力量，《圖解&影音版腦中風復健照護全書》是本充滿著力量的書籍，誠摯向台北醫學大學醫學院陳適卿副院長及團隊深表謝意，因為有大家在健康領域的共同付出，讓「視病猶親」才能真正實踐！

推薦序 2

提供腦中風防治有效的知識、策略與方法

邱弘毅／臺北醫學大學副校長、黃際鑫醫師中風研究中心主任

中風是我國十大死因的第三位，更是造成65歲以上國人殘障的第一要因。罹患中風後，有超過一半以上的病人，會成為不同嚴重度的永久殘障者，更甚者，中風也是老年失智的重要原因，不論是殘障失能或是失智，將對社會國家造成極大的負擔。因此要如何預防中風發生，若不幸中風之後，要如何獲得適切治療與及時復健，以降低殘障比率及殘障嚴重度，進而提升自己的生活品質及減輕家人的照顧負擔，是每一個國人都要瞭解的知識。

陳適卿教授以其教學、研究及臨床數十年的經驗，策劃《圖解&影音版腦中風復健照護全書》，從求診指南、醫學檢查與診治、居家生活照顧及避免再度中風的照護需知四大部分，以圖文並茂的呈現方式，搭配淺顯易懂的文字，做了完整的說明，是目前坊間介紹中風的書籍中，對一般民眾非常有幫助的一本書。

台灣目前已面臨少子化及平均餘命不斷延長的兩個社會趨勢，使得早已是高齡化社會的台灣，正迅速邁向超高齡社會，而中風正是超高齡社會最重要的疾病。由於中風死亡率不高，但是癒後的殘障率極高，對中風病人及家人生活品質與家庭經濟的衝擊極大。目前政府已規劃的長照體系，中風更是需被照護最重要的疾病。許多研究也已提出中風是消耗大量長照資源的最主要疾病；因此，透過本書的發行，讓每一位國民能徹底瞭解中風的本質及對罹病者、家庭及社會的嚴重衝擊，筆者相信本書將能對我國中風的防治提供有效的知識、策略與方法，讓全民共同參與中風防治，提升國人的健康水準、生活品質，並有效減少對社會的衝擊。

頂尖醫療照護資源，提升患者自我照護力

邱泰源／中華民國醫師公會全國聯合會理事長、台大醫學院教授

本人很榮幸接受陳適卿教授的邀請，為本書序言。陳適卿副院長與我是多年好友，他也是一個愛心與專業兼具的復健醫學科專家。這本《圖解&影音版腦中風復健照護全書》集合具有實務經驗的跨領域專家學者共同編著而成。書內以病人為中心，由各專業人員共同投入心血，完成鉅著，實在是仁心仁術的最高發揮。

觀之世界潮流，醫療照護體系確實需要重新檢討；包括健康照護如何由醫院轉移到社區、由專科醫療轉移到社區照護、由外在專業照顧轉移到自我照顧的能力，這都是世界衛生組織（WHO）強調的重點。因此每位民眾都應該提升自我照顧的能力，尤其針對高齡化社會常見的疾病。以復健照護恢復病人的身心功能，能維繫病人的尊嚴，同時更可減少家屬甚至社會的負擔。

面對未來高齡化社會，慢性疾病及失能病人將會越來越多，透過對復健醫學的了解跟自我照顧，也是所有民眾很重要的課題。本書出版發行，將是高齡化社會每個人提升自我照護能力中，所有民眾都需要閱讀的一本好書。

在此向陳適卿院長及其團隊表達最大的敬意，同時也期待每位民眾都能有機會閱讀這本好書。

簡單易懂的醫療新知，減輕中風的危機

胡漢華／臺北醫學大學腦血管病治療及研究中心 主任、
台灣腦中風學會 創會理事長、台灣腦中風病友協會 創會理事長

腦中風是台灣國人的第三位死因，次於癌症及心臟病。近年來由於醫療的進步，腦中風的死亡率有緩慢下降的趨勢，但腦中風的發生率並沒有隨之下降，顯示腦中風殘障者愈來愈多，這些需要他人長期照護的中風病人成為家庭和社會的沈重負擔，估計每年約有一萬七千人會因為中風而導致日常生活失能，是成人殘障的第一要因，更是使用健保資源前三名的疾病。因此預防腦中風及預防腦中風殘障是國人在衛生保健上必須注意的重要課題。

由於民情的關係，國內病患總以為疾病的防治完全是醫師的責任，等有身體的症狀再去就醫就可以了。殊不知疾病的防治，衛教最重要。衛教不只要讓社會大眾了解疾病本身造成的徵候和後遺症，更要讓大家認識造成疾病的原因，以遠離這些致病的危險因子。尤其應該在無症狀時就開始做起，預防絕對重於治療，每個人自己隨時照顧關心自己的身體，絕對比醫師每個月門診會談十分鐘，對於疾病防治的效益大的多。腦中風也不例外。

腦中風的發生是忽然的，常常令人措手不及。一分鐘前還談笑風生，健步如飛，下一分鐘卻眼歪嘴斜，半身不遂，人生從彩色變黑白，對病患本身和家屬造成巨大的衝擊。其實病患在得到腦中風之前，血管病變已經不知不覺的在進行，如果病患不察覺自己本身會造成血管病變的危險因子而使之繼續破壞，經年累月的血管病變最終將造成血管阻塞或破裂，而導致腦中風。中風發生後盡快送到醫院緊急搶救至關重要，若不幸留下後遺症，復健就是避免失能的重要課題。

本書的目的就是希望藉由衛教來防治腦中風。最主要是讓健康的人認識腦中風，了解得到腦中風的原因，以及如何做才能遠離這些危險因子。對於已經有血管病變甚至腦中風的病患和家屬，本書除了提供預防二次中風的方法，也告訴大家腦中風急性期時的可能徵候，該如何把握治療的黃金時刻，以及如何照護急性期的病患。而在慢性復健期時，如何注意可能會發生的併發症和後遺症，讓病患及家屬有正確的認知和心理準備，以免什麼都不懂，慌了手腳，造成不必要的恐慌甚至錯誤的決定。另外也介紹醫師可能採取的醫療動作提供參考。

本書由臺北醫學大學醫學院副院長陳適卿醫師總策劃，結合了西醫師、中醫師、物理治療師、職能治療師、語言治療師、護理師、營養師共同編製，透過圖解及解說，加上教學影片，希望能以簡單易懂且又不疏漏重要訊息的方式，讓大家能駕輕就熟地照顧家人。

落實中風的防治方案，掌握復健的新契機

陳適卿／台北醫學大學教授暨醫學院副院長

腦中風是失能的主因之一，其所造成之醫療成本、社會及家庭成本相當巨大，因此從預防、醫療、復健到照護各層次皆相當重要。

從事復健工作多年以來我們發現家屬最大的挑戰是在醫生宣布病人病情穩定可以出院的時候。根據台灣腦中風流行病學研究：在中風之後一個月有76.7%的人會出院，在三個月之後只有3.5%的人會留在醫院，所以除了少數病人會住在護理之家或是養護中心之外絕大多數的病人都會回到家中。在醫院裡有護理師照顧、備藥，復健師進行復健治療，營養師準備飲食；一旦出院之後所有的工作都落在照護的家人身上，對於完全沒有照護經驗的家屬來說這是非常艱鉅的工作。要如何幫生病的家人洗澡、刷牙、翻身、抽痰、拍背、運動、準備食物、餵食及溝通？如果有一本寶典可以參考，想必家人在照顧時就比較容易上手。

國宏社會福利慈善事業基金會有鑑於此，特別邀請國內相關專家，有醫師、中醫師、物理治療師、職能治療師、語言治療師、心理治療師、護理師、營養師與原水出版社共同編製這本中風照護全書，透過生動的圖解及淺顯易懂的說明，還有許多精心拍攝的影片，讓讀者以正確的方法來進行居家照護，能夠延續住院時候的優質照顧。

書中分四個部分：第一部分介紹發生腦中風時如何及時發現，把握黃金時刻，立即送醫治療；第二部分介紹腦中風各個階段的醫療照護。第三部分介紹腦中風居家照護及復健，包含如何利用各種輔具來輔助，讓生活能夠更輕鬆。第四部分介紹如何預防腦中風的發生，如

何遠離各項危險因子。書中還收錄了尖端復健治療，主要介紹一些當前最夯的尖端科技，如機器人復健中的步行機器人與手功能訓練機器人，還有虛擬實境復健及遠距復健，這都是當今最先進的醫療科技。最後還提供實用的輔具申請、社會福利申請及長照服務相關資訊，讓讀者能更清楚方便利用。

期待藉由此書的推廣，讓社會大眾不僅對中風復健及照護有進一步的了解，也能更加落實腦中風的預防; 希望此書能對廣大民眾及社會有所助益，並可同時作為醫療照護、社會福利等相關從業人員、教師及學生之工作的學習參考。在此感謝精心策畫本書的所有醫療團隊人員熱心的投入與無私的奉獻，也要感謝原水文化出版社在推廣健康知識的用心。

也要感謝諸多前輩與好友的肯定，協助寫序或推薦。期盼本書的出版可喚起社會對此重大疾病高品質醫療與復健及照護之重視，更可助大家對腦中風之全面了解。本書所有的收益都將捐獻「國宏福利慈善事業基金會」，做為資源再循環，以福利社會。

PART 1

求診指南

當你的某一側肢體突然感到無力，
臉部無法動彈，或忽然劇烈頭痛，
你很有可能已經中風了！
掌握黃金三小時是目前最重要的選擇。

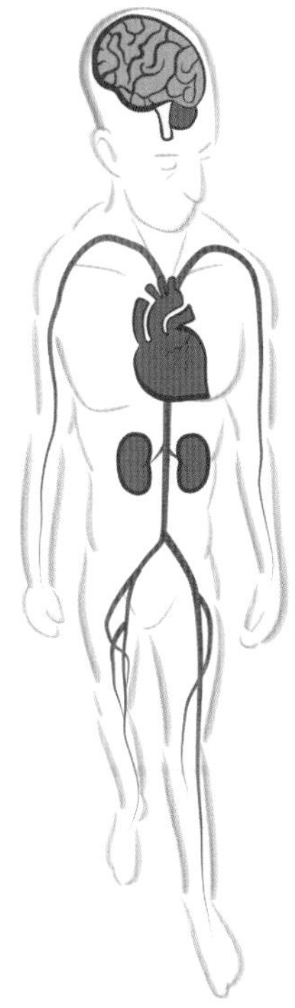

腦中風危險因子

（有危險因子者相較於沒有危險因子者發生腦中風的倍數）

危險因子	倍數
高血壓	50歲：4.0 60歲：3.0 70歲：2.0 80歲：1.4 90歲：1.0
心臟病	男性1.73 女性1.55
抽菸	1.8
高血脂	2.0
腰臀比過高（肥胖）	1.75-2.37
喝酒過度	1.8
糖尿病	1.8-6
憂鬱症 (Mathur et al., 2016)	1.29
不健康飲食 (Greenlund et al., 2002)	1.7
心理社會壓力 (Egido et al., 2012)	2.23
不規則運動	2.7

資料來源：(Goldstein et al., 2006)

腦中風的分類

腦中風的種類概分為「**缺血性腦中風**」和「**出血性腦中風**」。

「缺血性腦中風」一般稱為「梗塞性腦中風」，就是血管被塞住了，擋住它原本應該灌溉的神經，類似農田本來有水利設施在灌溉，水利設施壞掉了，水到不了，農田最後乾枯而亡。

但「出血性腦中風」就相反，它有如上游的水壩潰堤，水四處氾濫造成災情，而且依賴它的農田也會因接不到水而乾枯，則稱為「出血性腦中風」。

常見的「缺血性腦中風」分成①**「腦血栓（**thrombotic infarction**）」、**②**「腦栓塞（**embolic infarction**）」，而常見的「出血性腦中風」分為**③**「腦內出血（**intracerebral hemorrhage**）」及**④**「蜘蛛膜下腔出血」**（Subarachnoid hemorrage）。

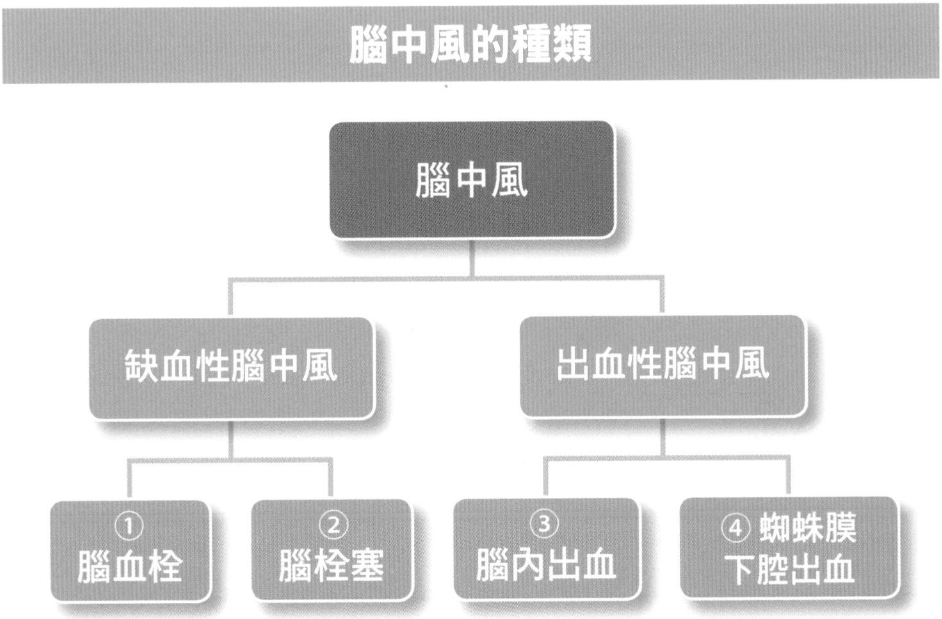

缺血性腦中風

① **腦血栓**（thrombotic infarction）就是血管慢慢堵塞，如同家裡的廚房常常洗一堆油膩的東西，越油膩水管越容易阻塞，人體也是一樣的，有高血脂的患者，血管壁會越來越黏，血流越來越慢，血管灌流也越來越差，最終有一天就會塞住。這種堵塞不是忽然發生，

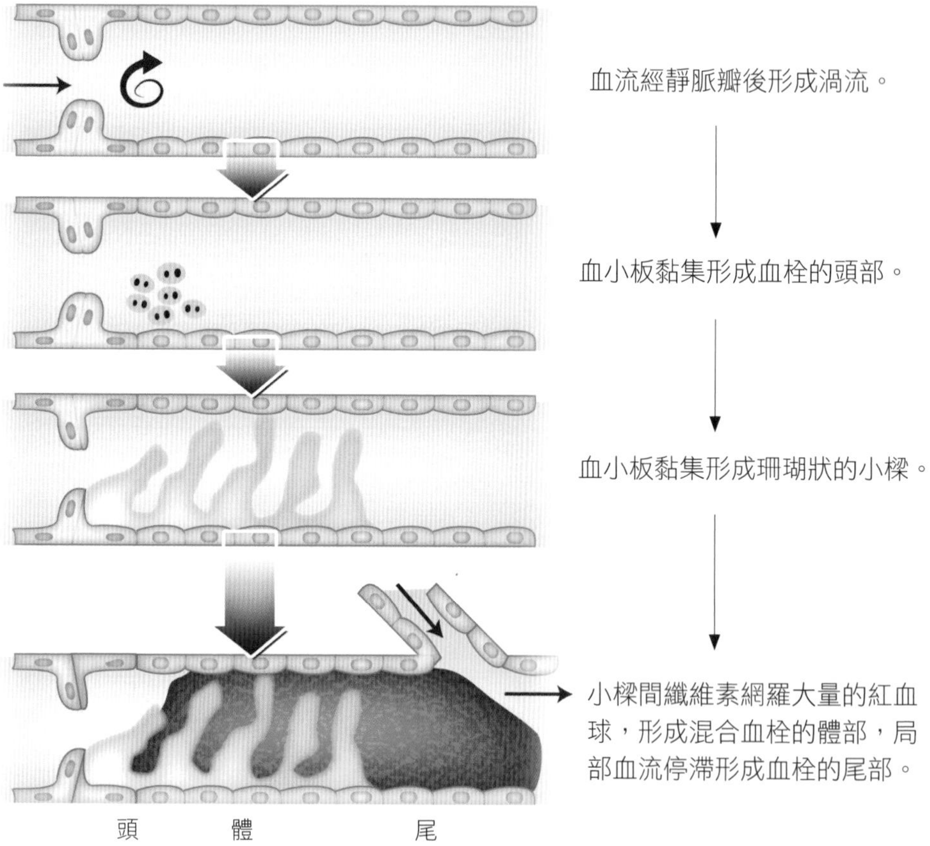

血流經靜脈瓣後形成渦流。
血小板黏集形成血栓的頭部。
血小板黏集形成珊瑚狀的小樑。
小樑間纖維素網羅大量的紅血球，形成混合血栓的體部，局部血流停滯形成血栓的尾部。
頭
體
尾

▲ 三高與抽菸會導致血管內壁發炎受損，引發血小板聚集。此過程會反覆發生，導致血管壁更加黏稠，血流速度減緩，終至完全堵塞，引發腦中風。

而是漸進式的。引起腦血栓的原因，最常見的是糖尿病、高血壓、高血脂造成的粥狀動脈硬化。另外，血管壁病變、血液黏度增加、血流速度減緩……等，也會導致腦血栓的產生。

② **腦栓塞**（embolic infarction）就是血管忽然被堵住，如同家中的水管中突然被倒了一堆垃圾，垃圾的大小比水管管徑大，堵住了水管導致水流突然不通。而人體的腦血管若突然被血塊或異物堵塞，該血管所供應的腦神經細胞就會因缺血而壞死。引起腦栓塞的主要原因來自心臟病，尤以心房顫動、瓣膜性心臟病、風濕性心臟病患者占多數。

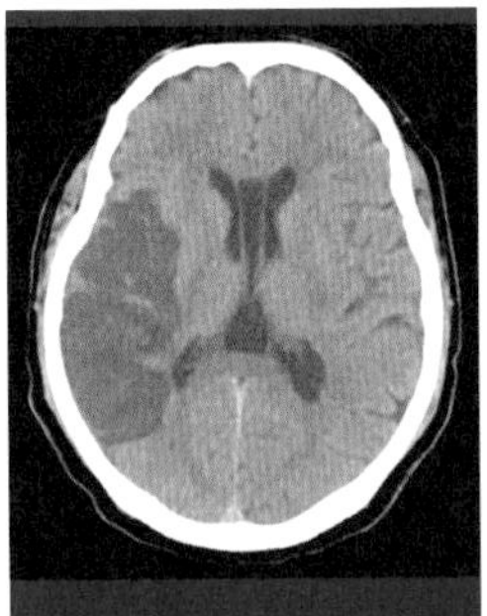
腦栓塞（電腦斷層）

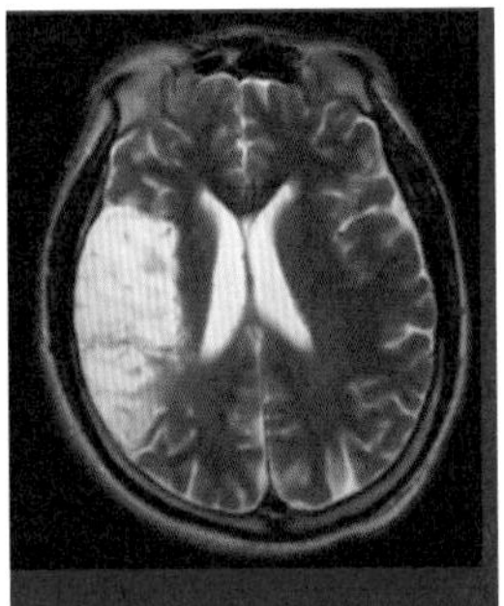
腦栓塞（核磁共振）

▲ 腦血管突然被大血塊或異物堵塞時，該區域腦細胞便會因缺血而壞死。

請教醫生

Q 我的脖子總是硬硬的，是否是高血壓，腦血管硬化或血路不通？

A 肩頸僵硬大多與姿勢不良有關，多肇因於久坐引起的肌肉緊繃或脊椎關節退化。而久坐不動的現代都會生活型態確實可能與腦中風、心臟病等大血管病變有所關聯。脖子僵硬雖然不是中風的前兆，但若經常有此困擾，建議檢視自己的生活型態，適度運動，縮短使用3C產品的時間。

出血性腦中風

③**腦內出血**（intracerebral hemorrhage）是腦組織內部的血管忽然破裂而出血，家中的水管用久了，會漸漸變得脆弱，有一天水管破裂，水就會滲出來並溢滿四周，同樣的，長期血壓太高，腦內的動脈出現粥狀硬化，導致血管壁會變硬、變脆，若有一天受到刺激，血壓忽然飆高，就可能衝破腦血管，造成出血。

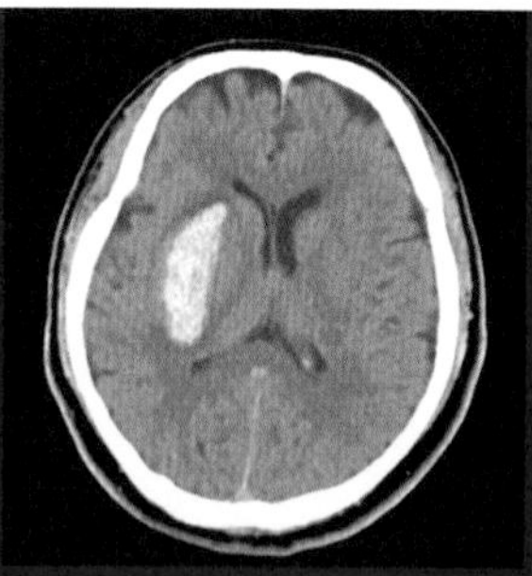

腦內出血（電腦斷層）

▲ 三高與抽菸導致動脈粥狀硬化時，血管壁會變硬、變脆，逐漸失去彈性。當血壓忽然飆升時，就可能導致硬化的腦血管破裂，造成腦內的出血。

④ **蛛網膜下腔出血**（Subarachnoid hemorrage）是腦組織表面的血管忽然破裂而出血，通常是動脈瘤造成的。若瞬間劇烈頭痛，彷彿後腦受到撞擊，頸部僵硬、畏光，伴隨噁心、嘔吐，嚴重者立刻陷入昏迷，就可能是這一類中風。此類中風主要傷害腦表面的皮質，但若血液滲入腦部，一樣可能造成腦內組織的破壞。

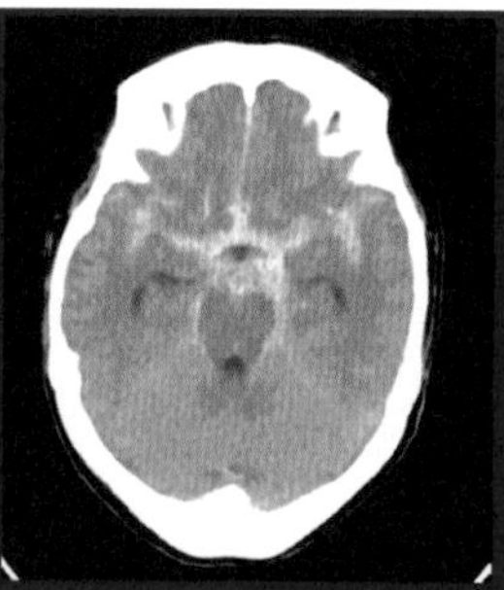

蜘蛛膜下出血（電腦斷層）

▲ 大腦表層的血管忽然破裂出血，通常是先天的動脈畸形或外傷造成的。

誰屬於腦中風高危險群

- **糖尿病**：血液中的糖分過高，會使血管的內壁發炎。長期處於高血糖的狀態，會加速粥狀動脈硬化，而阻塞血管。糖尿病患者的中風機率是非糖尿病者的1.8～6倍。
- **高血壓**：血管壓力很高的時候，血管內壁就容易受傷，內壁受傷復原時會慢慢結痂，結痂處會漸漸形成血栓，而阻塞血管。高血壓患者發生腦中風的機率比血壓正常者高出4倍。
- **高血脂**：血液中的膽固醇或脂肪酸過高，會加速動脈壁的血栓形成，而阻塞血管。
- **心臟病**：當心臟有疾病時，無法穩定供血給腦部，就可能導致腦中風。此外，心律不整或心臟瓣膜異常容易導致血液在心臟內凝結成血塊，隨著血液跑到腦部導致栓塞。所以心臟病的患者的中風風險是正常人的2倍。

年輕型腦中風

- 醫學上將45歲以前發病的腦中風定義為年輕型中風，主要是因為45歲以下族群發生中風的原因與年長者中風的成因不盡相同。
- 除了高血壓、高血脂、糖尿病等導致之粥狀動脈硬化之病因外，尚需考慮一些特殊成因，如自體免疫疾病、凝血因子病變、血管炎、吸毒、使用口服避孕藥、懷孕合併子癲癇症、先天性腦血管畸形、瓣膜性心臟病、頸動脈或椎動脈剝離等等。
- 年輕中風者通常恢復較年老中風者佳，但中風及其後遺症對年輕人在日常生活的影響卻更為顯著。唯有確實找出導致中風的原因，加以治療，才能預防二度中風。

- **睡眠呼吸中止症候群：**是指患者在睡眠期間，平均每個小時發生5次以上的停止呼吸，每次停止呼吸10秒以上，導致血中氧氣濃度下降。在喉部構造異常，或肥胖的患者身較易出現睡眠呼吸中止症。睡眠呼吸中止症與很多疾病都有相關性，包括代謝症候群、高血糖、高血脂、高血壓、心臟病、腦中風……等等。
- **遺傳：**糖尿病、高血壓、心臟病等疾病都有可能來自遺傳，而中風也會有遺傳性，機率約為2倍。
- **年齡：**隨著年齡增長，血管會逐漸狹窄及硬化，而增加了破裂或阻塞的風險。
- **抽菸：**抽菸會損傷血管內壁，而提高腦中風的風險。

呼吸中止症候群

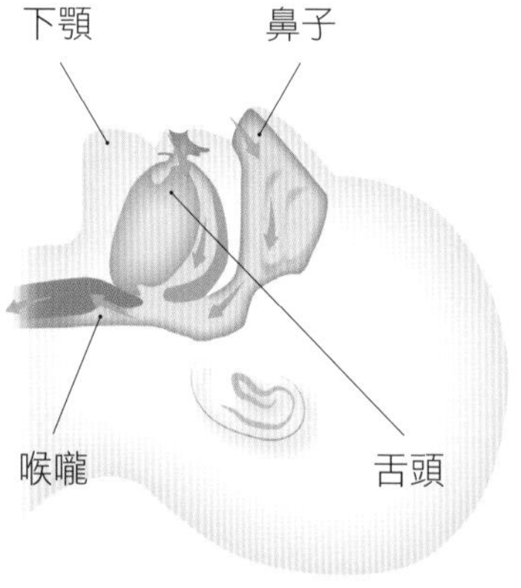

暢通氣道

▲ 正常人在睡眠時，空氣的進出路線。

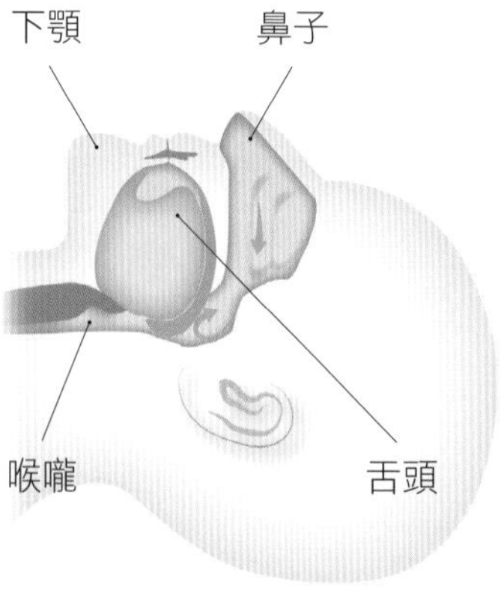

阻塞氣道

▲ 睡眠呼吸中止症的患者，其咽喉之軟組織在躺下時會阻塞呼吸道導致缺氧。

引發腦中風的環境及生活因素

- **季節交替：**冬天因天氣變冷，交感神經會興奮，使血管收縮。若是本來血管就狹窄，收縮時血壓也易跟著飆高，足以讓中風的機率提升，所以冬天中風機率比較高。
- **藥物副作用：**某些藥物會使血液的凝結功能提升，增加腦中風機會，例如傳明酸，也就是美白針，可能會提高血液栓塞的機會。避孕藥和荷爾蒙療法也有可能造成腦中風、心血管疾病的風險提升。
- **泡澡：**心臟血管系統不健康的人，如果要泡溫泉或三溫暖必須格外小心；當進入熱水池，全身血管放鬆，血液跑到四肢，大腦的血液就變少；跳入冷水池時，四肢及軀幹的血管忽然受冷收縮，血液瞬間往腦衝，若是腦血管不健康的人，就有破裂出血的危機。

泡溫泉、三溫暖的確可以幫助身體的血液循環，改善血管彈性，若您是有心血管疾病、糖尿病、高血壓的患者：建議泡溫泉時以舒適為主，大約38、39度即可，不要挑戰高熱或冰冷，不要泡冷泉，並多補充水分，一旦覺得頭暈目眩，就要出來平躺休息，或到醫院就診。

- **情緒過度波動：**暴怒、亢奮等情緒劇烈波動時，會使血壓飆高，增加血管破裂出血的危機，俗稱的「馬上風」也是如此。

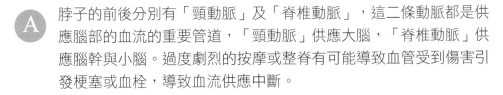

請教醫生

Q 按摩會引起中風嗎？

A 脖子的前後分別有「頸動脈」及「脊椎動脈」，這二條動脈都是供應腦部的血流的重要管道，「頸動脈」供應大腦，「脊椎動脈」供應腦幹與小腦。過度劇烈的按摩或整脊有可能導致血管受到傷害引發梗塞或血栓，導致血流供應中斷。

認識腦部構造&功能

大腦分為左右兩個腦半球，底部是小腦和腦幹，向下延伸則是脊髓。人體每一條神經末梢會將感應到的資訊，經由脊髓及腦幹傳送到左右腦，由大腦決定如何因應，再向下傳回指示，以便指揮肌肉動作。

身體的右側機能是由左半腦控制，左側機能則由右半腦控制，大腦的每一個部位各負責特定功能。這些特定功能分別是：語言區通常

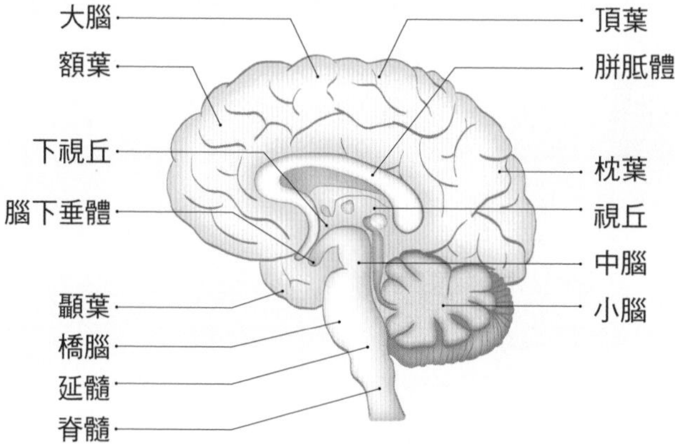

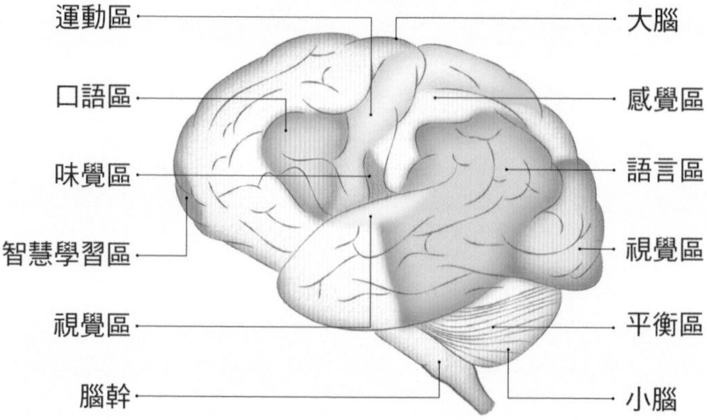

▲ 大腦的奧妙在於每個區塊都各司其職，卻又緊密地相互連結，彼此分工合作。

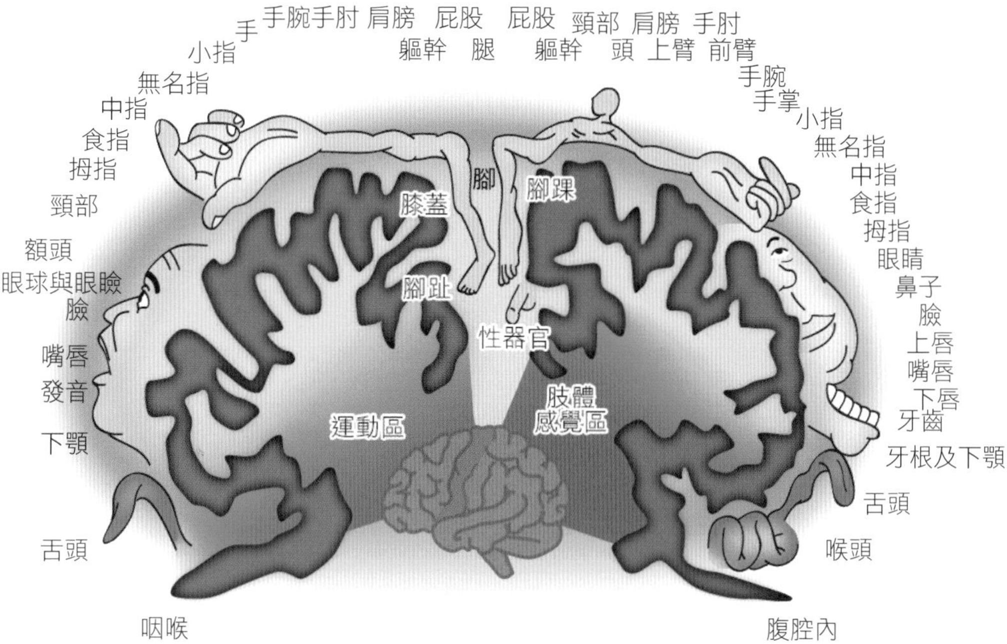

▲ **圖左**為大腦運動區與身體動作部位對應圖，**圖右**為大腦感覺區與身體感覺部位對應圖。由此圖可得知，人類大腦的運動與感覺功能區裡，絕大部分的神經元是用來控制顏面與雙手，因而能做出複雜的表情與精巧的操作。

位於左半腦，圖像記憶位於右半腦，處理視覺資料位於腦的後部，運動與感官區域位於大腦前部的額葉與頂葉，小腦則負責動作的協調。

由上圖可看到看到在我們身體中佔極大比例的雙腳，僅佔大腦神經系統的一小區域，雙手佔的區域比腳多，而顏面的比例又更多。佔比較多區域的器官，其神經控制較為複雜。腳的主要用途較簡單，重點在能走、能跑，但是手指在日常生活中必須靈活運用，十隻手指必須可以同時執行不同動作，使用的神經元自然就比較多。以電腦為例，比較複雜的程式，會佔用較多的CPU和記憶體，當部分的記憶體壞掉時，比較複雜的程式會先跑不動。因此，大部分的腦中風病患，手的功能恢復會比腳差一些。

1-2 搶救腦中風

腦中風會出現的徵兆或症狀

為何要搶在第一時間判斷是否發生腦中風呢？因為時間，是大腦存活的關鍵！當發現旁人「微笑、舉手、說句話」時有異狀，就代表可能已經中風，應把握三小時內的黃金期，盡快送到醫院，交由醫師診斷，並安排電腦斷層掃描，檢查腦中風是屬於出血性或缺血性。若是缺血性中風，則應考慮立即施打血栓溶解劑，將堵塞的血管打通。

腦中風會出現哪些徵兆？最簡單容易學的四口訣是利用中風常見的徵兆「F-A-S-T」，如從臉部的微笑、手部動作如舉手及說話可以做為準確的判斷：

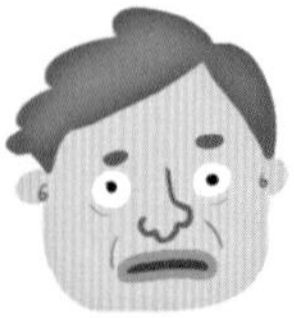

Face
臉部

微笑

- 要求患者微笑一下

→判斷是否臉部兩邊不對稱（如嘴巴歪一邊）？

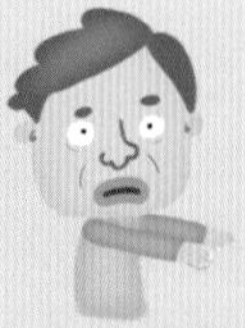

Arm
手部

舉手

- 要求患者將雙手往上平舉

→判斷是否單手會往下滑（一邊手比較沒有力）？

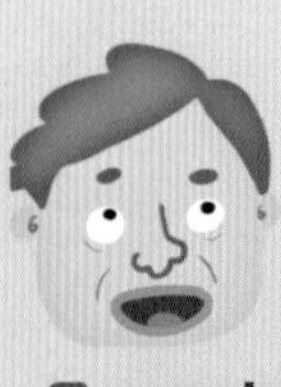

Speech
說話

說句話

- 要求患者重複簡單語句

→判斷是否無法重複敘述（口齒不清）？

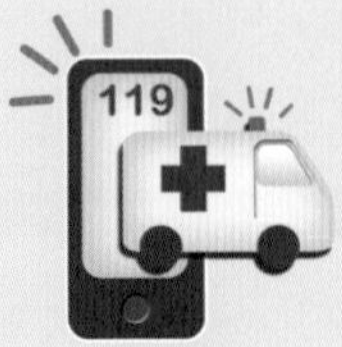

Time
時間

- 如果上述三種症狀有出現一個徵兆，代表可能是中風

→請速撥打119，趕快就醫診治。

※此外要告知醫護人員，發生的時間與地點，以提供醫師治療上的判斷。

除了上述的四口訣之外，還有以下六個症狀可以判斷是否中風？

1. **步態不穩：**走路不穩的原因很多，但突發性的步態異常首先就要懷疑是腦中風。
2. **雙腿無力：**雖然腦中風典型的症狀是單側無力，但是突發性的單肢或雙腿無力，也有可能是腦中風或脊髓中風的症狀，應盡速就醫。
3. **暈眩：**突發性的暈眩可能為中風，尤其若伴隨視力模糊、口齒不清、吞嚥困難者、失去平衡感者，應盡速就醫。
4. **複視：**視線模糊，看東西變成雙重影像，可能是中風的徵兆。
5. **異常頭痛：**劇烈而難以忍受的頭痛，尤其痛在後枕部，有20%的可能是腦出血，應特別注意。
6. **暫時性缺血症狀：**忽然覺得身體某部位無力，或忽然覺得視野變得狹窄，但隔了幾十分鐘或24小時內，又自行恢復了，這是「暫時性腦缺血」的症狀，在發病的三個月內，約有四分之一患者，會變成真正的中風。

請教醫生

Q 如果常常覺得暈眩、頭痛，可能是腦中風嗎？

A 引起暈眩的原因，可能來自於內耳前庭系統異常，視覺系統功能失調，或腦幹及小腦功能障礙。頭痛的成因則更為複雜，有可能是功能性的障礙！（如壓力型頭痛、偏頭痛），也有可能是構造異常（如腦瘤、腦血管畸形）。一般而言，慢性且尚可忍受的暈眩或頭痛，多半非腦中風引起。當腦幹及小腦發生中風時，常會有會突發性嚴重的暈眩、嘔吐與步態不穩，而腦血管破裂引起的頭痛，多半如雷擊般強烈難忍，並伴隨嘔吐，甚至昏迷。若常有暈眩或頭痛的困擾，仍建議至神經科或耳鼻喉科就診。

搶救腦中風，把握黃金3小時急救法

為何要強調在黃金三小時呢？根據過去的醫學研究統計，發現缺血性中風患者在發病三小時以內施打靜脈血栓溶解劑，能發揮最佳療效，約1/3患者可恢復正常功能或降低殘障等級。此外，使用血栓溶解劑具有危險性，部分患者在施打血栓溶解劑後，會發生腦出血等副作用，因此必須在利大於弊的考量下，審慎使用，才能發揮最大療效。

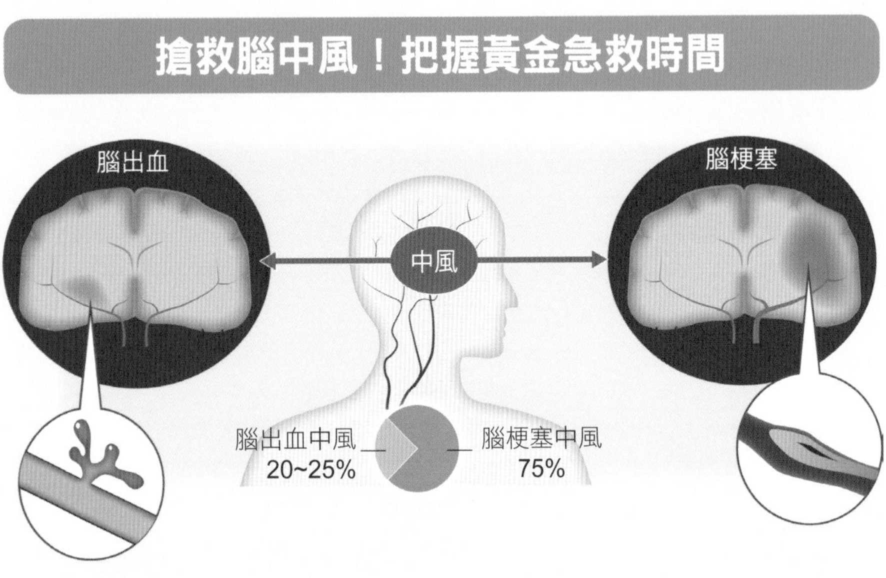

洛杉磯加州大學神經學教授Jeffrey L. Saver在美國心臟學會期刊「中風」發表報告：當血塊堵住動脈，缺氧的腦部就會以每分鐘一百九十萬個腦細胞的速度死亡。此外，腦部每小時還會損失一百四十億突觸（神經元間的接合點）及十二公里長神經纖維，因此中風患者發病期間，每小時至少老化3.6年。

當發現身邊的同伴可能中風了，切記把握黃金3小時急救法（症狀開始的3小時內），可讓中風患者的腦部損傷減到最低。

黃金三小時的急救措施

1.頭部抬高30度

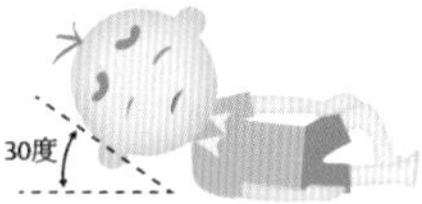

應適時將其頭部抬高30度（可以降低腦壓，防止腦水腫），切勿給予任何食物、藥物、水。

2.速call 119

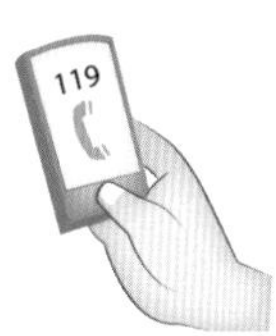

於電話中告知有疑似急性腦中風的患者。

3.檢測血糖值

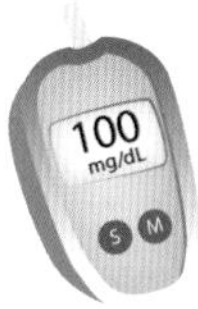

若週邊有血糖機，或患者有糖尿病，應先測量血糖，因為低血糖會可能會出現類似中風的症狀。

4.送至醫院

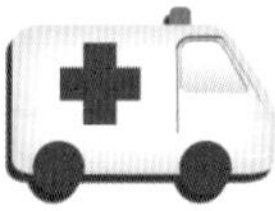

由醫師接手檢查，若有需要則會立即安排電腦斷層檢查，判定是缺血性中風或出血性中風，目標在抵達醫院的45分鐘內完成判讀。

5.若判定是缺血性中風

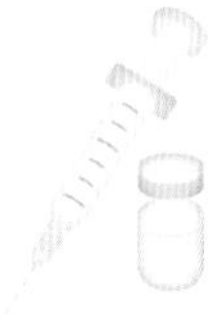

則需篩檢是否適合施打靜脈血栓溶解劑。若確定為合適對象，則立即安排靜脈注射血栓溶解劑，並住進中風加護中心。

6.若判定是出血性中風

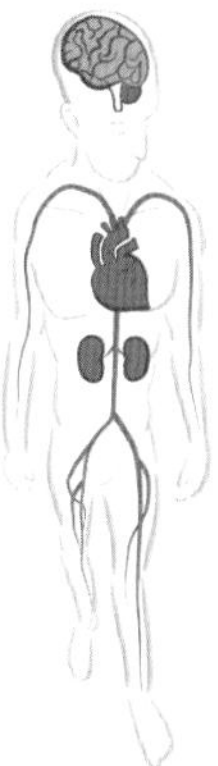

視出血量位置及影響情形決定是否手術。

圖解　懷疑有中風徵兆⇨急救流程

送院前的準備

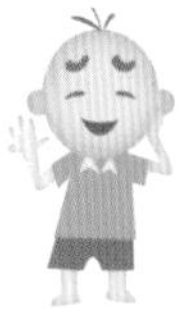

1.
請患者微笑、
舉手、說句話。

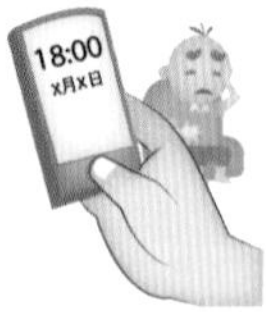

2.
確定患者發病的正確時間。

3.
勿餵食任何藥物、食物、水、飲料。

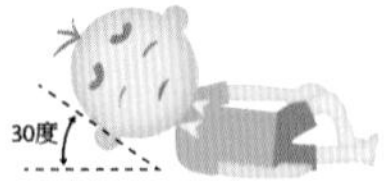

4.
將其頭部抬高30度，將麻痺的那一側朝上側臥。

到達急診室開始計時

10分鐘內

完成一般評估

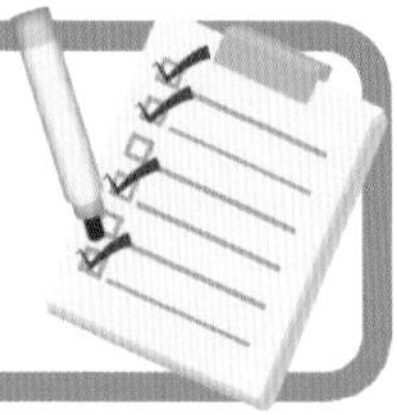

- 評估生命徵象
- 抽血檢驗（全血球計數、電解質、凝血試驗、血糖）
- 12導程心電圖
- 啟動中風小組

25分鐘內

完成神經學評估

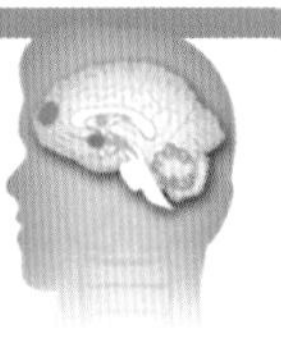

- 詢問病史，確定中風時間
- 神經學檢查，決定中風嚴重程度（NIHSS）
- 完成電腦斷層檢查

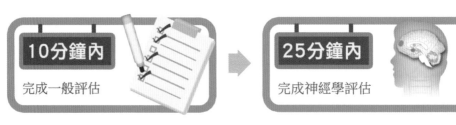

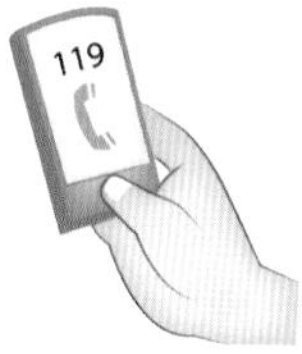

5.

迅速撥打119。

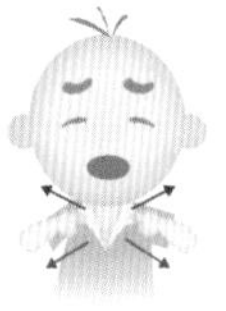

6.

解開緊身衣物，幫助病患呼吸。

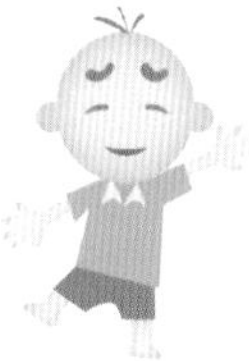

7.

仔細觀察病患的意識程度，呼吸、血壓、心跳的變化，上下肢、左右側運動與感覺的狀況。

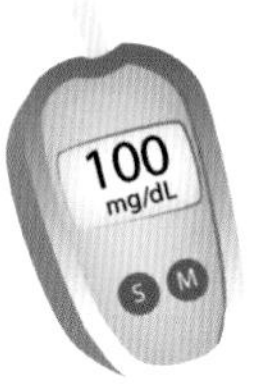

8.

若有血糖機，先測血糖，到達急診室開始計時。

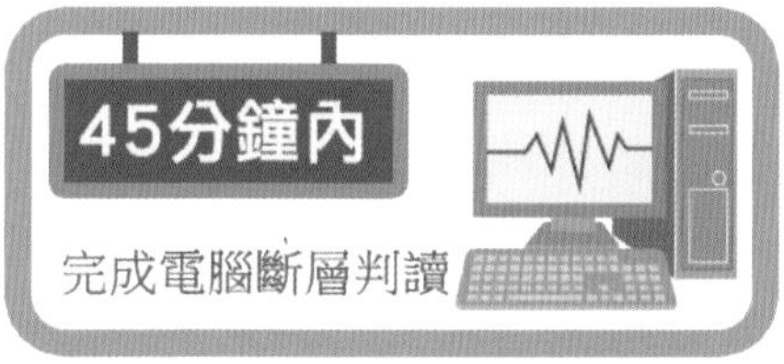

沒出血

- 可能是急性缺血性中風，考慮施打血栓溶解劑
- 檢查是否合適使用此治療方式
- 神經缺損是否有變化或已改善

有出血

- 會診神經外科或神經內科

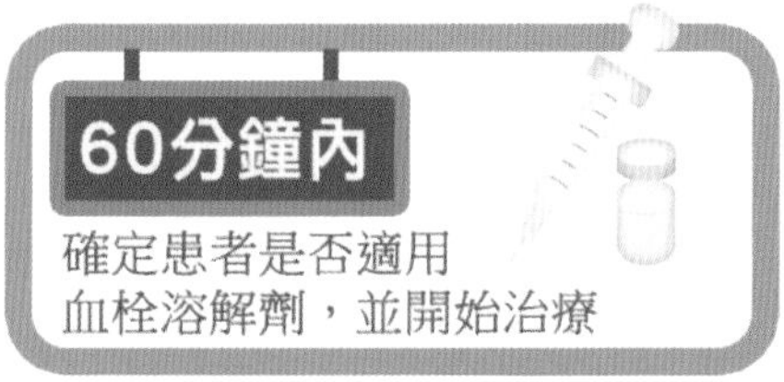

- 評估患者是否適用血栓溶解劑
- 向患者或家屬說明使用血栓溶解劑的利弊
- 完成施打血栓溶解劑
- 移至加護單位密切監測血壓、神經學變化

若患者無法接受血栓溶解劑治療

- 開始支持性療法

Note

PART 2

醫學檢查與診治

由於中風類型不同，患者表現的身體狀況及併發症也不盡相同，醫生必須根據病患的狀況，給予適當的治療，復健照護團隊也須同時加入，才能讓中風患者即早復原。

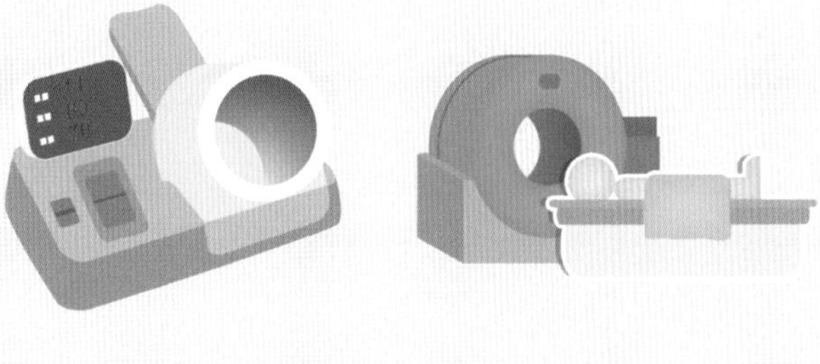

2-1 腦中風的檢查項目

當中風患者送抵醫院後，會先安排進行以下的檢查項目：

◎測量血壓、脈搏、呼吸、體溫

檢查病患生命徵象是否穩定，若有休克、呼吸衰竭等徵象，會立刻急救。

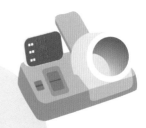

◎心電圖

檢查患者是否有心律不整，或急性心肌梗塞。

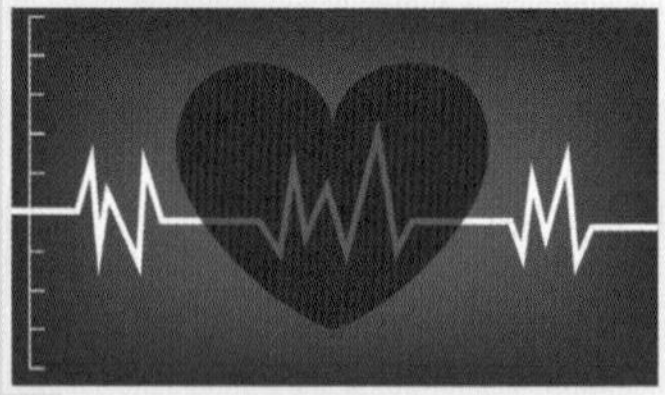

◎血液生化檢查

瞭解血球數量、凝血功能、肝功能、腎功能、電解質、血糖、血脂肪等。

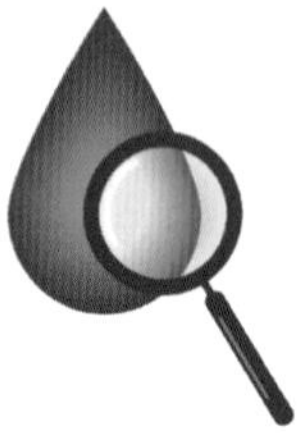

◎詢問症狀與病史

包括發作時間、病症歷程、相關伴隨症狀、病患的過往疾病史及正在服用的藥物等。

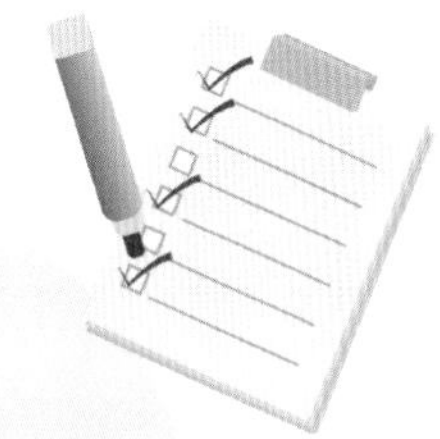

◎神經學評估

包括顏面、軀幹、四肢的動作、感覺和反射，與意識狀態、認知能力等。

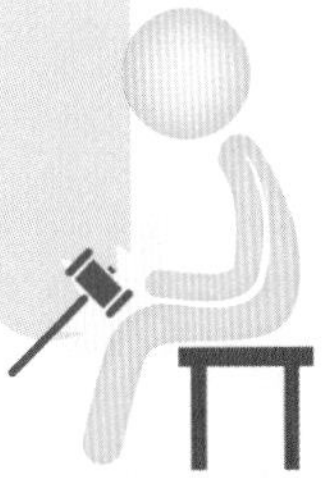

◎神經學評估

電腦斷層掃描（CT）、核磁共振攝影（MRI）、腦血管攝影等。

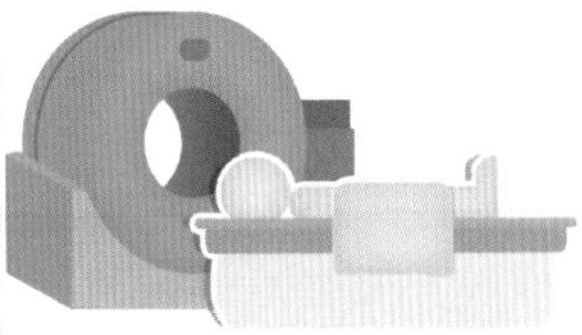

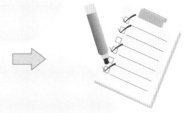

（參閱第219頁）

2-2 評估患者腦中風的嚴重度

NIHSS是美國國家衛生研究院針對缺血性腦中風患者所發展出來的評估量表，對於缺血性腦中風患者的嚴重度評估與預後是相當重要的工具。其中包含11類評估，總分由0分（無症狀）～42分（重度昏迷），分數越高代表症狀越嚴重。

美國國家衛生院腦中風評估表
National Institutes of Health （NIH ） Stroke Scale

姓名：　　　　病歷號碼：　　　　日期：

時間					
意識程度	清醒 0 嗜睡 1 呆滯 2 昏迷 3				
詢問 （月、年齡）	兩項正確 0 一項正確 1 兩項錯誤 2				
命令 （睜→閉眼；握拳→放開）	兩項正確 0 一項正確 1 兩項錯誤 2				
最佳眼球運動 （令病人看左右）	左右眼活動正確 0 一或兩眼球部份限制 1 兩眼球偏向一側 2				
視野偏盲 （左、右、上及下四個視野處檢測）	四個視野看到 0 一側部份偏盲 1 一側偏盲 2 全盲 3				

時間					
顏面肌肉 （露齒及閉眼）	正常 0 一側嘴角稍歪斜 1 一側嘴角不動 2 週邊型顏面麻痺 3				
病人手平舉90度 （躺著45度） 計數10秒，閉眼	正常 0 微掉 1 慢慢掉落 2 只能水平活動 3 無法活動 4	左 右			
病人平躺，腿抬起30度 計數5秒，閉眼	微掉 1 慢慢掉落 2 只能水平活動 3 無法活動 4	左 右			
運動協調	無失衡或無法配合 0 一肢體失衡 1 兩肢體以上失衡 2				
感覺（臉、胸、手、腳兩側對比檢測）	正常 0 部份感覺喪失 1 全部感覺喪失（昏迷）2				
看圖說故事，言語表達流暢、命名、複述及瞭解程度	達詳細清楚 0 任一項缺損 1 嚴重缺損 2 完全失語				
說話口齒清晰	清晰 0 部份瞭解 1 無法瞭解 2				
忽略 視覺、觸覺、聽覺或高級皮質功能，對雙側同時刺激的反應	兩側感受到刺激 0 忽略一項 1 忽略兩項以上 2				
總分（0～42）					

2-3 急性期的治療

支持性療法

腦中風急性期的治療方式主要是支持性療法，包含以下原則：

1. **維持穩定的生命徵象與血氧濃度：**心律不整、缺氧均會影響腦細胞的氧氣與養分供應，對恢復造成不良影響。

2. **適當地控制血壓：**血壓過高可能會導致腦出血，而血壓過低則會影響腦部血流供應，不利於恢復。因此在中風的急性期，只有在血壓大於180/105mmHg時才考慮是否要降低血壓。

3. **避免感染並適當控制體溫：**中風急性期的發燒對預後不好，應適當退燒。若發燒為感染造成，應以抗生素治療。中風初期患者常有吞嚥困難，導致食物嗆入呼吸道引發肺炎，此類患者應避免經口進食，改以點滴及鼻胃管提供養分和水分。

4. **適當地控制血糖：**中風急性期的高血糖對預後不好，若血糖超過200mg/dl時需積極控制。

5. **維持適當的體液與電解質平衡：**體液過少會導致血液容積不夠，影響腦部血流供應，體液過多可能會加重腦水腫，因此需要仔細監測與控制。

6. **妥善控制顱內壓：**腦中風後死亡的腦細胞會釋出發炎物質，導致腦水腫與顱內壓升高，進而影響腦部血流供應。若未適當控制顱內壓，最終可能會造成腦脫疝而導致死亡。

血栓溶解療法

缺血性腦中風是目前台灣最常見的腦中風型態，此源於腦部血管阻塞，腦組織在急性缺血情形之下，很快即受破壞而死亡，由於缺乏有效治療方法，早期只能著重於預防腦中風再發生。血栓溶解藥品（rt-PA）被成功開發後，改變了缺血性腦中風的治療方式，若能在適當時機給予急性缺血性腦中風患者靜脈注射血栓溶解劑rt-PA，可搶救缺血的腦細胞，提升腦中風神經功能之恢復率。

然而此治療方式也會增加腦出血的風險，因此必須在利大於弊的情況下審慎使用，才能發揮最佳效果。若患者的條件適用血栓溶解療法，則應盡速積極治療，以增加復原機會。建議之收案條件與排除條件如下：

◎ 收案條件（必須均為“是”）

是 否

□ □ 臨床懷疑是急性缺血性腦中風，中風時間明確在3小時內。

□ □ 腦部電腦斷層沒有顱內出血。

□ □ 年齡在18歲到80歲之間。（年齡在18歲以下或80歲以上治療與否，應由醫師審慎評估病患整體狀況並與病患及家屬充份溝通後再作決定。）

◎ 排除條件

1.過去病史（必須均為“否”）

是 否

□ □ 過去曾有顱內出血病史。

□ □ 過去對本藥之主成份Actilyse或賦型劑過敏者。

□ □ 最近3個月內有中風病史。

□ □ 最近3個月內有嚴重性頭部創傷。

□ □ 最近3個月內發生過急性心肌梗塞。

□ □ 最近21天內曾有胃腸道或泌尿系統出血。

□ □ 最近14天內曾動過大手術或有嚴重創傷。

□ □ 過去10天內曾對無法壓制之部位施行血管穿刺（如鎖骨下靜脈或頸靜脈穿刺）。

2.臨床觀察病人現況（必須均為“否”）

是 否

□ □ 輸注本藥前，缺血性發作的時間已超過3小時或症狀發作時間不明。

□ □ 輸注本藥前，急性缺血性中風的症狀已迅速改善或症狀輕微（例如NIHSS＜4分）。

□ □ 臨床判斷為嚴重之中風（例如NIHSS＞25）。（NIHSS＞25分以上治療與否應由醫師審慎評估病患整體狀況並與病患及家屬充份溝通後再作決定。）

□ □ 中風發作時併發癲癇（但若影像檢查能確定為缺血性中風則不在此限）。

□ □ 收縮壓＞185mmHg。

□ □ 舒張壓＞110mmHg。

□ □ 顱內腫瘤、動靜脈畸形或血管瘤。

□ □ 出血性視網膜病變，如糖尿病性（視覺障礙可能為出血性視網膜病變的指標）或其他出血性眼疾。

□ □ 細菌性心內膜炎，心包炎。

□ □ 有懷疑主動脈剝離之證據。

□ □ 嚴重肝病，包括肝衰竭、肝硬化、肝門脈高壓（食道靜脈曲張）及急性肝炎。

□ □ 急性胰臟炎。

□ □ 身體任何部位有活動性內出血。

□ □ 其他（例如在排除條件未提到，但會增加出血危險的狀況，如活動性肺結核、洗腎患者、嚴重心衰竭、身體太衰弱者、或其他）

3.血液生化所見（必須均為“否”）

是 否

□ □ 中風發作前48小時內使用heparin，目前病人活化部份凝血原時間（aPTT）之值過高。

□ □ 病人正接受口服抗凝血劑（如warfarin sodium）且INR＞1.7。

□ □ 血小板＜100,000 / mm3。

□ □ 血糖＜50mg/dl或＞400mg/dl。（血糖>200mg/dl即應非常小心）

4.影像所見（必須均為“否”）

是 否

□ □ 影像評估為嚴重之中風（電腦斷層大於1/3中大腦動脈灌流區之低密度變化，或中線偏移）。

5.其他治療與否應由醫師審慎評估病患整體狀況再作決定之情形（因風險增加，施打與否需與病患與家屬做充分溝通）。

是 否

□ □ 過去10天內分娩。

□ □ 控制不良之糖尿病。

外科手術治療

若患者有以下狀況，則須要考慮外科手術治療：

1. **大範圍腦梗塞**：會導致顱內壓上升，若無法以內科治療控制時，需施行開顱減壓手術。
2. **大量腦出血（腦葉/基底核>50cc或小腦/腦幹>30cc）**：且有症狀惡化現象，如壓迫腦幹或造成水腦症時，需手術減壓並移除血塊。
3. **表淺的大腦腦葉出血**：手術途徑碰觸正常腦組織較少，手術複雜度低。（此外，若患者的條件許可，深層的腦出血亦可考慮以立體定位抽吸法治療，減少一般開顱手術造成的不便與腦組織傷害。）
4. **特殊腦血管病變所造成的腦出血**：如動脈瘤、動靜脈畸形、海綿狀血管瘤等。

若患者中風後昏迷指數以低於5分，即使符合上述條件，也不建議手術，因為腦部傷害已太嚴重，即使手術也難以改善。

昏迷指數(Glasgow Come Scale)

昏迷指數（GCS）是由格拉斯哥醫院發展應用於評估腦外傷病人意識狀態的量表，後來也被廣泛用於重症加護醫療單位。

其總分由3分（重度昏迷）～15分（清醒），分數越高代表昏迷程度越嚴重。

內容可分為睜眼反應（1～4分），言語反應（1～5分），及動作反應（1～6分）。

昏迷指數（GCS）評估表

睜眼反應（E）	言語反應（V）	動作反應（M）	評分
		可以遵從口頭指示，活動身體。	6分
	說話有條理，對答時可正確回應。	受疼痛刺激時，手腳可向該處移動，定位出疼痛位置。	5分
自己張開眼睛。	說話無條理，對答時無法正確回應。	受疼痛刺激時，肢體會回縮	4分
聽到呼喚，會睜開眼睛。	無法對答，僅能說出少數單字。	受疼痛刺激時，上肢收縮，下肢僵直。	3分
受疼痛刺激，會睜開眼睛。	僅能發出呻吟。	受疼痛刺激時，四肢僵直。	2分
對於刺激無反應，不會睜開眼睛。	沒有任何反應，無法發出聲音。	身體對疼痛刺激，無任何反應。	1分

2-4 腦中風常用口服藥物

腦中風發生後，往往需藉助抗血小板藥物與抗凝血藥物來防止血栓產生，減少腦血管再阻塞的機會，但藥物也可能有增加出血的風險，因此，中風病人及家屬都需要認識治療所用藥物，及應遵守事項，才能達到安全用藥的目的。

伯基（Bokey®） 溫克痛（Tapal®） 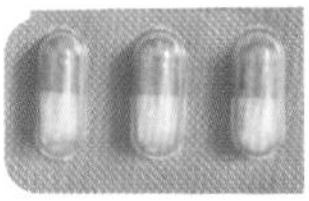 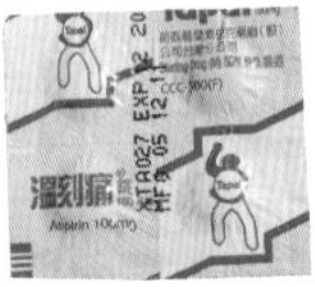	學名Aspirin（阿斯匹靈），是最常使用的抗血小板類用藥。 功效：會抑制血小板內的環氧化酶，使血小板無法生成強力凝集與血管收縮作用的血栓質，可預防血小板凝集成血凝塊，達到避免血管阻塞的目的。 副作用：增加出血機率、對腸胃道造成刺激，例如：腸胃道出血、胃炎、胃潰瘍等。建議飯後服用，可減少腸胃不適。
保栓通（Plavix®） 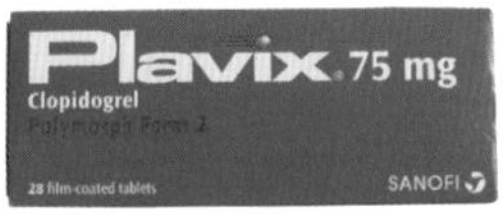	學名Clopidogrel，同為抗血小板類用藥，但與阿斯匹靈的作用機轉不同。 功效：抑制血小板上的二磷酸腺甘受體與二磷酸腺甘的結合，進而抑制血小板凝集，降低血管阻塞的機率。腸胃不適的不良反應比阿斯匹靈少。 副作用：較為常見是腹瀉與長皮疹。
備鎮心（Persantin®） 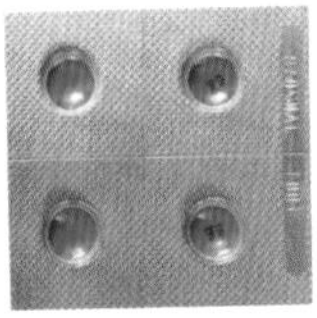	學名dipyridamole，一般作為替代阿斯匹靈的選擇用藥，亦可與阿斯匹靈併用。 功效：經由抑制腺苷脫胺酶與磷酸二酯酶的活性，可降低血小板的凝集，也具有血管擴張作用。 副作用：可能會出現頭痛、低血壓、眩暈與熱潮紅等症狀。

腦康平（Aggrenox®）

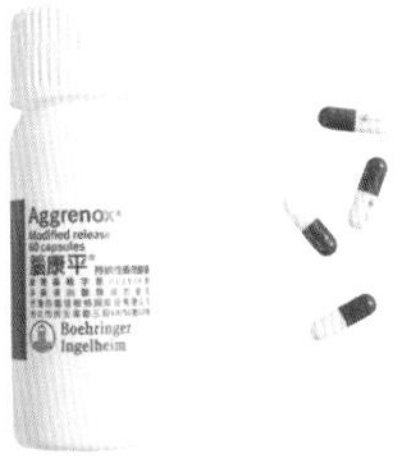

內含Aspirin與dipyridamole兩種不同機轉的抗血小板藥物。

功效：持續釋放型的膠囊，可預防血栓產生。

副作用：服用初期，頭痛發生率較高，如果繼續使用，頭痛發生率便會減少。另外可能產生腸胃不適、暈眩、蕁麻疹、皮膚出血、過敏反應等。

利血達（Licodin®）

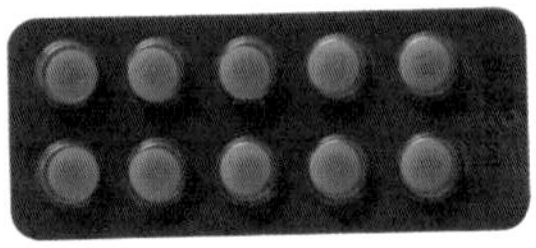

學名Ticlopidine。

功效：和保栓通的作用機轉相同。

副作用：可能有白血球減少症、血小板減少症導致紫斑症、黃疸等副作用，因此在用藥的前3個月，病人每2週應做1次血液監測。除非病人對阿斯匹靈過敏，否則此藥較少用於預防二次中風。

可邁丁（Coumadin®）

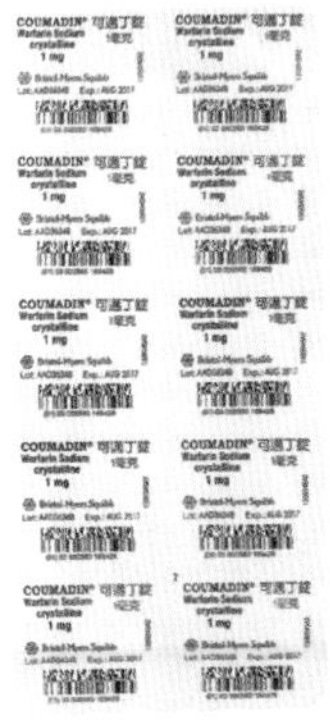

學名Warfarin，是抗凝血藥物，可預防心臟產生血塊，流到腦部動脈導致栓塞。適用於有心房顫動、心律不整或置換心臟瓣膜的病人使用。

功效：抑制維生素K依賴型凝血因子II、VII、IX、X的合成，以及抗凝血蛋白質C和S。它的抗凝血效果可持續24小時以上，完全生效的時間長達3～4天。

副作用：需定期追蹤凝血功能的凝血酵素原時間（ProthrombinTime，PT）與國際標準化凝血酶原時間比值（International Normalized Ratio，INR），並根據抽血檢查結果做為調整藥量的參考。

2-5 腦中風後的三階段重點照護

急性期

在腦中風初期，因損傷的腦血管仍處於不穩定的狀態，為避免缺血或出血的範圍繼續擴大，在此時期的復健主要為病房內的輕度活動，主要目的為避免腦中風初期常見的併發症。一般而言，缺血性腦中風的急性期為3天，出血性腦中風急性期為7天，在此期間最常見的併發症是**肺炎、泌尿道感染、褥瘡、關節攣縮、排泄功能障礙**。

急性期常見併發症的預防重點	
併發部位	預防重點
1.肺炎	分為支氣管肺炎與吸入性肺炎，前者與肺功能和抵抗力下降有關，後者與吞嚥障礙有關。 適當協助患者拍痰。 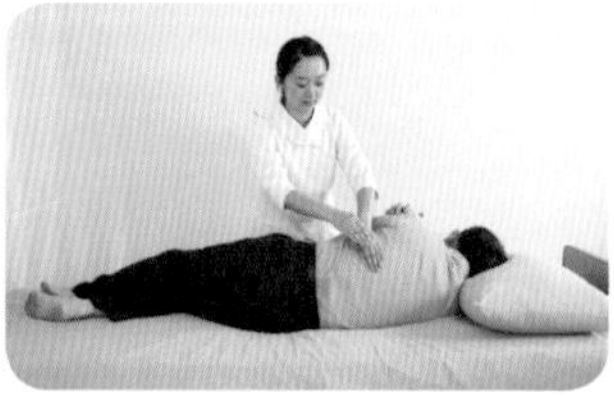 進食時協助患者專心用餐，速度放慢勿急燥（參閱第73、80、133、135、141、163頁）。
2.泌尿道感染	適當補充水分，勿憋尿。 使用導尿管或尿布的患者，務必要維持會陰部的清潔（參閱第75、123頁）。

3.褥瘡

身體骨頭突出的部位或皮下組織比較薄的部位，容易發生褥瘡。

以拖拉方式移動患者，患者皮膚和床單摩擦的部位易形成褥瘡。

適當使用枕頭墊高肢體，可減少骨頭突出部位的壓力，減少壓力點。

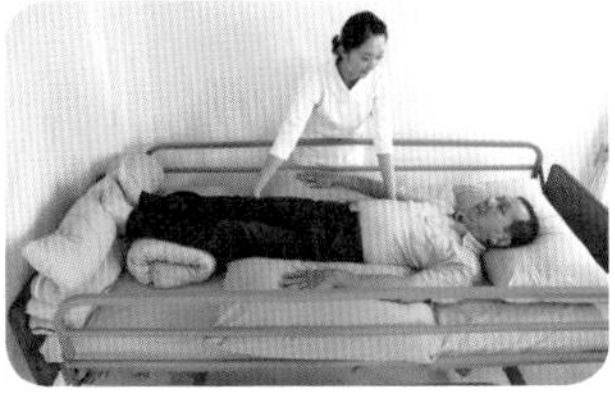

每2小時協助翻身一次，尿布在排泄後要盡速更換（參閱第87、123、146頁）。

4.關節攣縮

肢體長時間維持固定姿勢，關節會攣縮變形。

每天要固定幫患者做各關節的全幅度運動。速度要適中、動作都要確實、每個關節都要活動，要做到關節角度的最大範圍（參閱第85、173頁）。

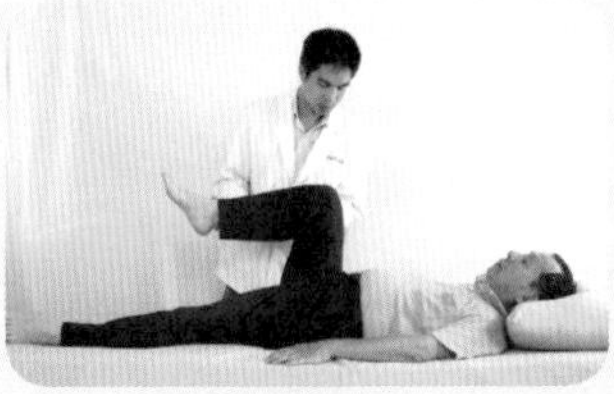

5.大小便功能障礙

確認患者的排尿功能正常後，就應盡速移除導尿管，嘗試自解。

應多吃高纖食物、蔬菜、水果，增加腸道蠕動，促進排便。

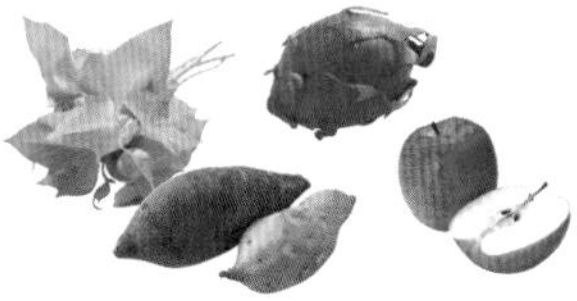

對失禁的患者應鼓勵其定時上廁所，減少尿布依賴（參閱第73、79、123頁）。

亞急性期

當患者身體狀況逐漸趨於穩定後，就進入了亞急性期，此時是**進行積極性復健治療的最佳時期**。亞急性期復健的目標有二個，第一是運動功能重建；第二是恢復生活自理能力。要達到這二個目標，患者的參與動機，是決定復健成敗的重要因素。治療腦中風的專業醫療團隊扮演的是輔助的角色，僅能提供患者到達目標的方法及技巧，如果患者缺乏參與的動機，復健成效就會大打折扣。患者若在此階段有意識不清、認知障礙、心理調適障礙、憂鬱等情形，都會影響復健成效（參閱第109、111、208頁）。

◎ 運動功能重建

要讓一個原本能夠走路，卻因腦中風失去行走能力的患者，再度學習走路，有幾個階段要學習，分別是：

1.翻身➡2.坐起➡3.站起➡4.行走。

1. 翻身

培養軀幹的力量與協調（參閱第173頁）。

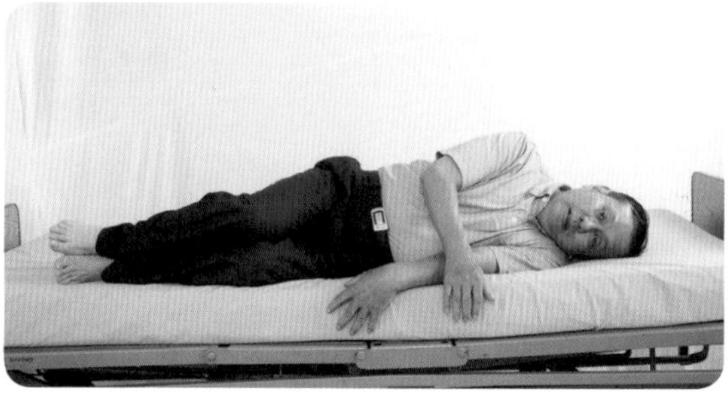

2. 坐起

除了練習從躺姿坐起的動作，還要訓練習靜態及動態的坐姿平衡（參閱第178頁）。

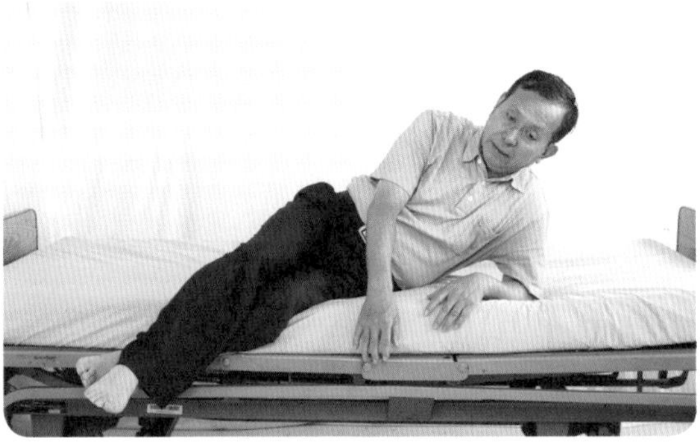

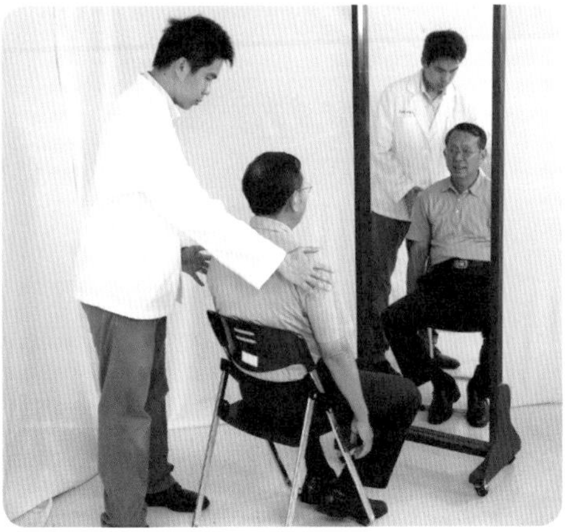

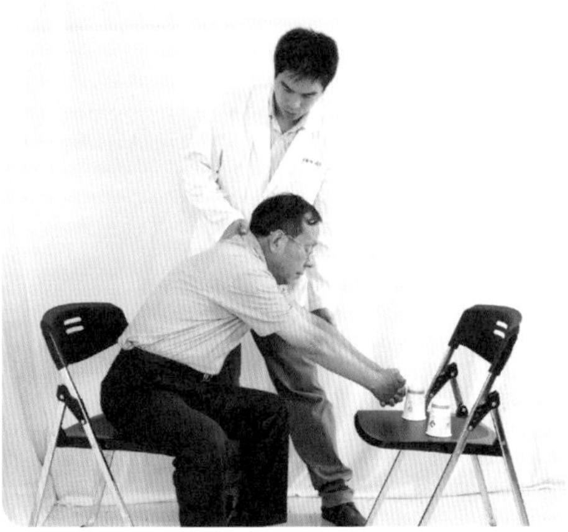

【靜態】

請患者坐著，不倚靠椅背，維持平衡，若身體有傾斜或有可能跌倒，就加以指導。可使用鏡子，讓患者瞭解自己的姿勢，藉以反覆學習及自我矯正。

【動態】

讓患者練習在坐姿移動重心並維持平衡（例如在患者前面放物品，請患者練習身體前傾拿取）。

3. 站起

讓患者練習由坐姿站起，腳回縮，重心前移，手放在膝蓋上，身體往前傾，以臀部用力站起。站不起來的原因為可能股四頭肌或臀大肌的力量不夠，必須加強肌肉力量訓練，以完成站起的動作。之後同樣要訓練靜態及動態的站姿平衡（參閱第180頁）。

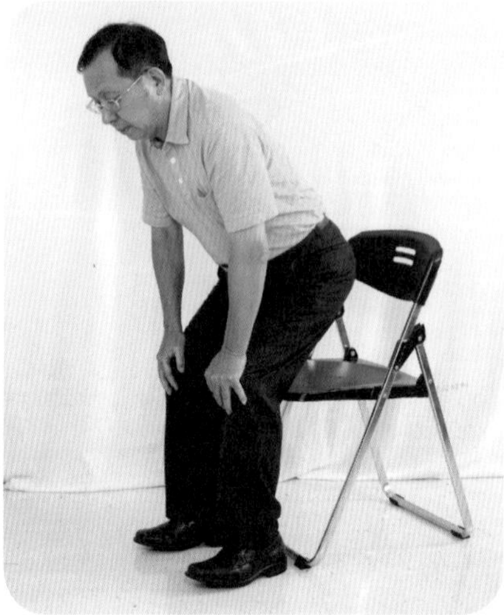

4. 行走

訓練患者走路需要照護者在旁協助以外，還要使用輔具。對半側偏癱的中風患者，最適用的行走練習輔具是以單手抓握的拐杖，而非ㄇ字型的助行器。通常會先使用底部為四爪的拐杖，重心較穩。待患者行走更穩定後，再改為單腳拐杖，較便於在戶外的不平地面使用（參閱第183頁）。

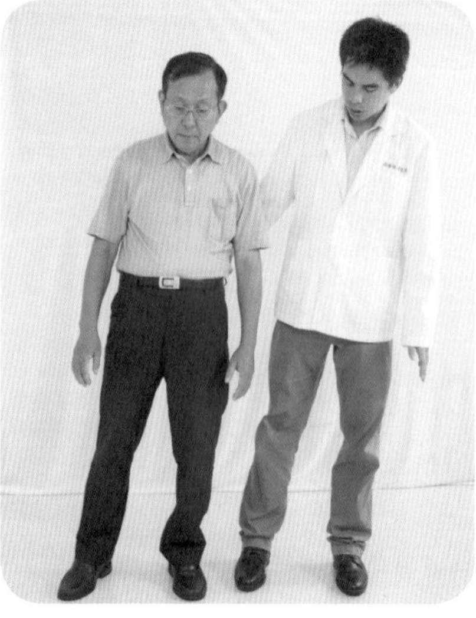

◎ 行走復健訓練輔具

ㄇ字型助行器

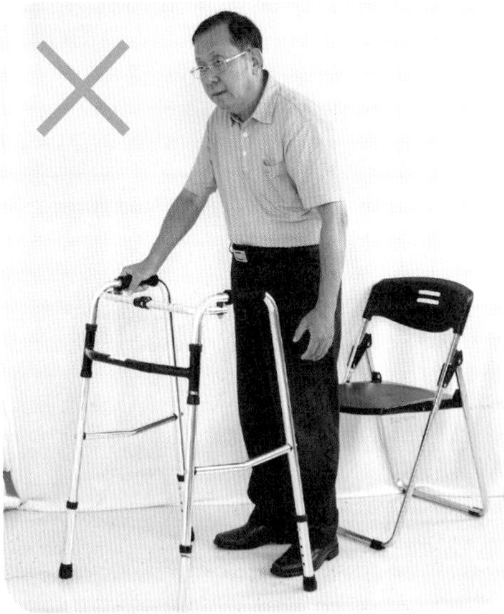

▲ 對半側偏癱的患者不適用ㄇ字型的助行器。

單腳拐或四腳手杖

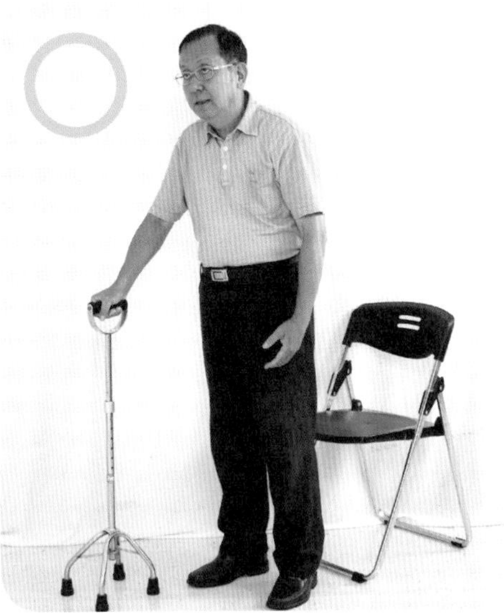

▲ 行走的輔具是拐杖（底部可為單點或四點）。

腦中風患者行走時，常有垂足的症狀，跨步時腳板無法往上翹，造成拖行地面或是被門檻絆倒。因此訓練時需不斷誘發病患膝蓋彎曲、髖關節彎曲、腳板往上翹的動作。如果仍有垂足，職能治療師會製作「垂足板」，讓患者腳踝固定在適當位置不下垂，以減輕行走的障礙（參閱第104頁）。

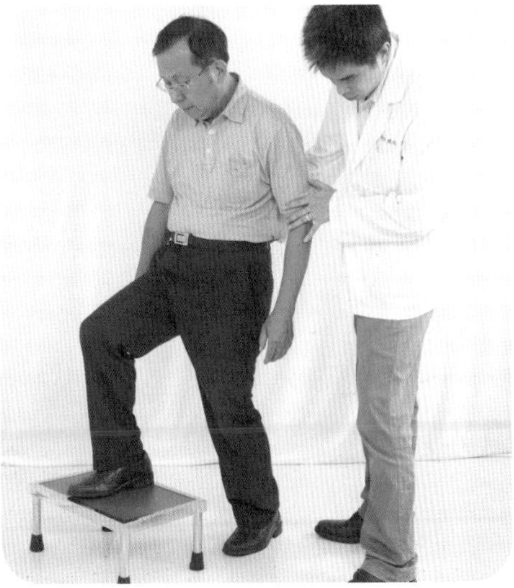

◎ 恢復生活自理能力

為了幫助個案能執行有意義的日常活動，建立獨立的生活能力，治療師會設計功能導向的活動，**讓患者從肩膀、手臂、手肘到手指，依復原的程度給予不同的拆解動作練習**。對於動作恢復不佳的患者可給予有效的輔助工具，充分練習，加強日常活動的執行能力（參閱第92、106、111、173頁）。

通常亞急性期是復健進步最大的黃金期，因此在急性期避免併發症，才能在亞急性期盡快開始積極全面復健，而達到最佳功能進展。

慢性期

出院回家之後就是「慢性期」的開始，復健重點在於增進患者融入家庭和社區的能力，包含：**訓練患側恢復最大功能、善用健側肢體的代償能力**：若是右手偏癱，就改由左手來取代，**善用輔具、改善住宅環境，減少居家障礙**（參閱第92、106、111頁）。

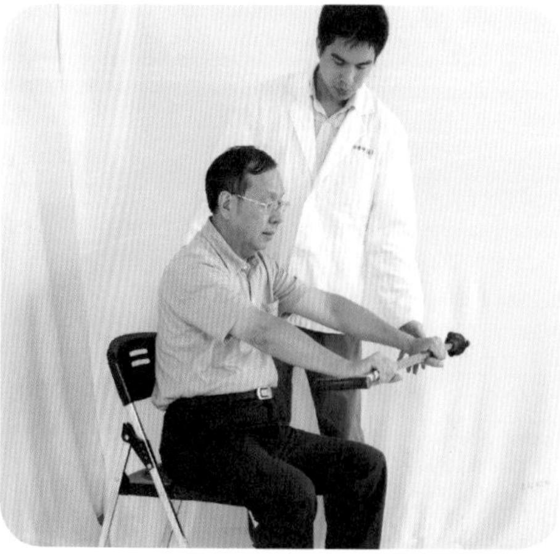

▲ 練習雙手握拐杖兩端，做往上抬舉的動作。

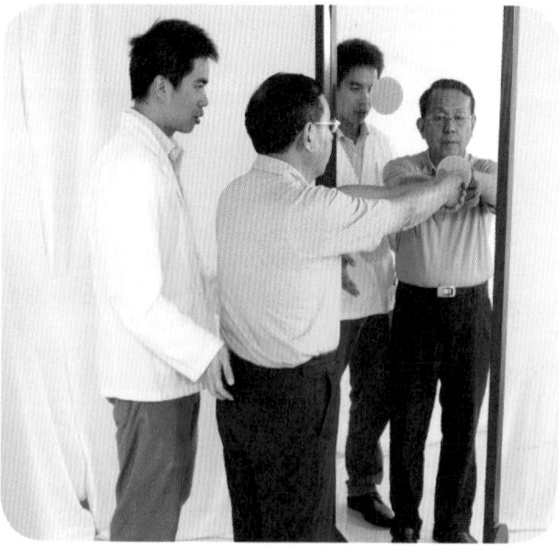

▲ 利用鏡面練習站姿平衡。

2-6 腦中風的中醫療法

急性期穴位刺激法——「十宣放血」

十宣放血只適於「閉證」，並不太適用於「脫證」中風。脫證出現口開、手撒、眼合、遺尿遺便、鼻鼾等五絕之情況時不建議再放血。

中醫學診斷上認為虛邪或賊風從外而入，傷人四肢軀體，故名中風。中風亦稱卒中，系指猝然昏仆、不省人事，或突然口眼歪斜、半身不遂、言語不利的病症。又依受傷之部位及程度可分為中絡、中經、中府或中臟。中府或中臟腑時意識不清，又可分為脫證（證見猝然昏倒，目合口張，手撒肢冷，面色蒼白，大汗淋漓，二便失禁，脈細欲絕）、閉證（證見突然昏倒，不省人事，牙關緊閉，兩手緊握，大小便秘）之淺深緩急而治之 。中經絡時意識清楚證見突然口角歪斜，手足麻木，手無法握物，腳無法行走，語言不利，甚則半身不遂。

中絡、中經較輕微；中府、中臟較嚴重。在中風之初，除脫證外，通常可以配合放血療法。十宣放血之作用在於藉以在中風初期達到疏通經絡調和氣血的作用，刺激活化神經系統及改善腦部循環，促進癱瘓肢體儘快恢復作用。

中醫的診斷

腦中風依據中醫的診斷分型為「中經絡」和「中臟腑」，中經絡是指意識沒有喪失，但半邊肢體癱瘓；中臟腑就是指整個意識失去，又分為「閉症」及「脫症」。「閉症」是手腳緊握，又分「陽閉」和「陰閉」，「陽閉」是身體發熱，「陰閉」是身體發冷、臉色蒼白。「脫症」是全身無力癱瘓，手張開，大小便失禁等。

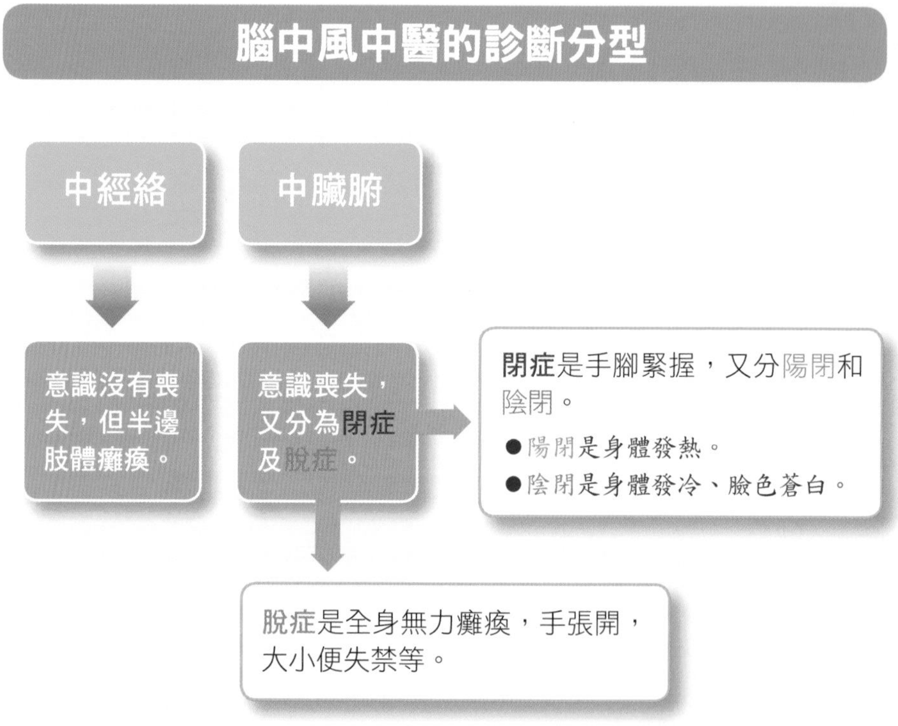

腦中風中醫的診斷分型
中經絡
中臟腑
意識沒有喪失，但半邊肢體癱瘓。
意識喪失，又分為閉症及脫症。
閉症是手腳緊握，又分陽閉和陰閉。
●陽閉是身體發熱。
●陰閉是身體發冷、臉色蒼白。
脫症是全身無力癱瘓，手張開，大小便失禁等。

中經絡可區分為五種類型

類型	症狀
1.肝陽暴亢型	● 半身不遂、口角歪斜、舌強語蹇或不語、眩暈頭痛、口苦咽乾、面紅耳赤、心煩易怒、尿黃變乾、舌紅、苔黃、脈弦有力。
2.風痰阻絡型	● 半身不遂、口角歪斜、舌強語蹇、頭暈目眩、舌質暗淡、舌苔薄白或白膩、脈弦滑。
3.痰熱腑實型	● 半身不遂、口角歪斜、舌強或失語、偏身麻木、腹脹便秘、頭暈目眩、喀痰或痰多、舌質暗紅或暗淡、苔黃或黃膩、脈弦滑或偏癱側弦滑而大。
4.氣虛血瘀型	● 半身不遂、偏身麻木、口眼歪斜、言語蹇澀或失語、面色白光白、氣短乏力、口流涎、自汗、心悸、便溏、手足腫脹、舌質暗淡、舌薄白或白膩、脈沉細或細緩或弦細。
5.陰虛風動型	● 半身不遂、偏身麻木、口眼歪斜、舌強失語、或語言不利，煩躁失眠、眩暈耳鳴、手足心熱、舌質紅線或暗紅、少穀或無苔、脈弦細或細弦數。

中臟腑可區分為四種類型

類型	症狀
1.風火上擾清竅型	● 平素多眩暈、麻木之症、因情緒變化病情加重、突現神識恍惚或迷濛、半身不遂、肢體強痙拘攣、便幹便秘、舌質紅絳、苔黃膩而幹、脈弦滑數。
2.痰濕蒙塞心神型	● 素體多陽虛痰濕內蘊、突發神昏、半身不遂、肢體鬆懈癱軟、四肢不溫、甚則逆冷、面白唇暗、痰涎雍盛、舌暗淡苔白膩、脈沉滑。
3.痰熱內閉心竅型	● 起病急、神昏、半身不遂、肢體強痙拘急、鼻鼾痰鳴、項強身熱、燥擾不寧、頻繁抽蓄、間見嘔血、舌質紅絳、苔黃膩、脈弦滑數。
4.元陽敗脫型	● 突然昏迷、肢體癱軟、手撒肢冷汗多、重則周身濕冷、二便自遺、舌萎、舌質紫暗苔白膩、脈沉微。

腦中風常見症狀的針灸治療

中醫會觀察患者的外觀及脈象，來做藥物處方。但在以前沒有鼻胃管的年代，就算煮了藥湯也難以灌食，甚至造成嗆人，因此利用針灸來配合治療比較安全。

在急性期、亞急性，針灸一般用來對昏迷患者醒腦開竅。依中醫認定，一竅不通才會導致昏迷不醒，所以針對中臟腑醒腦部分，可從人中下針至鼻樑，或是由上星透百會。這種頭皮針刺法具強烈刺激效果，可活化腦神經。以下詳列腦中風的針灸部位：

■足內翻

丘墟透照海

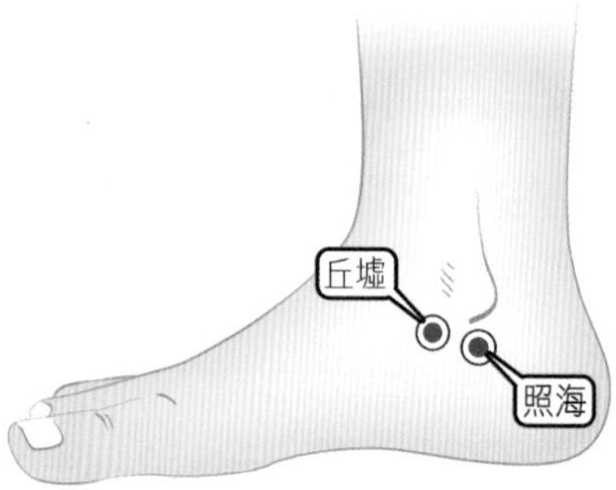

■失語症

金津、玉液

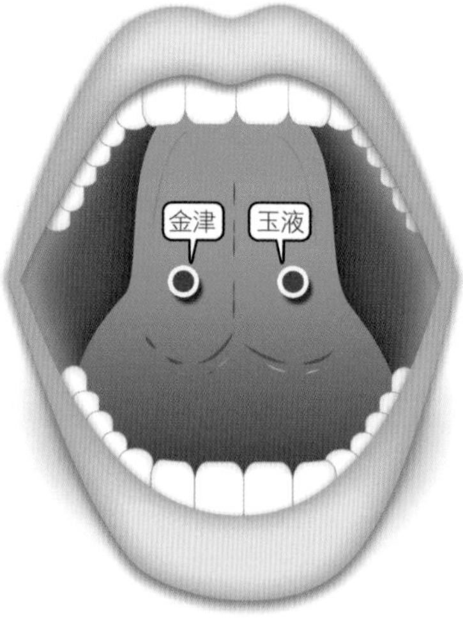

■共濟失調

風府、啞門、頸夾脊

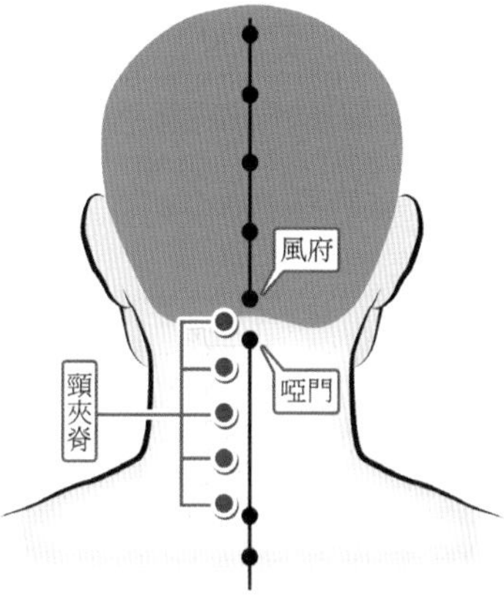

■呼吸困難

氣舍

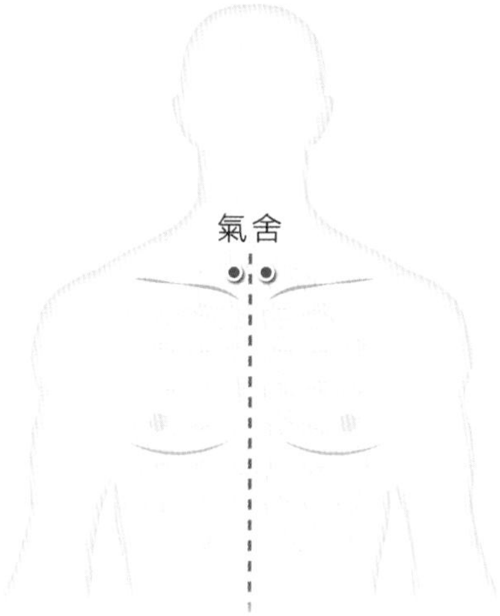

■便秘

水道、歸來、豐隆

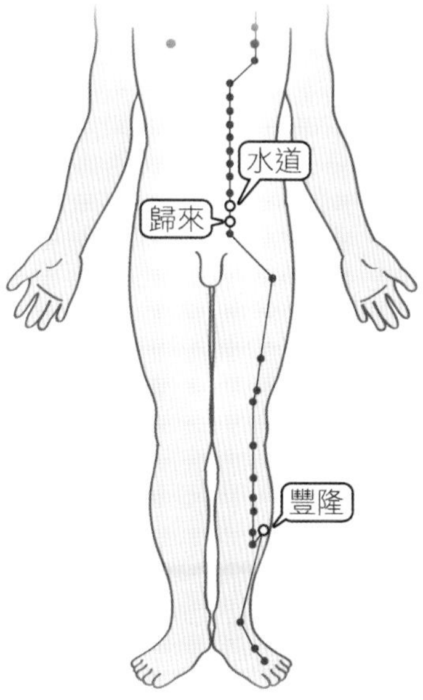

■尿失禁、尿滯留

關元、中極、曲骨

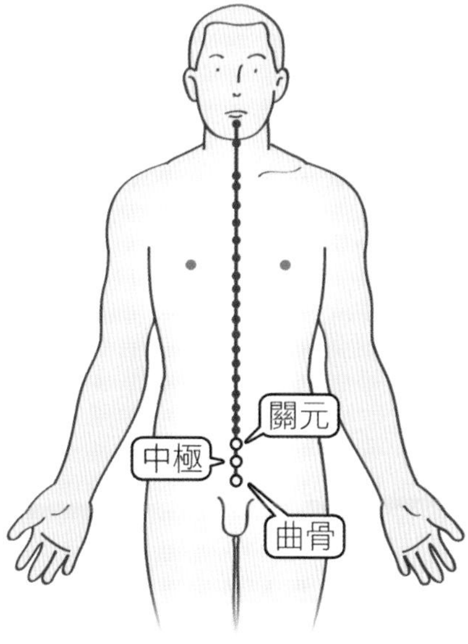

■複視

天柱、睛明、球後

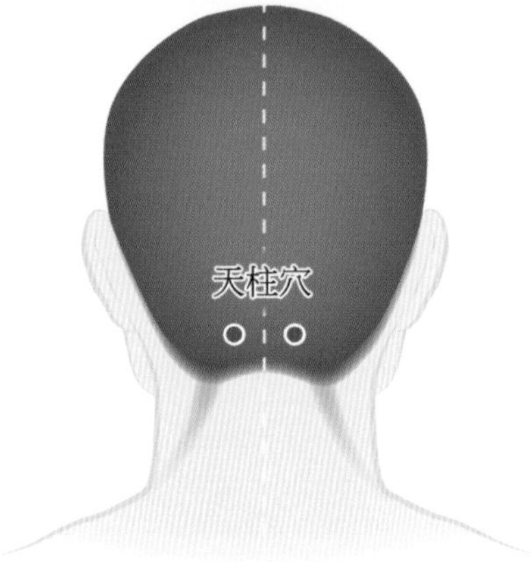

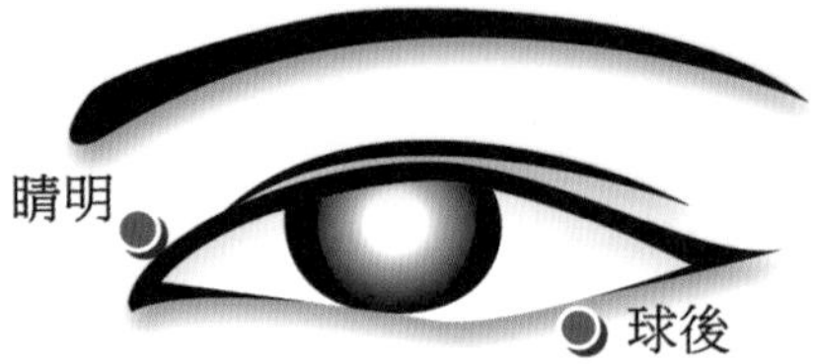

■癲癇

大陵、鳩尾

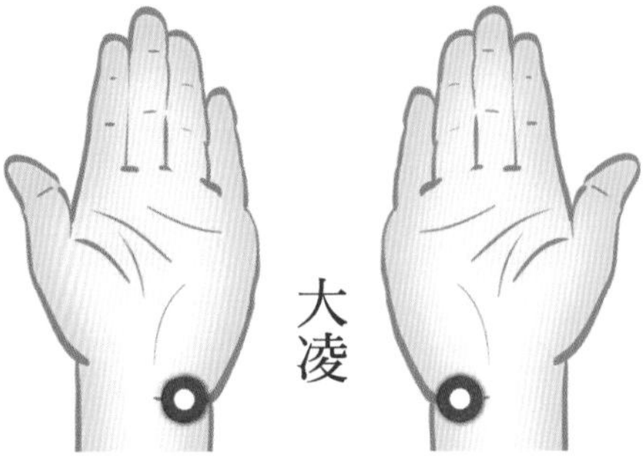

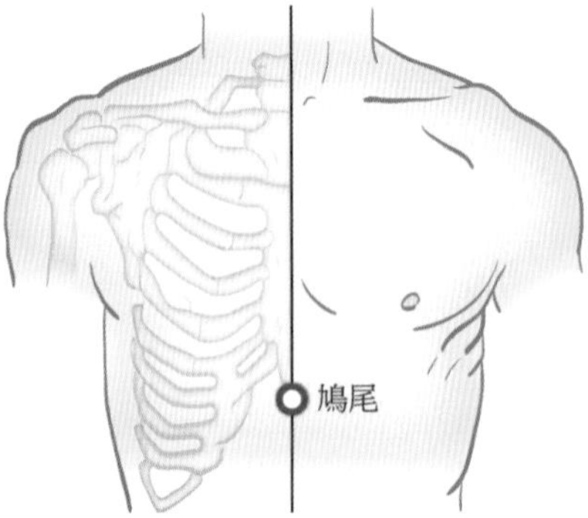

■肩關節脫位

肩髎、肩髃

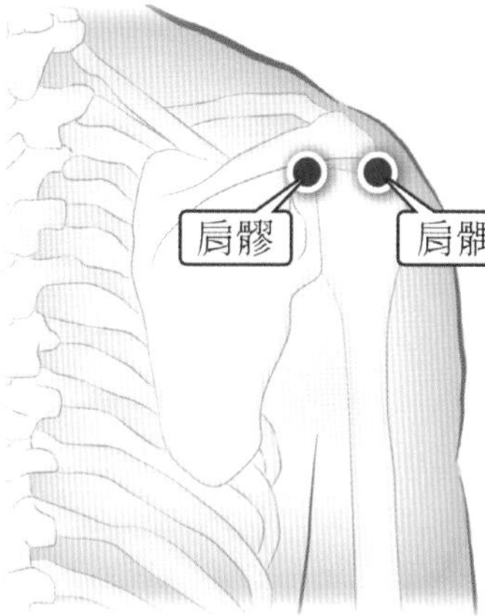

■睡眠倒錯

上星、神門

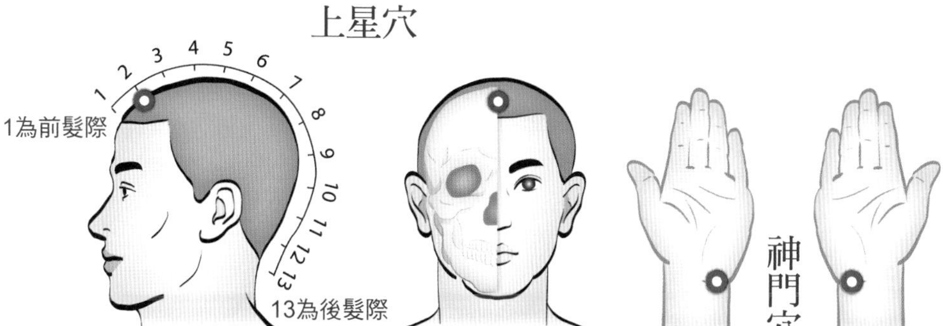

■癡呆

四神聰、四白、太衝

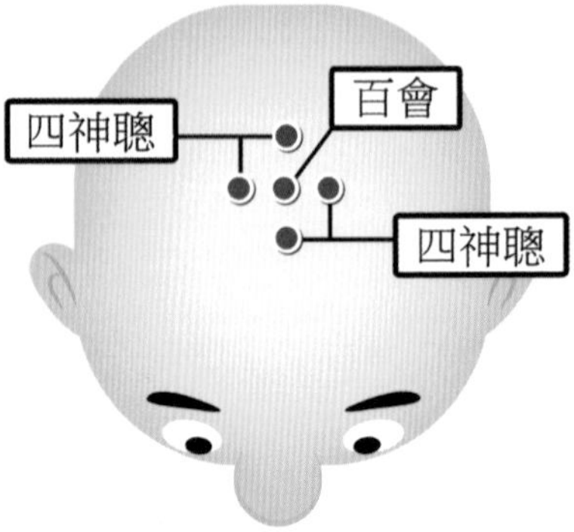

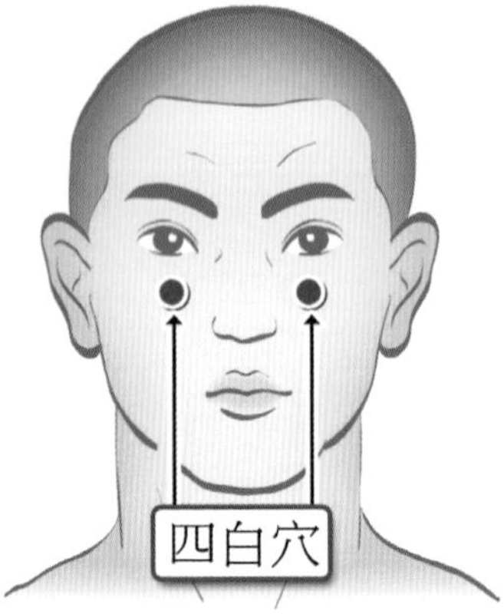

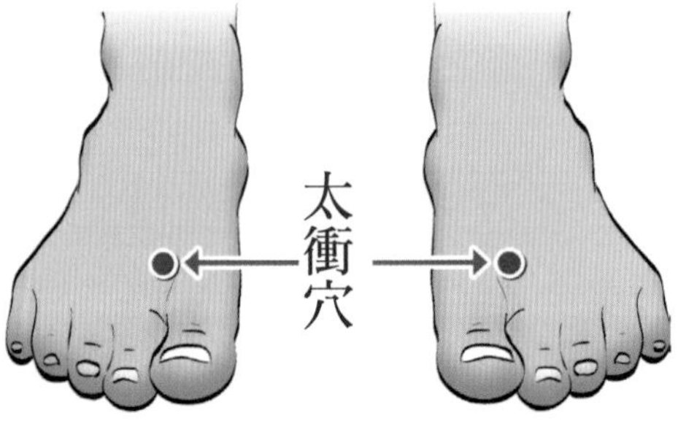

現階段的醫療規範，中醫還不能於腦中風急性期介入治療，但是在亞急性期與慢性期，針灸、復健若能同步進行，對腦中風患者的康復會有極大的助力。

2-7 腦中風後常見的問題

認知障礙

通常出現在中風範圍比較廣、年齡比較大、或是有合併多重藥物使用的患者。要確認患者是否有認知功能障礙，可從幾個方面來觀察，包括：判斷能力、定向能力、記憶力、抽象思考能力、算數能力等。其中，最常引起病人混淆，造成照護者困難的一點，是患者的「定向力」，也就是判斷人、時、地、物的能力。

復健照顧

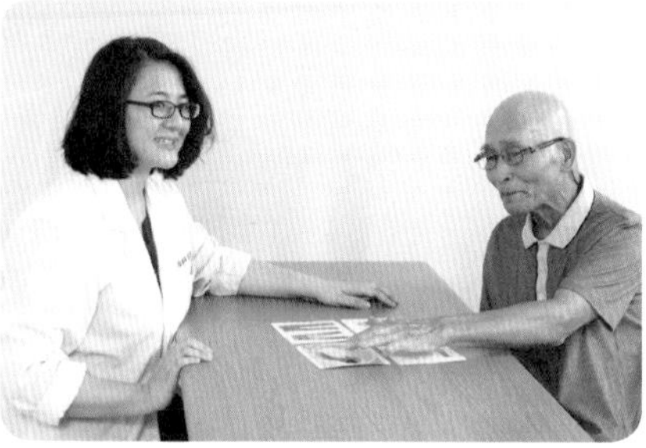

1. **重新定向**：失去定向力的患者，不曉得現在在什麼地方，不曉得現在是什麼時間，不曉得接近他的人是誰。較嚴重的患者，甚至會出現日夜顛倒的情況，有如電腦當機。照護首先要做的是「重新定向」，有如重新開機，每天把正確的日期、時間、地點、人、物等訊息不斷地告知患者，一直到患者能將訊息登錄到大腦中。

2. **調整作息**：患者的作息要規律，在固定的時間睡覺、起床、吃飯、上廁所、復健，適當的接觸陽光，修正日夜顛倒的錯誤節律。若是日夜顛倒非常嚴重，或是經常在半夜出現混亂行為，就要考慮使用藥物來協助調整作息（參閱第185頁）。

半側忽略

病灶位在右大腦皮質區的中風患者，可能會出現忽略左側空間或左半邊身體的症狀。這在中風復健是很大的挑戰，因為患者會忽略來自左側的感官刺激，或感受不到左側身體的本體感覺，無法維持左右平衡，造成訓練極大的困難。

復健照顧

治療師或照護者應不斷提醒患者注意左側的肢體，與患者說話時也盡量站在左側，引起患者對左側的注意。另外，也可在左側頸部使用電刺激；或用**鏡像療法**註，藉由在鏡中虛擬出左側的身體動作，改善對左側身體的認知。（參閱第185頁）

註 **鏡像療法**是利用視覺的刺激和對稱性的動作來誘發自主性的動作。執行方法是讓患者看著鏡子中健側邊上肢的動作，讓患側邊的上肢知道該如何活動，進一步誘發自主性動作產生。

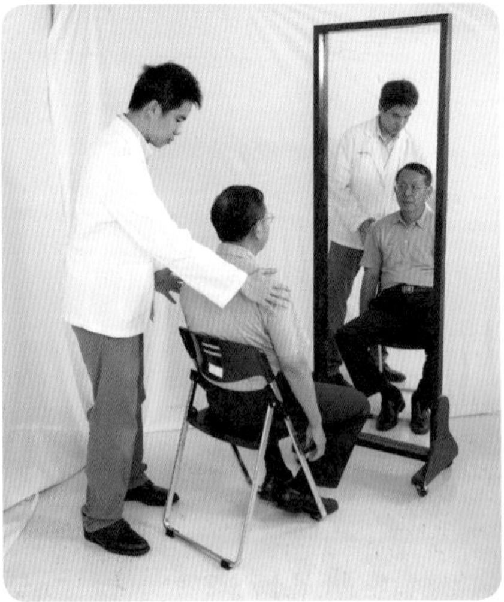

運動障礙

運動障礙是腦中風主要表現的形式，通常會分成兩種：自主肌力喪失，又稱「癱瘓」；不自主肌肉張力增加，又稱「痙攣」，這二者常同時出現在同一患者身上。

1. **癱瘓**：即自主肌力喪失，因為患者的腦無法良好地控制肌肉，導致該用力的時候沒辦法適當地使力，因而喪失運動功能。

復健照顧

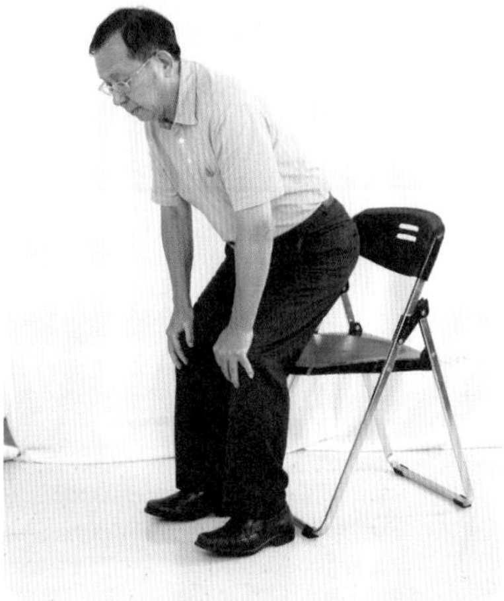

患者由完全癱瘓到可以自由活動的過程中，可以分成三個階段。首先會出現「反射動作」，此時肌肉無法隨意志動作，但在受到特定的刺激時會抽動；接著會出現「併同動作」，此時同一肢體區域的各關節會同時出現動作，無法獨立執行各自的動作，例如若要求患者打直膝蓋時，髖關節和踝關節也會同步出現動作；最後有些患者會出現「獨立動作」，也就是各關節可以分別做出動作。物理治療師在不同階段會有不同的復健策略，運用不同的治療方法，來刺激肌肉與腦神經的連結，將患者的動作誘發出來，並逐漸增強自主肌力與協調性（參閱第173、187頁）。

2.**痙攣**：即肌肉不自主地出力，在該放鬆的時候無法放鬆，而導致僵硬緊繃。痙攣發生的原因是腦部喪失對周邊神經元的控制能力，形成周邊神經元在受到刺激時過度興奮，而引起肌肉不當地收縮。有些患者隨著時間進展，痙攣會越來越強；若患者在恢復自主動作前，就出現痙攣，會使得自主動作受到痙攣牽制，而不易訓練。

痙攣會干擾到正常動作的進行，例如常見的手部痙攣，患者的手會不由自主地握緊拳頭，而難以張開手抓握物品。痙攣本身就會引起肌肉和關節疼痛，而長時間的痙攣更可能導致關節攣縮。痙攣也會造成衛生上的問題，例如：腋下夾得太緊沒有辦法作適當的清理時，就會產生異味；而大腿夾得太緊，會導致換尿布和會陰清潔的困難，可能會引起泌尿道感染和褥瘡。

復健照顧

處理原則首重伸展和擺位，只要適當地伸展痙攣的肌群，並將肢體擺在不容易引起痙攣的位置，搭配適當的輔具使用，就可減低痙攣。此外，以冷敷、熱敷、經皮電刺激等儀器治療，也可以幫助降低痙攣，但是要注意不能造成皮膚的凍傷或燙傷。對於較嚴重的患者可使用口服肌肉鬆弛劑、注射肉毒桿菌素放鬆肌肉、以注射或微創手術阻斷運動神經、或於脊髓腔內注射肌肉鬆弛劑，以減少痙攣帶來的問題（參閱第132頁）。

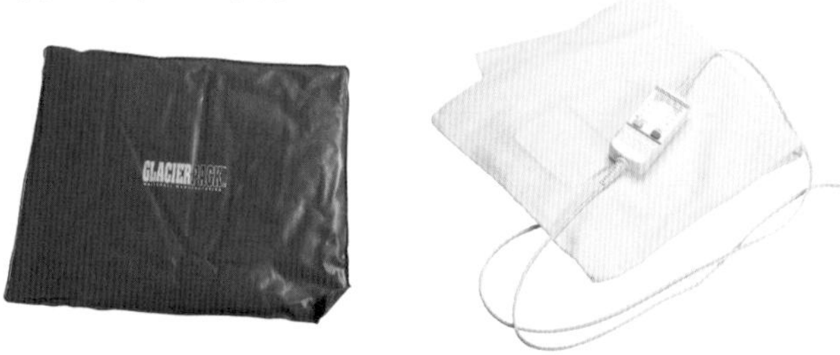

▲ 冷敷及熱敷可減少痙攣的現象。

感覺障礙

患者若有感覺缺損或異常的問題，會影響功能進展，因為無法感覺到肢體的位置、肌肉的力量、腳踩在地上或手拿著物品的觸感，而導致動作、行走有困難，因而影響日常生活與工作。患者也可能因感覺缺損造成傷害，例如：燙傷、褥瘡等。

此外，感覺障礙還可能衍生為慢性疼痛，包含複雜區域性疼痛或中樞性疼痛。此類患者可能會有「痛覺過敏」或「痛覺異常」的現象。「痛覺過敏」是指給患者輕微的痛覺刺激，但在患者的腦裡卻被解讀為強烈的疼痛；「痛覺異常」是指給患者觸覺或壓覺等非痛覺的刺激，但在患者腦裡也被解讀成疼痛。

痛覺異常

觸覺／壓覺刺激➡大腦解讀為疼痛

痛覺過敏

輕微痛覺刺激➡大腦解讀為強烈疼痛

復健照顧

對於感覺異常患者需進行感覺再教育，可在患者感覺異常的地方，作溫和的溫覺、觸覺等刺激，使患部逐漸適應。此外，患者也可能因疼痛而不願活動肢體，導致關節攣縮，因此維持關節活動度的運動非常重要。對於嚴重疼痛的患者，也可使用口服藥物或電刺激，來減輕疼痛。

1. 口服藥物。
2. 維持關節活動度的練習（參閱第174頁）。
3. **減敏**：持續給患者輕微的刺激，使大腦逐漸習慣。
4. **電刺激**：用電流的麻感取代原有的痛感。

語言及溝通障礙

若患者大腦中掌管語言的區域受損，就會出現無法理解他人語言，或是無法表達內心想法的狀況，即為失語症。此外，有些患者大腦語言區雖然沒有損傷，但有認知功能障礙時，也可能會有無法理解的情形，必須和真正的失語症做區分。失語症大致分為三種型態：理解型、表達型、全面型。

失語症的三種型態

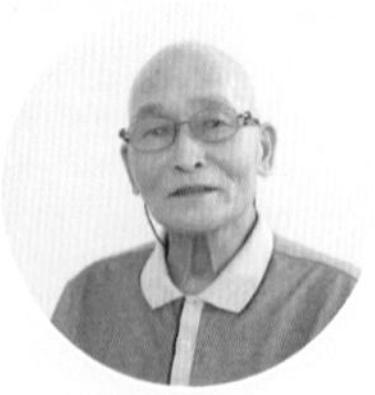

1.理解型

患者無法理解旁人言語；雖可流利說話，但可能與旁人的談話，文不對題。

2.表達型

患者可理解旁人言語，但無法流利表達。

3.全面型

患者無法理解旁人言語，也無法流利表達。

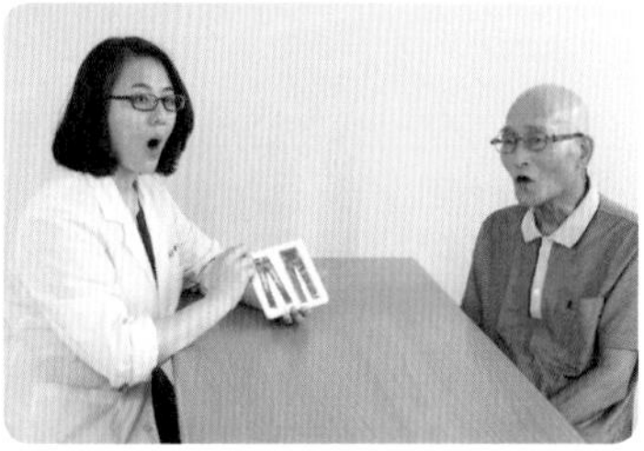

復健照顧

針對失語症這類的患者，首先應盡快建立合適的溝通管道，用肢體語言、圖卡或溝通的工具，例如認知型電腦或平板電腦，讓患者先學習指認圖片以表達想法，或是學習表達「是或不是」，解決一些基本的溝通問題。接著再從名詞、語彙開始，逐步進展到完整語句的表達（參閱第193頁）。

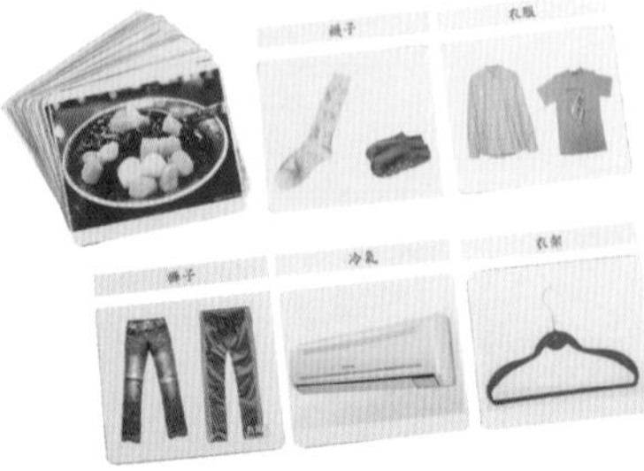

▲ 用各種圖形卡訓練語言表達。

吞嚥障礙

中風後，患者常會有吞嚥困難的問題，主要是因為口腔階段神經肌肉的活動困難，咀嚼協調能力失衡，以及吞嚥反射產生異常，會以下列狀況表現：

1. **嘴唇無法緊閉**：流口水、或吃進嘴裡的東西流出來，因為患者無法控制嘴唇、口腔與舌頭肌肉，在咀嚼時嘴唇無法緊閉，舌頭和牙齒上也會留有很多殘留物。

2. **在吞嚥當下發生嗆咳**：因咽喉肌肉控制不佳，使吞嚥時會厭軟骨無法完全關閉呼吸道，導致進入食道的食糰掉到氣管裡，引起嗆咳。

3. **在吞嚥結束後發生嗆咳**：因吞嚥時咽喉的吞嚥肌收縮力不佳，或上食道括約肌沒有完全開啟，導致食糰卡在咽喉的夾縫內，沒有進到食道。等到吞嚥的反射動作結束，呼吸道又再次打開時，食糰殘渣就可能掉入呼吸道，而引起嗆咳。

4. **吸入性肺炎及營養不良**：

① **吸入性肺炎**：當食物殘渣持續掉進呼吸道，且無法經由咳嗽排出，體內的白血球又無法將這些殘渣清除時，就可能發生吸入性肺炎。通常吸入性肺炎不會在短時間內發生，而要等到肺裡的食物殘渣逐漸累積，使細菌孳生，才會導致肺炎發生。

若患者的口腔清潔不佳，使口腔內的細菌數量及種類增多時，也會增加肺部感染風險。此外若患者的心肺功能不佳，很容易因為喘而無法好好吞嚥，而吞到肺裡的殘渣又因咳痰能力不佳而排不出來，也會增加吸入性肺炎的風險。

② **營養不良**：吞嚥能力不佳的患者，常因為頻繁嗆咳，導致進食意願降低。而進食速度緩慢，容易使患者和照護者都失去耐性，導致進食量不足，引起營養不良、熱量攝取不足、電解質失衡，體重下

降、體力衰退、貧血、免疫力下降等等問題。另外，中風患者在進食液態食物時，特別容易產生嗆咳，因而不愛喝水，而造成脫水、尿量下降，間接引起尿路結石或尿路感染等問題。

復健照顧

1. **吞嚥攝影檢查：**除了進行吞嚥功能評估檢查及觀察口腔運動功能，也可安排吞嚥攝影檢查，在食物內放一些顯影劑，讓患者咀嚼吞下，同時以儀器攝影檢查，可以知道食團的流向正不正確、流速夠不夠、會不會堆積在口腔或喉嚨。如果有問題，會出現在哪個階段、位置，找出適合的治療法。

2. **找出合適的硬度、黏稠度的食物：**針對有吞嚥障礙的中風患者，最好選擇質地均勻的食物，找出患者對哪種硬度、黏稠度的食物最不容易引起嗆咳，針對食物做適當的調理。此外要依照患者的體重和生理需求，調配適合的熱量和營養素。吞嚥障礙患者在進食時要確實吞下口中的食糰後再吃下一口。

3. **適當的吞嚥訓練：**常用法包括加強口腔肌肉運動以促進吞嚥肌群之肌肉活動度、協調性、肌張力，增加口腔肌肉控制食物的能力；利用冰塊或冷凍檸檬棒刺激前咽門弓，提高吞嚥反射之敏感度及反射速度；改變吞嚥的姿勢與擺位；調整每口進食的量與速度。

吞嚥練習

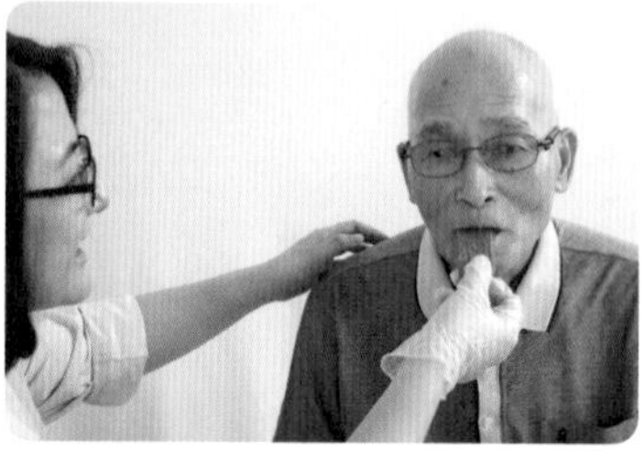

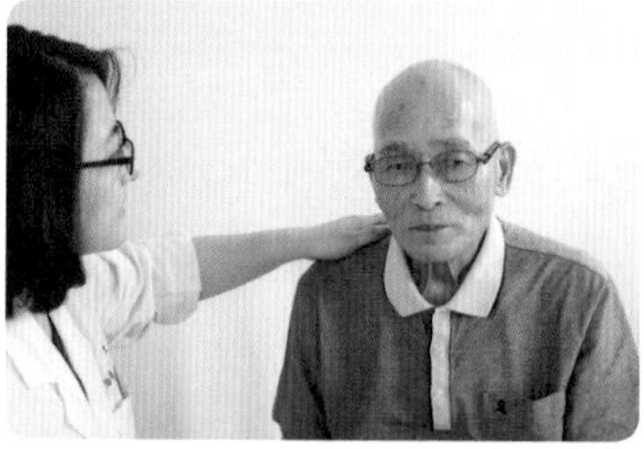

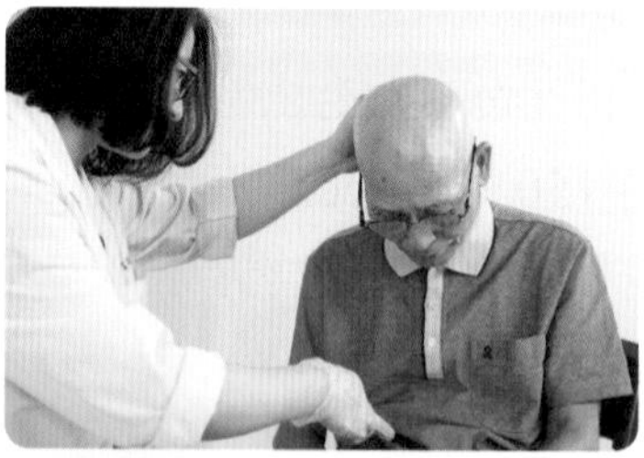

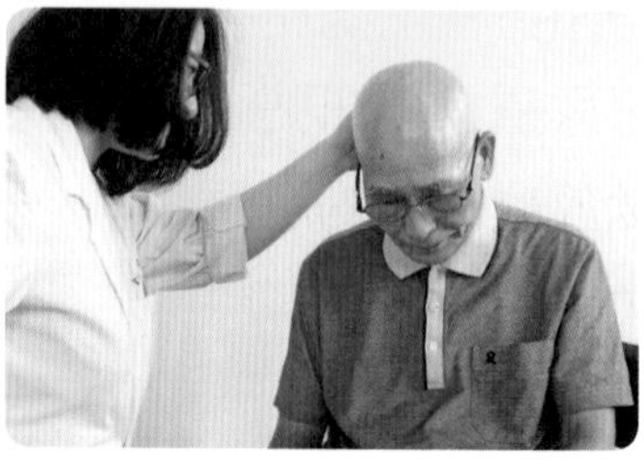

4.**暢通呼吸道**：維持適當的身體活動，以增加肺活量及咳嗽的能力。若病患的肺功能或咳嗽能力不佳，必須要適當化痰、拍痰、或抽痰，以避免肺部感染。

5.**考慮替代之進食管道**：如果經判斷患者暫不宜經口進食，則必須考慮用管路進食，包括鼻胃管、胃造瘻管等方式，以維持足夠的營養與水分。不管經口進食或經管路灌食，半小時內不要平躺，以免引起胃食道逆流或嘔吐，這些逆流的物質有可能就會經由咽喉進入呼吸道，而導致肺炎（參閱第159、168、201頁）。

排尿障礙

最常見症狀就是頻尿、尿失禁及解尿困難。當患者本身想憋尿時憋不住、想解尿時解不出來或解不乾淨，都是因為中樞神經對下泌尿道的肌肉控制不佳所造成。膀胱的儲尿功能正常時，通常在150～250cc時開始有尿意，且隨著儲尿量越多，大腦收到的訊息會越強烈，此時若不方便上廁所大腦會對下泌尿道發出訊號，使膀胱主動放鬆，括約肌緊縮，以避免漏尿。但若長時間強忍而不適時排解，膀胱會因過

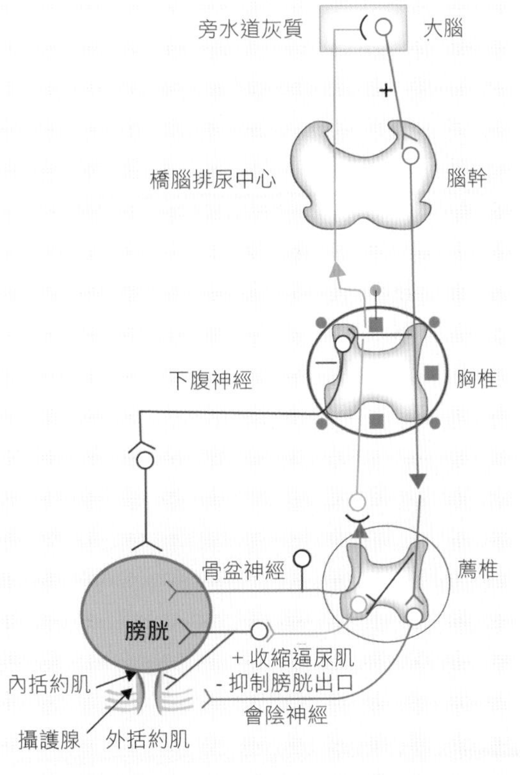

▲ 整個排尿過程，受到大腦、脊椎和神經的控制。

度膨脹而失去彈性。

腦中風患者的排尿功能障礙可能會出現以下狀況：

1.**膀胱過動，無法抑制**：膀胱僅儲尿約50～100cc，就會感到強烈的尿意，膀胱會強烈收縮，無法憋尿，導致尿失禁。

2.**膀胱與尿道括約肌的動作不協調**：在解尿時，膀胱收縮，括約肌卻沒有同時放鬆，導致解尿困難，解不乾淨，甚至解不出來。

3.**膀胱失去脹尿感和收縮能力**：膀胱儲尿超過400cc時也沒有尿意，在解尿時膀胱收縮力不足，無法解乾淨；當儲尿量過高時，尿液會滿溢而自尿道流出，造成失禁。

尿失禁引起的問題

1. 影響患者形象，造成社交困擾。
2. 照顧者負擔增加，需時常更換尿布、褲子、床單等。
3. 若尿布沒有適時更換，胯下潮濕，很容易導致泌尿道感染和產生褥瘡。

排尿困難引起的問題

1. 膀胱內的尿液無法及時排空，可能導致細菌孳生，引起泌尿道感染的症狀。
2. 膀胱內壓力過高，導致尿液從輸尿管逆流到腎臟，引起腎積水，甚至腎衰竭。

復健照顧

1. **讓患者定時排尿**：不管是解不出來，還是尿失禁，都建議每隔固定時間就去把膀胱排空。

2. **按摩與扣擊**：對於解尿困難的患者，可考慮在恥骨上方按摩膀胱或以拳頭輕輕扣擊膀胱，可刺激膀胱收縮，幫助排尿。

3. **藥物治療**：針對患者的排尿狀況做檢查後（如：尿路動力圖），瞭解引起排尿障礙的部位，再以適當的藥物做處理。例如膀胱收縮力不足者，可使用促進膀胱收縮的藥物。

4. **注射／手術**：若以上述方法處理，效果仍不理想者，可考慮以膀胱鏡施行局部注射（如肉毒桿菌素）或手術（如括約肌切開術）來治療。

- **肉毒桿菌**：中風病患的排尿障礙中，頻尿與尿失禁主因是膀胱的逼尿肌無法放鬆，導致尿液無法儲積，而有頻尿或滲尿情形；排尿困難主因是尿道外括肌排尿時無法放鬆所致。肉毒桿菌素注射可施打在逼尿肌，使逼尿肌放鬆，恢復膀胱儲尿的功能；也可以注射在尿道括約肌，讓尿液排出更為順暢。注射後藥效通常能維持6到9個月，部分患者有出現併發症的可能，包括尿路感染、血尿、急性尿滯留等，有些患者治療後仍需要接受間歇性導尿。

- **括約肌切開術**：患者排尿困難經用藥一直無法改善，即可考慮以手術治療來降低膀胱出口之阻力。括約肌切開術是將尿道外括約肌直接做部分切開鬆解，以解除對尿道的阻塞。有些患者術後，仍會因膀胱逼尿肌與尿道外括約肌的動作失調或嚴重的尿道結疤而發生膀胱外阻塞的情形，此時可考慮使用尿道內支架植入，或是使用尿道內氣球擴張術來幫助患者擴張尿道。

5. **導尿**：

- **間歇性導尿管**：大多適用於仍有自行排尿能力，但排不乾淨的患者。使用方法為用清潔導尿管從尿道口伸入膀胱，把尿液排乾淨後拔出來。每天導尿的次數，須依自解尿後膀胱內殘餘的尿量來做參考，膀胱內的餘尿越少，需要導尿的次數也就越少。

- **留置式導尿管**：適用於解尿困難無法以其他方式處理，或是尿失禁卻無法經常及時更換尿布的患者。一般留置式導尿管由尿道口伸入膀胱，可能會導致患者不適，另外也可能因會陰部清潔不佳而導致泌尿道感染，男性可能會導致攝護腺發炎。對於需要長期使用留置導尿管的患者，可考慮使用膀胱造廔。膀胱造廔需在下腹部以手術製造通道，將尿管由此處放入膀胱，較不會污染也不會引起尿道的不適。

6. **預防尿路感染**：

- 除了正餐之外，每日必須補充2000cc水分。
- 適量使用蔓越莓濃縮錠，可預防大腸桿菌感染（參閱第143頁）。

使用導尿管需注意事項

不論使用何種留置式導尿管，都需要每天以生理食鹽水和優碘清潔，並依管路的材質定時更換。尿袋切不可放在地上，亦不可將尿袋放置於高過膀胱的高度，以免感染。另外需時常注意尿管內是否有異物阻塞。

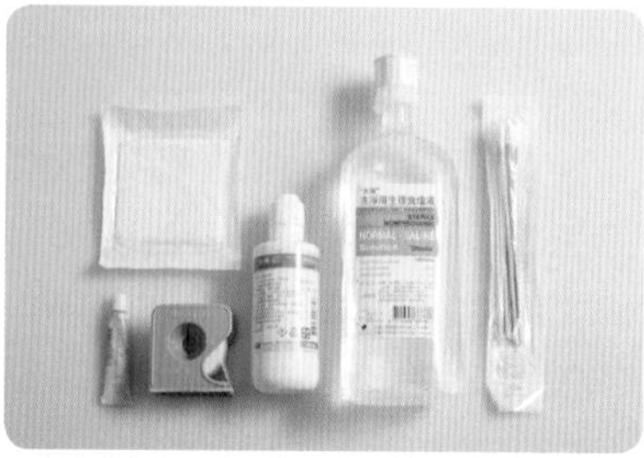

排便障礙

- **大便失禁**：當糞便進入直腸後，肛門括約肌會反射性地收縮，此時若糞便太水稀，或大腦無法有效地主動控制肛門括約肌出力收縮，或括約肌鬆弛無力，就會造成糞便不自主地排出。
- **便秘**：因身體缺乏活動，或神經病變，或飲食缺乏足夠的纖維與水分等因素，使腸蠕動變慢，導致食物停留在腸道太久，造成糞便乾硬；若此時腹肌力量不足，無法製造足夠的腹壓，就無法順利地排出糞便。另外若便秘導致腸內累積太多未排出的宿便時，腸道分泌物有可能會一點一點地由肛門滲漏出來，又造成失禁。

復健照顧

1. **訓練患者固定時間解便**：可利用餐後20～30分鐘，大腸蠕動速度較快的時間，做為上廁所最佳時機，將糞便一次解乾淨。
2. **補充適當的水分和纖維素**：尤其是便秘的患者，水分盡量可達每天2000cc，每天至少吃2份蔬菜或水果攝取足量的纖維素。
3. **可在解便前先做腸道按摩**：依照大腸蠕動方式，從右下腹開始，以順時鐘方式，做大腸深層按摩，促進宿便排除。
4. **必要時使用軟便劑及肛門塞劑**：若有排便障礙，可使用肛門塞劑並同時將手指伸入肛門，沿著肛門周圍按摩，可製造排便反射而順利排便

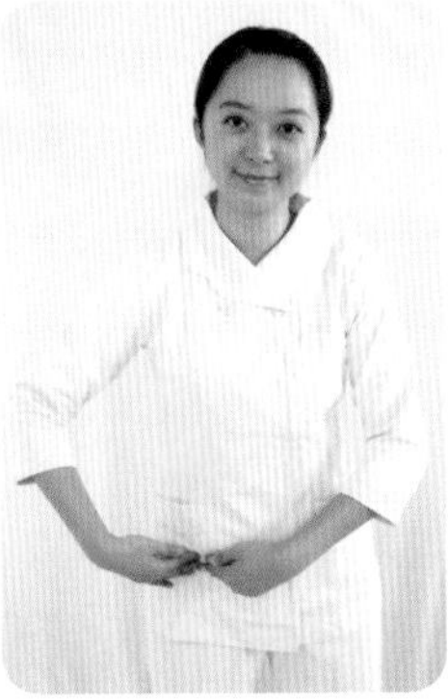
▲從右下腹以順時鐘方式作按摩，促進腸道蠕動排除宿便。

理想的排便時間，約在早餐之後半小時，請患者至廁所或便盆椅上解便。通常訓練經過1～2週之後，可養成腸道蠕動的習慣，而能夠在該時間將大便解乾淨，減少活動或出門時不易清潔糞便的困擾。

呼吸道障礙

患者在中風後因失去意識、嚴重癱瘓、臥床等原因，導致身體活動不足、肺活量衰退、咳痰能力下降，就可能引起呼吸衰竭和呼吸道清除失效。呼吸衰竭是因患者身體負責呼吸之肌肉力量低於呼吸道之阻力，使肺臟無法進行適當的氧氣和二氧化碳交換，因而導致缺氧和呼吸性酸中毒。

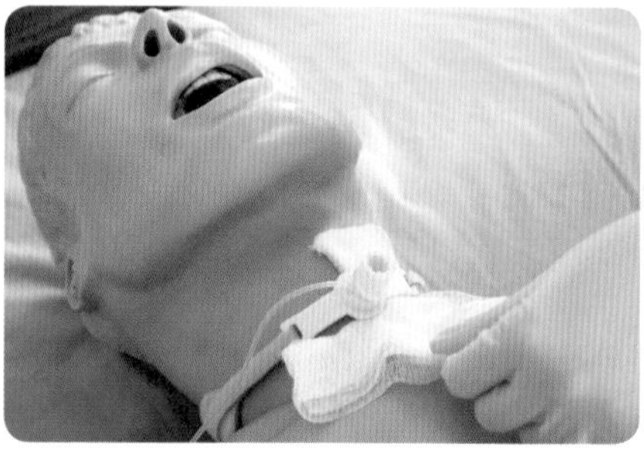

▲ 裝置氣切管，減少呼吸阻力方便抽痰或排痰。

呼吸道清除失效是因咳嗽力量不足，痰液過多或太黏稠，導致痰液無法適當排除，而加重呼吸衰竭症狀，或因細菌滋生引起肺炎。呼吸衰竭和呼吸道清除失效常一起發生，需考慮以手術在氣管製造通道，裝置氣切管，可減少呼吸阻力，方便排痰或抽痰。裝置氣切管的缺點在於失去鼻腔與咽喉黏膜的天然屏障，無法防禦外來之病原體，使細菌和病毒能透過氣切管直接進到氣管內。因此，只要患者有足夠的呼吸能力及咳痰能力，就應儘早移除氣切管。

復健照顧

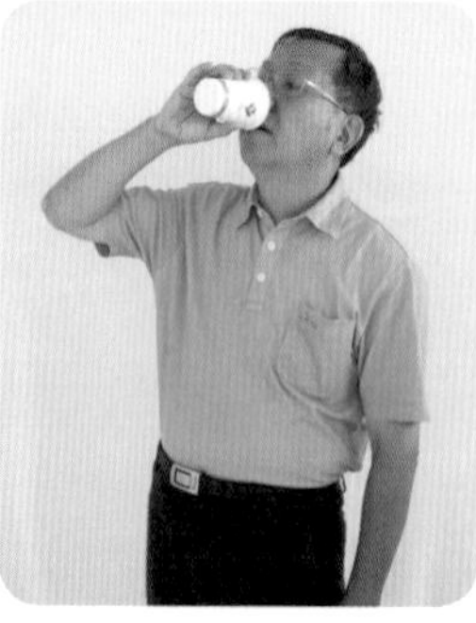

▲ 多補充水份，以幫助痰物排出。

1. 適當翻身、增加身體活動量、呼吸訓練，增進肺活量和咳痰力量、鬆動痰塊，減少呼吸道併發症。
2. 適當的水分補充和化痰、蒸氣化痰、拍痰，以幫助痰排出。
3. 對於有吞嚥障礙的患者，務必小心，避免吸入性肺炎。
4. 已裝置氣切管的患者，氣切管務必保持清潔。

失能

患者因神經功能缺損，使得動作障礙，喪失原有的生活與工作能力，進而失去社會參與。

1. **缺損**：本來可以做得到的動作，現在無法完成，例如：手不能抬，吞東西吞不下去，這是身體的障礙。
2. **失能**：因身體的缺損使得平時可完成的事情，現在沒辦法做，例如：穿衣、吃飯、打電腦等功能的障礙。
3. **殘障**：因失能導致社會參與的障礙，如無法出門上班、買東西、參加社交活動，只能待在家裡，且增加家人的負擔。

復健照顧

針對患者日常生活需求，要作任務導向訓練，學習拿筷子或湯匙吃飯，穿脫衣服、襪子、扣鈕子、上廁所、學習使用鍵盤、滑鼠等。將每一件事情分成數個分解動作或階段，逐一完成。

1. **重建**：把本身的能力提高，降低缺損，以克服原本無法跨越的障礙。例如：患者中風前的肌力為能夠搬動10公斤的重量，中風後只剩3公斤，而完成某項工作需要5公斤的力量，就盡力把肌力提升到5公斤以上。這部分能力需透過訓練，提高肌力、耐力、協調能力等來達成。

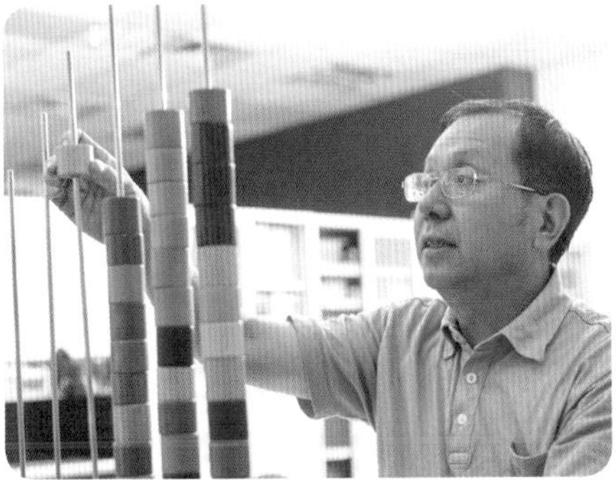
▲ 透過復健的訓練，提升身體肌耐力與協調力。

2. **代償**：以替代性的策略和方法，協助他克服原本無法跨越的障礙。例如：使用適當的輔具，讓患者的肌力可由3公斤提升至5公斤；或者將工作難度降低、簡化、省力，將原本需要5公斤力量才能做到的工作改造到只需3公斤即可完成，讓患者的能力足以負荷；對於腦中風引起的半側偏癱，訓練強化健側的肢體，來取代原本需要兩側同時動作才能完成的工作，是最常用的策略之一。

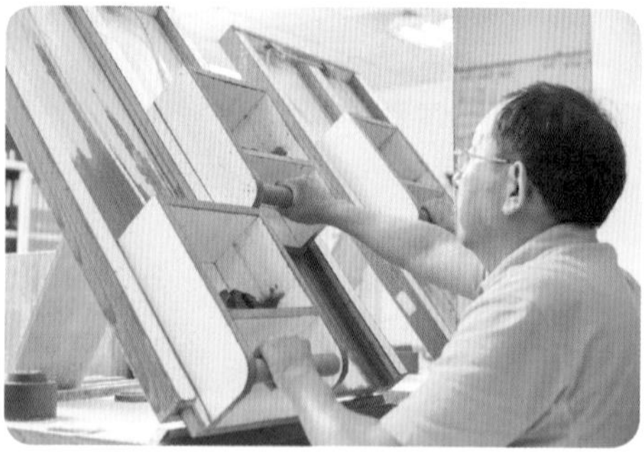

情緒障礙

中風患者因腦部受損，影響肢體動作功能的表現，患者常會出現情緒低落。一般中風患者的情緒障礙有：

1. **適應性障礙**：因病引起自身與家庭生活上的劇烈變化，導致不習慣而引起身心不適，例如有憂鬱、焦慮等情緒，但通常症狀較輕。
2. **憂鬱症**：症狀較嚴重，會有食慾下降，失眠、想哭，有自殺傾向。
3. **焦慮症**：擔心自己身體不會恢復、沒有進步、失眠等。

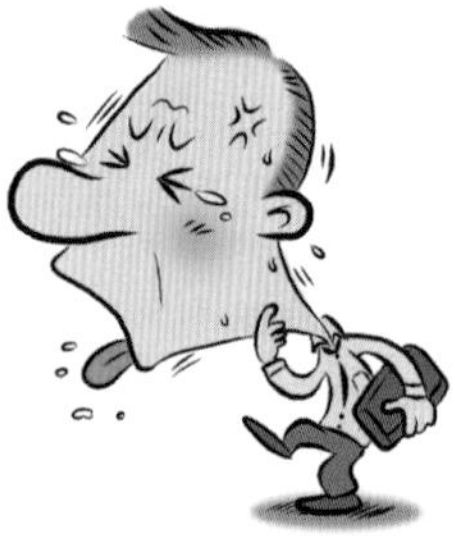

復健照顧

由於嚴重的憂鬱或焦慮都會干擾復健進行，所以需要適當的處置：

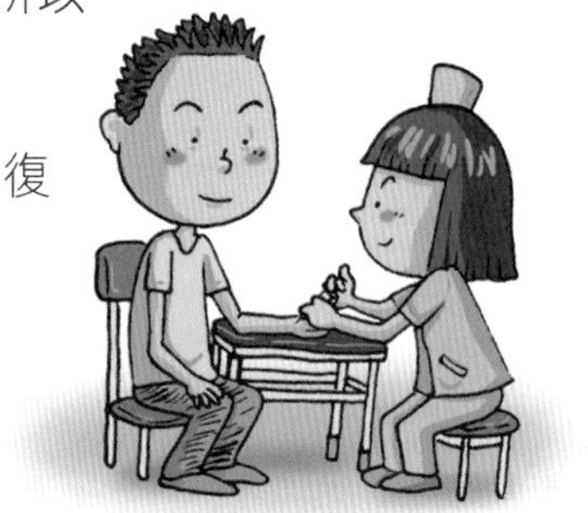

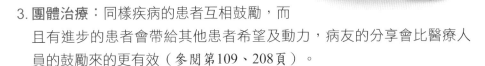

1. **藥物治療**：使用適當的藥物減輕症狀，讓復健過程更順利進行。
2. **心理治療**：應對患者與家屬進行心理支持治療。
3. **團體治療**：同樣疾病的患者互相鼓勵，而且有進步的患者會帶給其他患者希望及動力，病友的分享會比醫療人員的鼓勵來的更有效（參閱第109、208頁）。

疼痛

中風後最常見的疼痛是「偏癱肩膀疼痛」。這些疼痛有可能是關節骨骼肌肉問題引起，也可能是自律神經異常反射所引起，原因如下列幾點：

1. **肩關節半脫位**：肩關節因活動度比較大，常有不穩定的現象，需要靠附近肌肉維持穩定度。當中風後肌力不足，可能會導致肩關節半脫位，使關節囊、關節韌帶受到拉扯，而引起疼痛。
2. **關節沾黏**：關節長時間沒有活動，可能會導致沾黏性關節炎，導致關節活動時的疼痛。
3. **夾擠症候群**：中風後肩胛骨周邊肌肉互相協調的能力變差，會引起生物力學的改變，導致肩膀上抬時，旋轉肌的肌腱會被肱骨頭與肩胛骨夾住，而導致疼痛，最嚴重會導致肌腱斷裂。
4. **複雜性區域疼痛症候群**：若發生在癱瘓側的上肢，又稱為「肩手症候群」，患者的肩膀和手部關節在活動時會有劇烈疼痛，與自律神經的異常反射有關。

此外，常見的中風後疼痛還有因中風後動作控制力不佳而引起的退化性關節炎或是因感覺異常引起的中樞型疼痛。

復健照顧

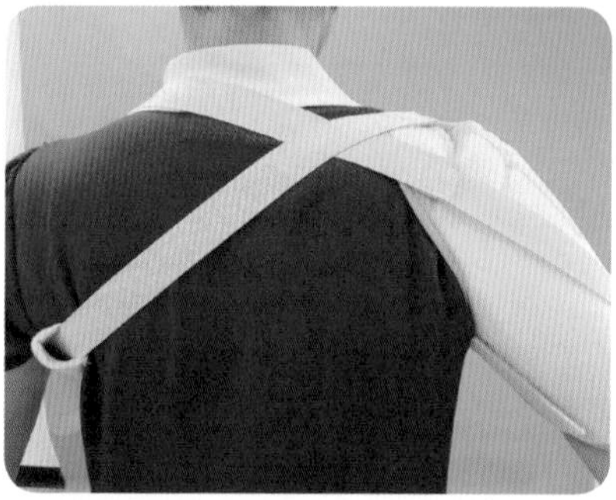

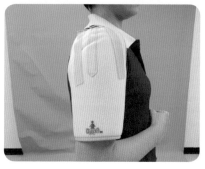

1. **維持關節活動度**：照護者要學會維持患者適當的關節活動，儘量讓患者的關節可以每天維持全幅度的活動，避免僵硬、沾黏、攣縮。
2. **盡快恢復肌力與正常動作模式**：及早開始接受復健，可預防此類疼痛發生。
3. **適當照護與使用輔具**：搬動患者時務必要小心，切勿硬拉患者手臂，要以患者的軀幹，以胸大肌或肩胛骨做為受力點。在患者肢體癱瘓尚未恢復時，要適當擺位，來避免關節脫位。適時使用肩膀吊帶、護膝、護腰束帶、拐杖等輔具，來減輕關節負擔。
4. **使用藥物或物理儀器減輕疼痛**：疼痛會干擾睡眠、情緒，並妨礙復健，需適當的減輕疼痛，才能改善生活品質，加速復健進展。

攣縮

關節長期處於沒有活動的狀態下，軟組織纖維會失去彈性而僵硬，因此患者無法自主活動時，要協助患者活動關節；等到患者本身有自主動作，就要協助患者增加肌肉力量，才能把動作做得更徹底。若患者有痙攣，一定要做適當的處置，才能避免攣縮發生。

復健照顧

一般來說，中風患者比較容易出現上肢的屈曲攣縮和下肢（尤其是踝關節）的伸展攣縮。

在床上擺位時，要儘量把肩關節外展（可在腋下塞一個枕頭），手肘和手腕關節伸直，在掌心塞一捲毛巾，不要讓患者的手指緊握。在床上，膝蓋要伸直，不要在膝蓋下墊枕頭，以避免膝蓋彎曲攣縮，導致行走或擺位的困難。在床尾放一捲毯子或床板，讓腳底板頂住，與小腿呈現90度的夾角，可避免腳踝的蹠曲攣縮。每天針對每個關節都要做全幅度的關節活動，如果患者無法自己活動，或患者本身做不好關節活動，照護者都要用手動的方式去幫助患者活動關節，每天、每個關節至少活動2次以上（參閱第132、173頁）。

請教醫生

Q 什麼是軟組織？

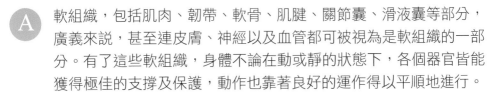

A 軟組織，包括肌肉、韌帶、軟骨、肌腱、關節囊、滑液囊等部分，廣義來說，甚至連皮膚、神經以及血管都可被視為是軟組織的一部分。有了這些軟組織，身體不論在動或靜的狀態下，各個器官皆能獲得極佳的支撐及保護，動作也靠著良好的運作得以平順地進行。

圖解翻身擺位

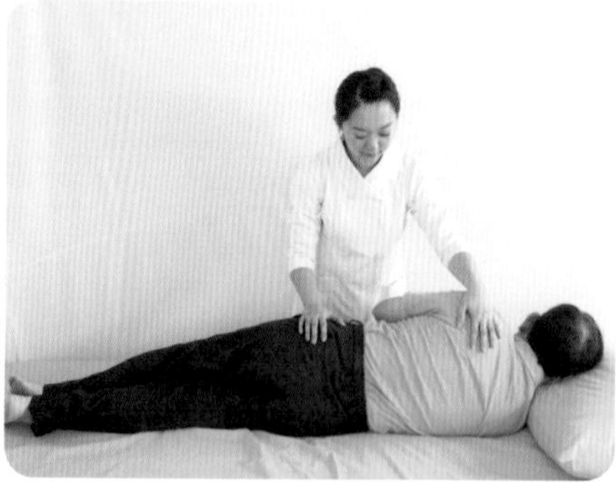

1. 將患者單腳屈膝翻側躺。

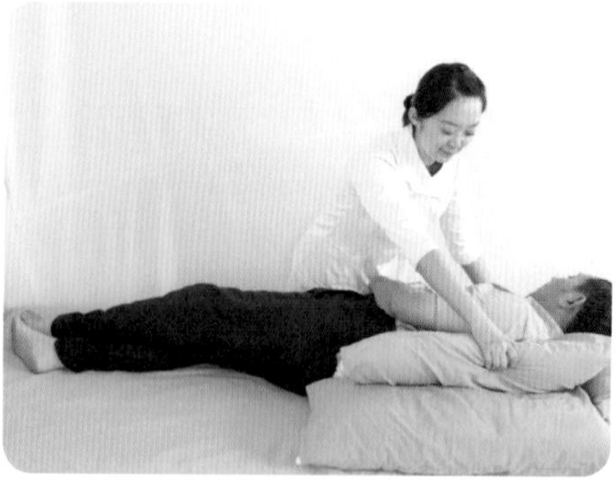

2. 在背部用枕頭支撐。

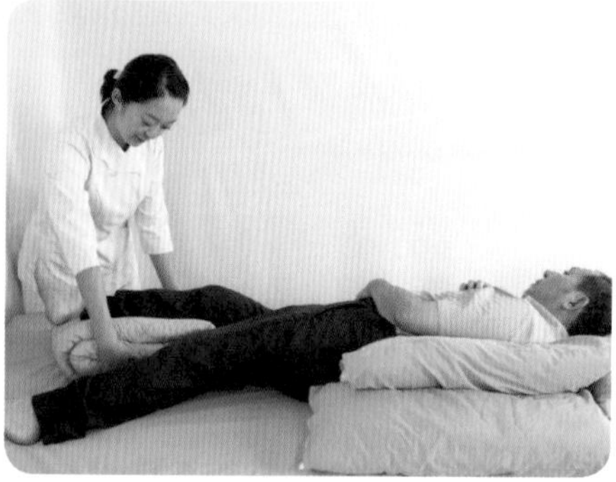

3. 不要在膝蓋墊枕頭。

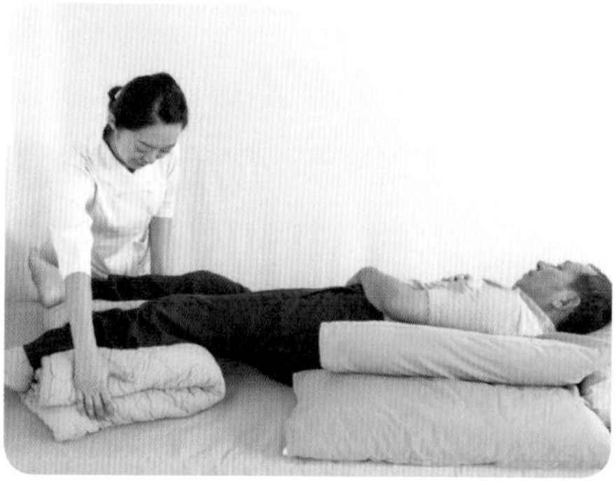

4. 在小腿墊枕頭支撐。

圖解平躺擺位

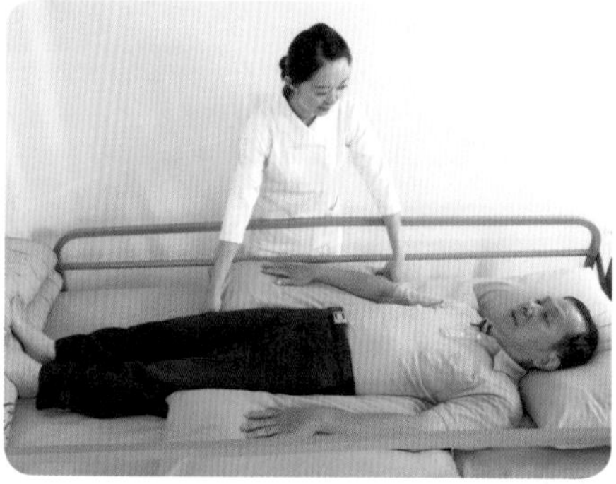

1. 在手部下方及床尾放軟質被單或毛毯。

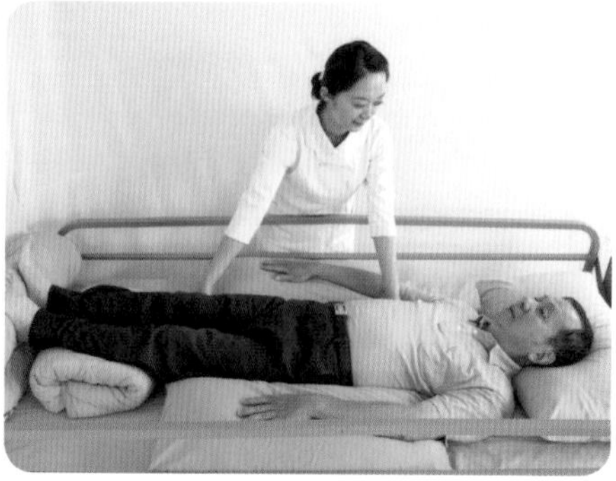

2. 加強小腿撐高，避免關節攣縮。

褥瘡

當患者意識不清，無法自行翻身、感覺不好、血液循環不佳、營養不良、局部的皮膚衛生不好、潮濕，都容易造成皮膚缺血缺氧壞死，而形成褥瘡。褥瘡容易發生在皮膚受壓處，如薦骨和腳跟（平躺時受壓最大）、坐骨結節（坐輪椅時受壓最大）、股骨上端外側（側躺時受壓最大）。此外，皮膚受到剪力（皮膚和接觸面互相摩擦），也容易因破損而導致褥瘡，例如協助患者移位時，若採取拖拉的方式移動，患者皮膚和床單摩擦到的部位也容易形成褥瘡。大小便失禁的病患，會陰部會潮濕、孳生細菌，使皮膚耗氧量增加因而導致褥瘡。

對於褥瘡最重要的觀念，就是預防勝於治療。一旦褥瘡發生，嚴重者需半年至一年才會復原，治療過程要花很多的心血來照顧傷口。當有褥瘡發生，必須加強翻身，若是不翻身，用好的藥膏都沒有效用。

復健照顧

1. **適當擺位善用輔具，減少局部壓力和剪力**：運用枕頭、墊子支撐身體。
2. **避免摩擦剪力**：如果要移動患者，最好把患者整個抬高再移動。可以在患者和床之間額外舖移位單，照護者可二個人拿著移位單將患者抬高再移位，使皮膚跟床單才不會產生摩擦。另外，床單也要保持清潔及平整，因為床上的雜物跟皺摺都會對皮膚產生壓力點，導致褥瘡。
3. **使用減壓裝置**：使用氣墊床或氣墊座，讓壓力不要固定集中在同一位置。若褥瘡已經發生，身心障礙者可向居住的戶籍所在地之公所申請補助相關之減壓輔具。

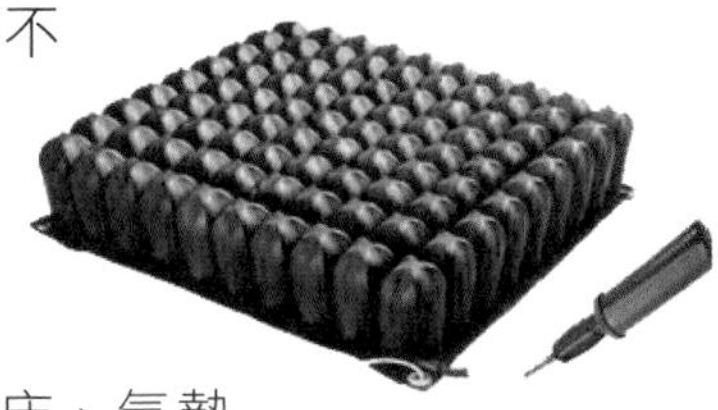

4. **定時翻身移位**：不管是用枕頭擺位或使用氣墊床、氣墊座，都只能減少局部組織的受壓程度，卻不能完全取代翻身。適時協助患者翻身（至少每2小時一次），讓壓力不要固定集中在同一位置，才是預防褥瘡的最好方法。若是坐輪椅者，每坐2小時就需將臀部抬高。

5. **充足適當的營養**：充分補充蛋白質、維生素A、C、E、礦物質等，有助於預防褥瘡發生。

6. **良好衛生習慣**：勤換尿布和內衣褲，維持每天至少一次擦澡並檢查皮膚狀況，衣服選擇透氣、吸汗為主。一周儘可能淋浴1～2次。冬天或皮膚乾燥時，擦澡或沐浴後應使用乳液滋潤皮膚，但避免使用含酒精或香料過多的乳液（參閱第120、127頁）。

▶ 圖解床上翻身示範

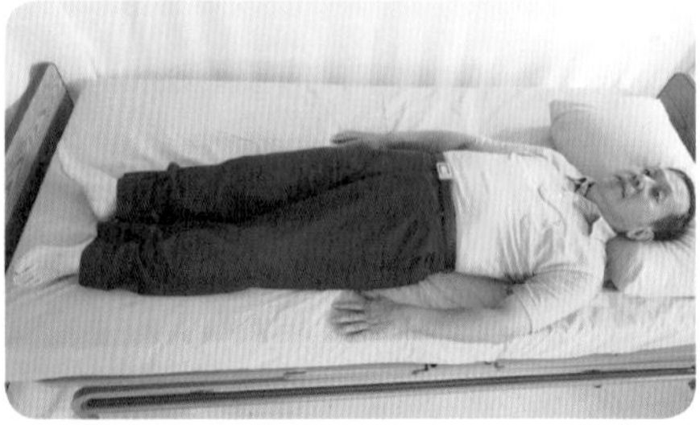

1. 患者平躺在床上。

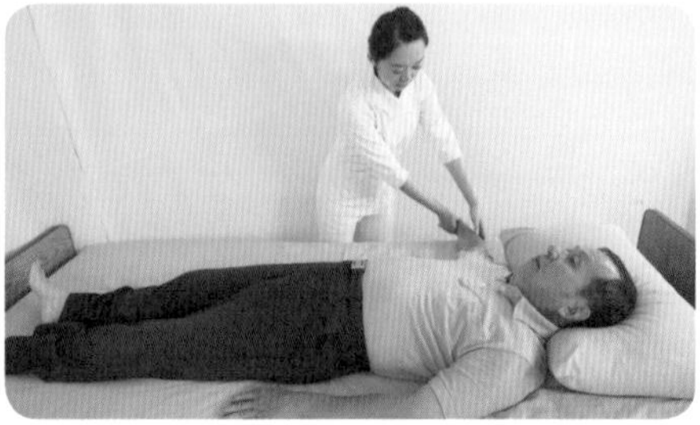

2. 照護者將右手拉直。

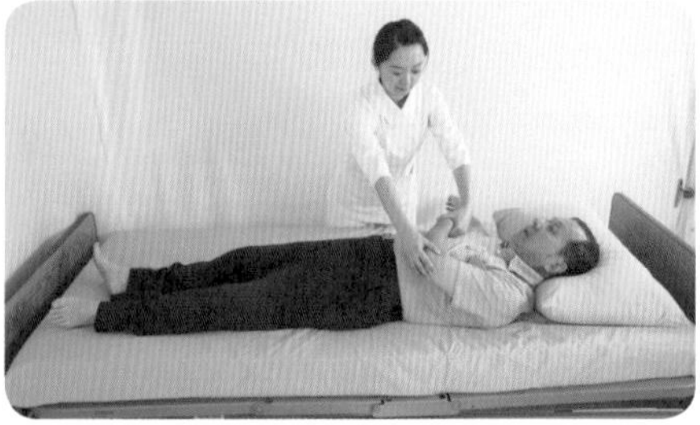

3. 將左手放在胸前，左腿放在右腿上方。

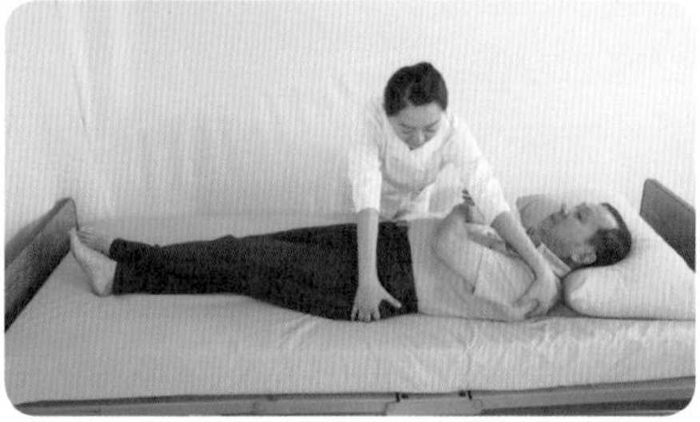

4. 照護者將雙手放在患者肩背部及臀部。

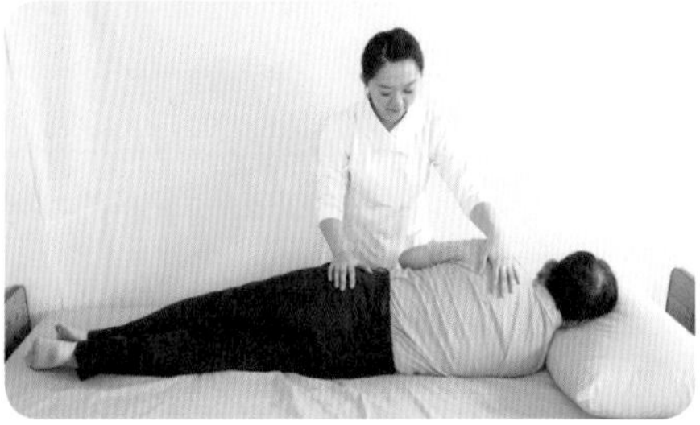

5. 往內側推呈側身狀。

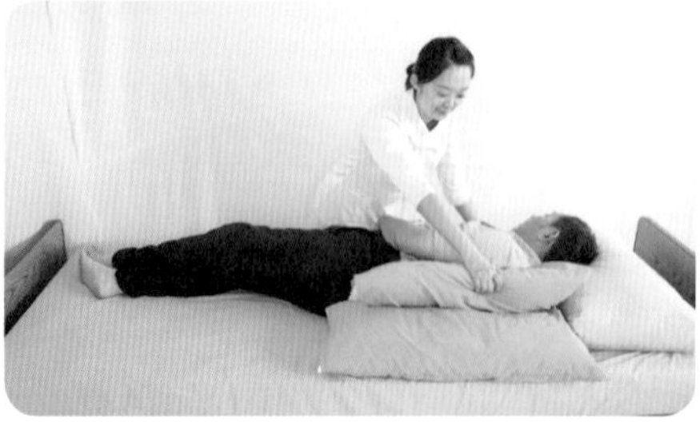

6. 在背部放置枕頭支撐。

褥瘡好發的部位

側躺

最大易受壓位置
股骨大轉子

預防處置
兩膝間夾枕頭，上下墊高，讓股骨大轉子懸空。

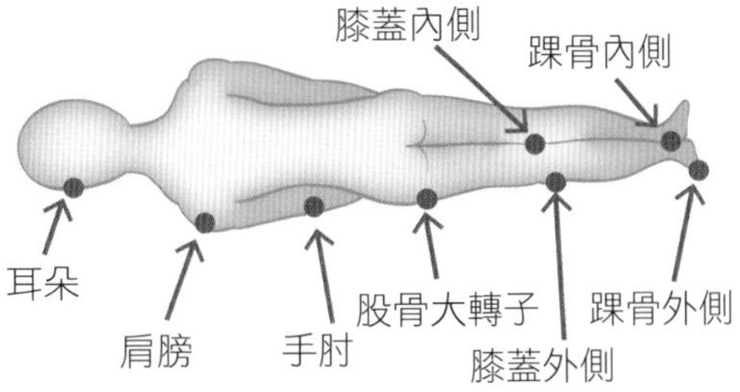

平躺

最大易受壓位置
薦椎骨

預防處置
背部及小腿下墊枕頭。

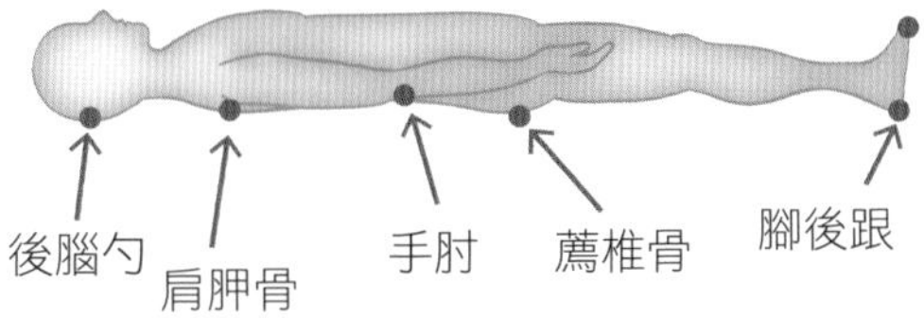

坐姿

最大易受壓位置
坐骨粗隆

預防處置
屁股應坐到底靠著椅背，維持穩定坐姿避免滑動，定期抬高臀部。

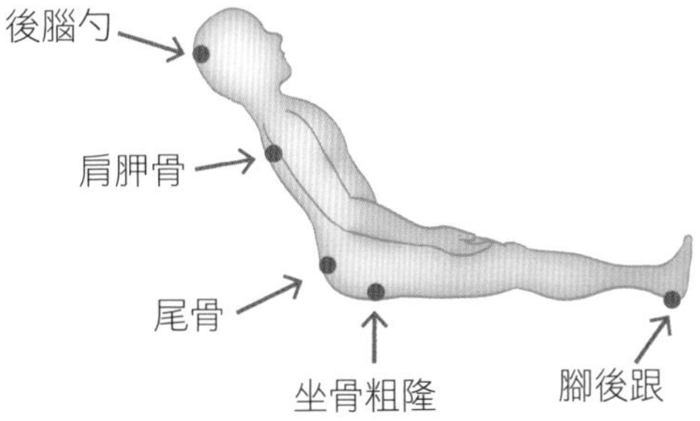

趴姿

最大易受壓位置
膝蓋

預防處置
以枕頭上下墊高，讓膝蓋懸空。

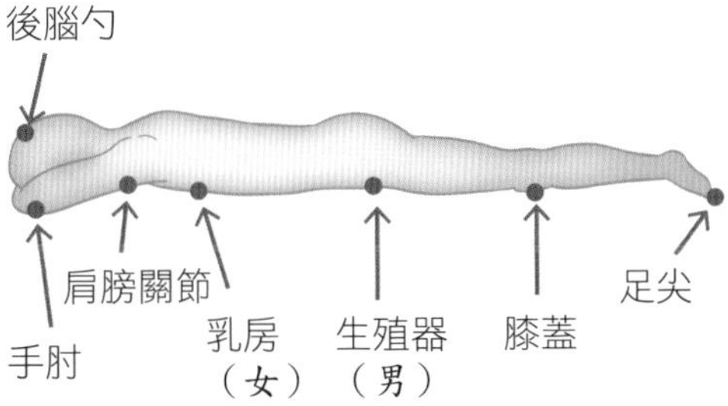

跌倒

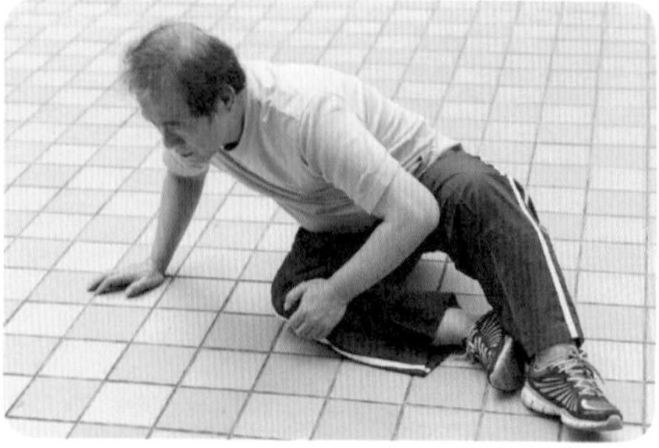

▲ 膝關節功能退化容易發生跌倒。

腦中風患者較容易跌倒，發生率和傷害率是一般同年齡層老年人兩倍以上。跌倒可能造成嚴重的傷害（例如：髖骨骨折、顱內出血），跌倒後患者因害怕再次跌倒，因而有活動力降低、依賴性增加的情形。

造成跌倒的因素很多，可分為內在因素和外在因素。內在因素為患者本身身體狀態導致：例如肌力不足，導致起身時腿力無法支撐體重而跌倒；或是耐力不足，若移動目標在50公尺外，但走到30公尺時就無力繼續行走而跌倒；或是平衡感不佳、協調性不佳、認知障礙而無法正確判斷是否可以跨越障礙物、視覺有障礙、服用藥物導致頭暈嗜睡等。

至於外在因素多與環境相關，包括：門檻太高、樓梯或斜坡太陡或過短、沒有扶手、通道堆放雜物、桌椅腳凸出、地板過於光滑、地毯過長、光線不良、廁所廚房濕滑等，都是造成跌倒的危險因子。此外，沒有使用適當的行動輔具，照護者沒有接受過適當的移位訓練，輪椅與床擺放的相對位置不佳等，都可能導致跌倒。

復健照顧

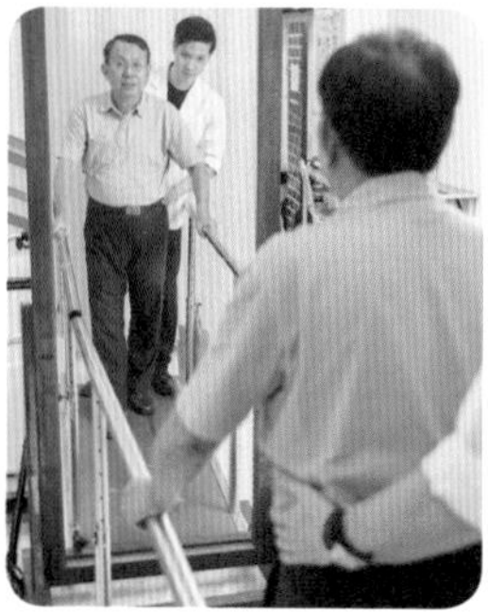

預防跌倒首重溝通，讓患者認知自身狀況、勿逞強行動，讓照護者瞭解跌倒的危險因素並加以改善。除了適當地復健訓練以加強患者的能力外，更要移除環境中的危險元素，並適當使用輔具，加強防跌設施，才能減少患者跌倒的風險（參閱第93、106、173頁）。

PART 3

居家生活照護

經過妥善的治療與照護，中風患者終於病情穩定並全力投入復健。復健是條漫長的路，需要病人極大的勇氣與信心，和家人全力的支持，才能面對各種挑戰。

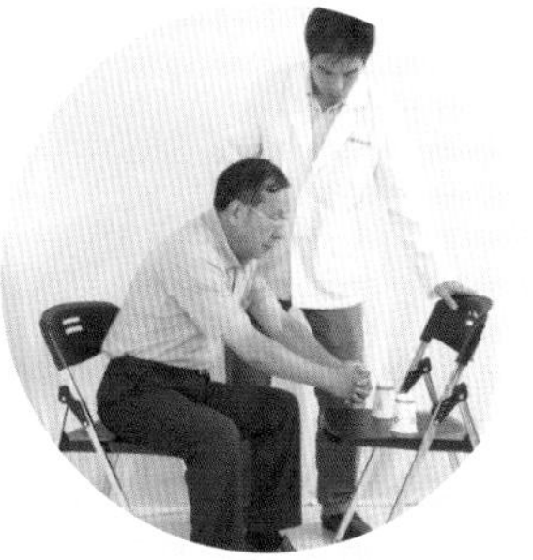

物理復健

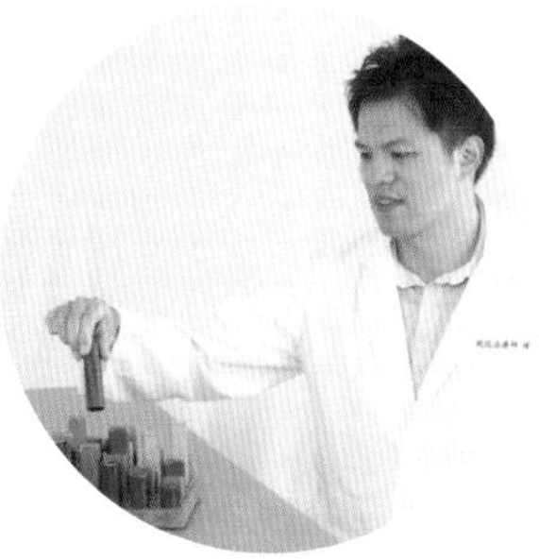

職能復健

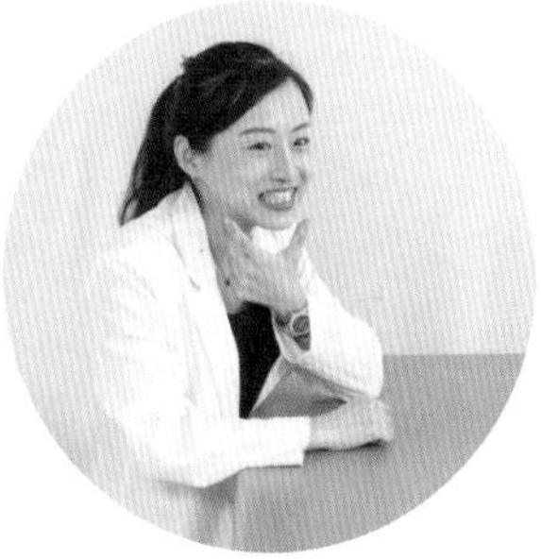

語言復健

3-1 如何照護最順手——出院前的準備

因為目前的健保制度沒有辦法讓病人長期住院做復健治療，所以當中風患者的病況逐漸穩定後，家屬們就要開始安排出院回家事宜，家中的準備工作很早就得開始。

由於家裡和醫院的環境有很大的差別，醫院中的專業人員也沒有辦法看到病人家中的問題，倘若舊問題沒有處理好，回家後又有新問題發生，此時就沒有專業諮詢者可提供意見。例如：醫院有無障礙措施，空間十分寬大、不易跌倒，又有適合輪椅行走的斜坡道，廁所有扶手及排水設施，但是一回家完全都不一樣了，這就是挑戰的開始。所以家中的輔具準備和無障礙空間規劃，在病人出院前就應該開始進行調整。

輔具的安排

◎ 輔具使用原則

選擇安全、舒適、促進患者功能的輔具為最重要的原則，其次再考慮價格與耐用性。怎麼才能維護安全呢？就是使用合適輔具，包括：輪椅、枴杖、踝足支架、移位腰帶、移位轉盤等等，視患者的狀況而選擇；病人步態不穩不能走就不要硬走；拿的枴杖必須要有足夠的支撐力；腳踝支架要能夠讓腳不會「馬蹄內翻足」，所以「安全」是選擇輔具的第一要項。

◎ 常用輔具介紹

輔具的種類，可分為生活輔具、行動輔具、移位輔具、擺位輔具、減壓輔具、護具及其他輔具。無論是哪一種類型的輔具，對患者的生活而言都具有非常重要的輔助功能。

生活輔具

防滑餐具組

中風患者單側肢體無力，無法一手扶穩碗、一手吃飯，防滑的設計讓吃飯更簡單，而湯匙的彎度設計，也使得即使患者手部動作的活動範圍較小，仍能方便舀取碗中的食物。

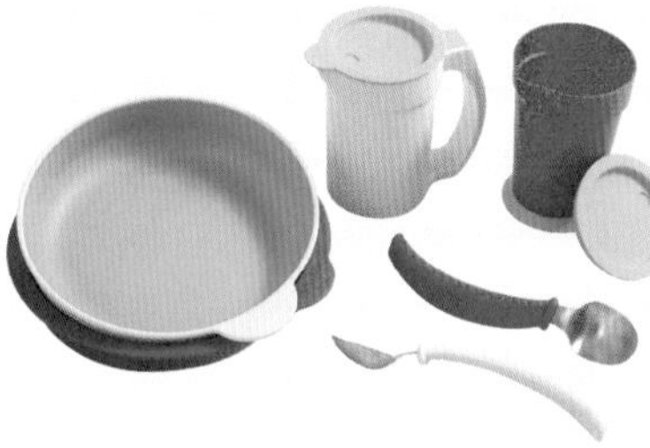

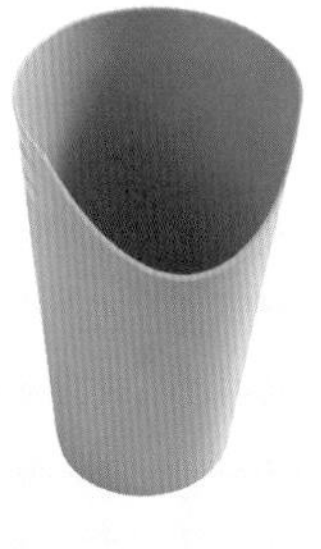

缺口杯

腦中風患者的吞嚥功能不佳，仰頭喝水常會增加嗆咳機會，為了讓病人不用刻意關閉氣道就可以喝水，使用缺口杯是最安全的。

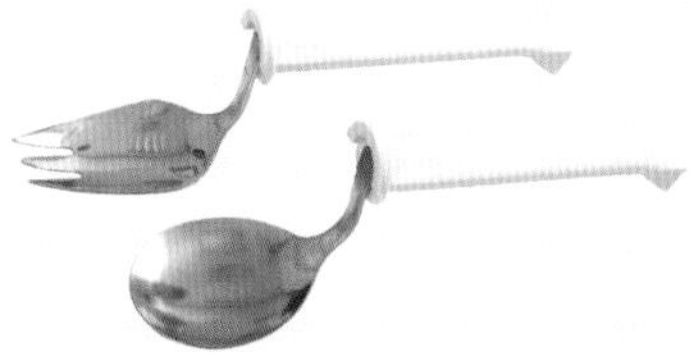

改良式湯匙

湯匙面可因重力呈現在最低點，使得即使手腕角度無法良好調整，仍能將食物停留在湯匙上。

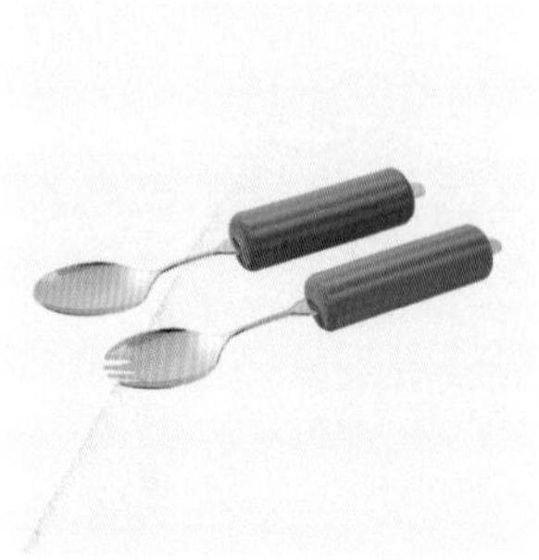

粗柄湯匙

腦中風患者的手部握力不足、協調性功能變差，對於一般湯匙沒辦法掌握得很好。粗柄湯匙的抓握面積較大，可以增加感覺輸入也比較好握。

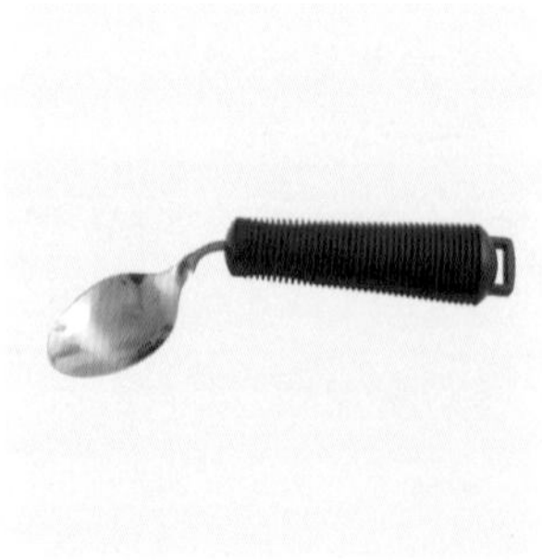

可彎式湯匙

當手部關節活動度受限，無法靈活將湯匙就口，可彎式湯匙可調整至適合的角度，讓吃飯更容易。

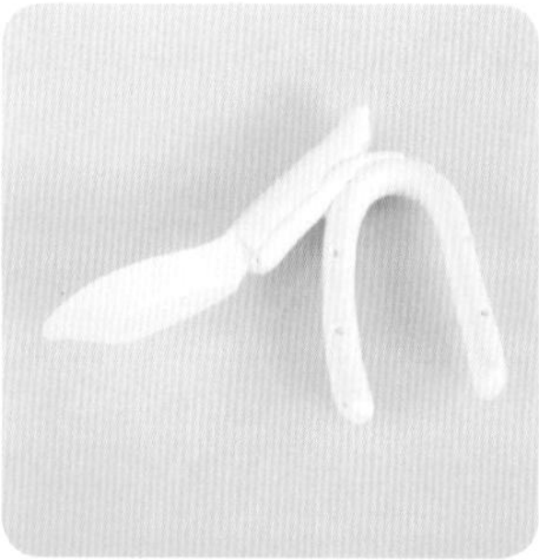

改良式湯匙

手部無法做抓握者，仍能利用這種輔具將湯匙固定在手掌上，而自行進食。

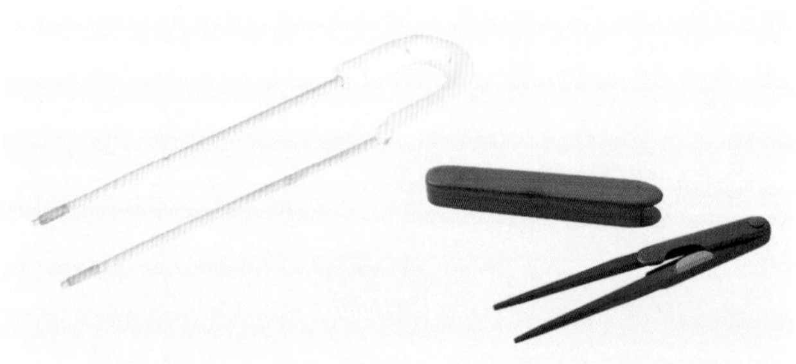

改良式夾式筷子

可減少手部控制的要求，方便做夾取動作。

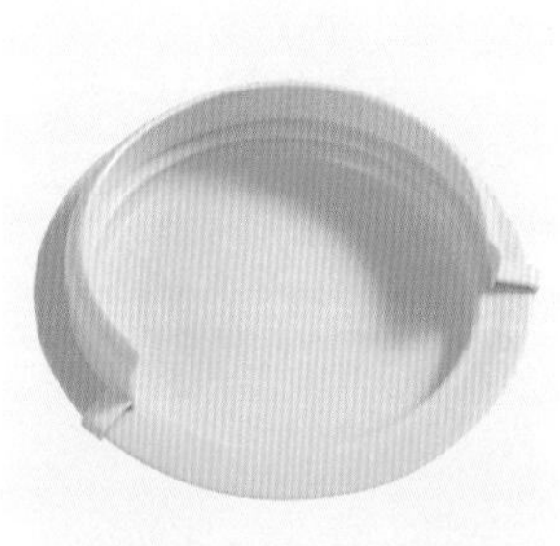

餐盤框

手部控制能力不佳時，易將盤中食物推出餐盤外，可用餐盤框作為輔助舀起食物及防止食物掉到盤外的工具。

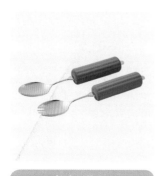

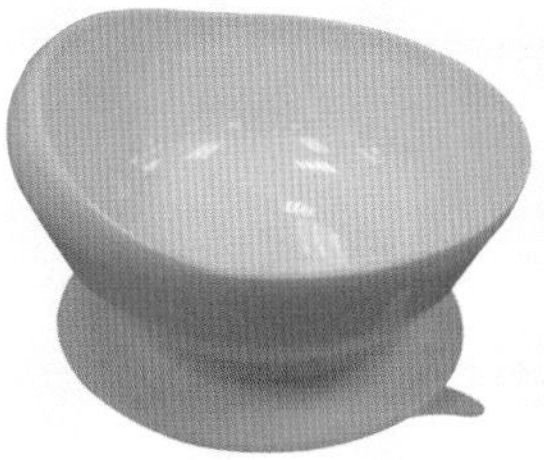

弧形碗

碗底面附有止滑吸盤，可以固定在桌面上，還有碗內稍具深度，碗口邊緣特殊內凹弧度設計，可將食物導引入湯匙內，預防食物潑灑出碗外。

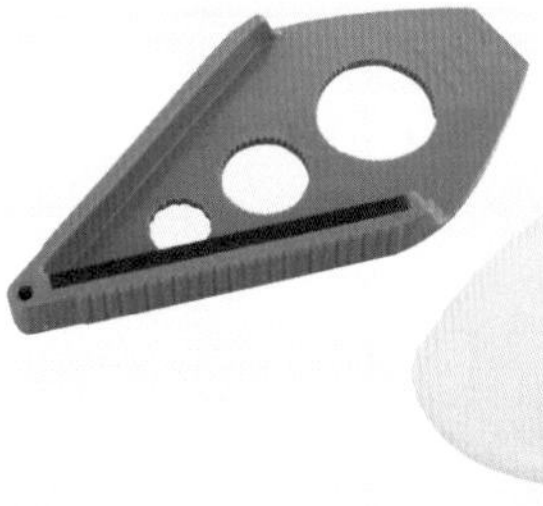

多用途開瓶器

可輕鬆開啟寶特瓶、易開罐，可以省力，並避免關節及韌帶的傷害。

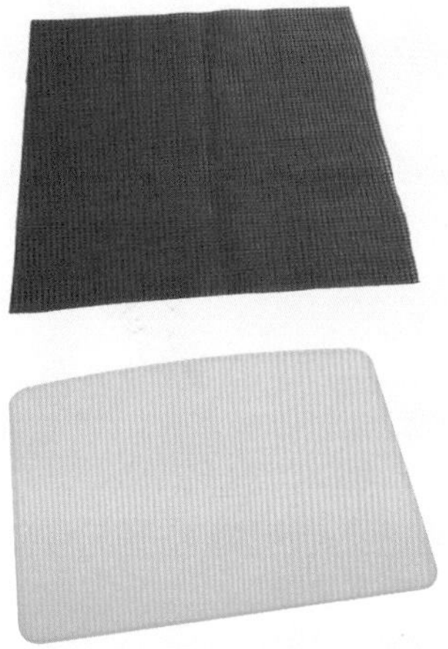

防滑墊

適合中風單側偏癱者，因一手操作時無法由另一手扶持固定，所需各式協助固定功能之餐具。

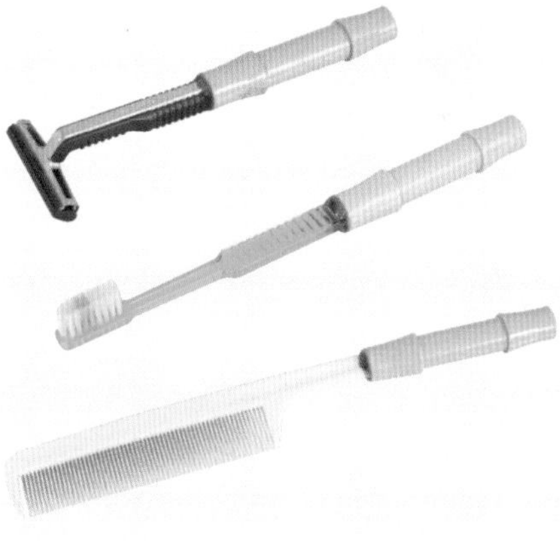

加粗握柄

手部握力不足，對於一般用具無法掌握得很好，將握柄加粗，可將物品握得更好。

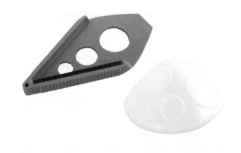

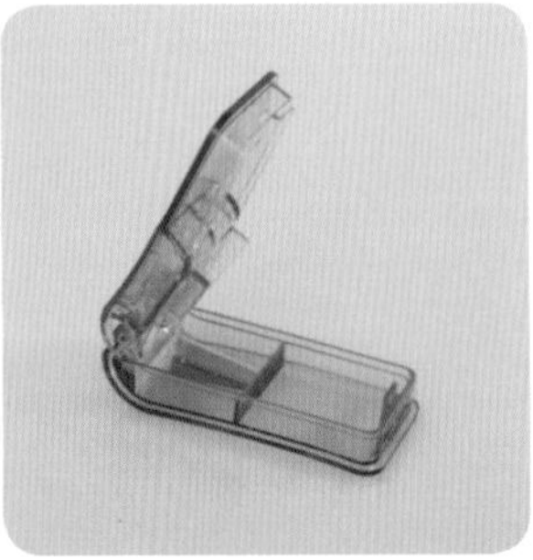

切藥器

徒手將藥物剝半很困難，而用切藥器可節省許多功夫，且將藥物更準確地分成兩半。

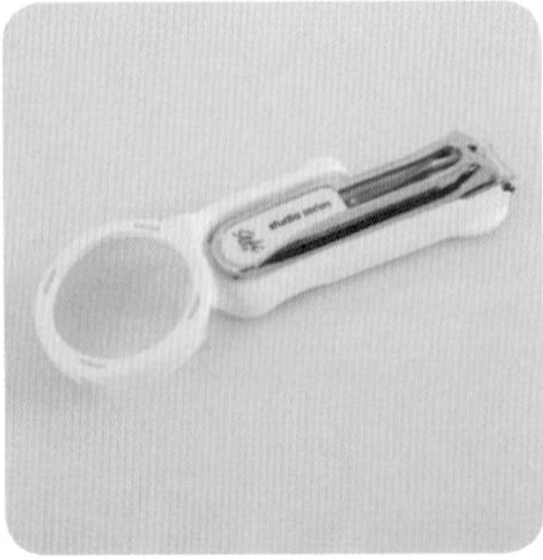

改良式指甲剪

放大鏡的設計，使得剪指甲更安全。

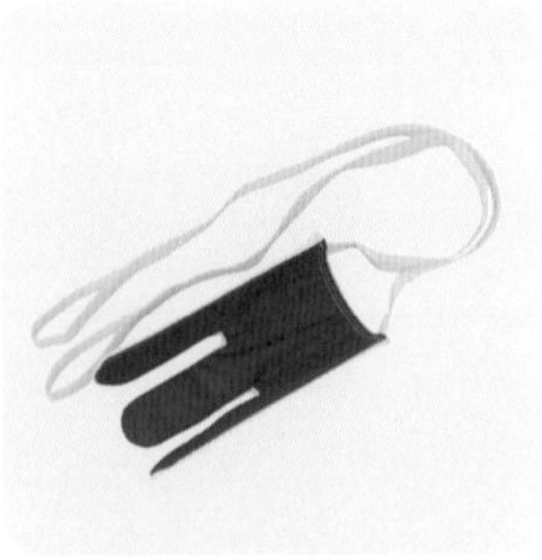

穿襪器

將襪子套於前方半桶上，不須彎腰，直接手拉兩白繩，腳穿過半桶，襪子便能順利穿好，適合平衡不佳或是無法彎腰穿襪者。

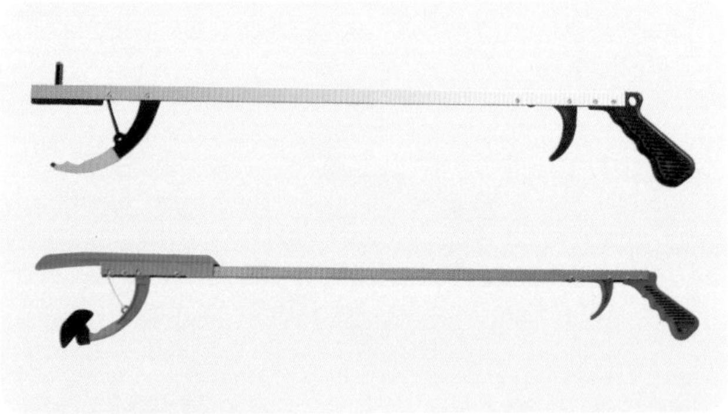

長柄取物夾

長柄的設計，使得行動不便者能不必彎腰即可撿起地上的物品，減少移動的距離即可取得用品。

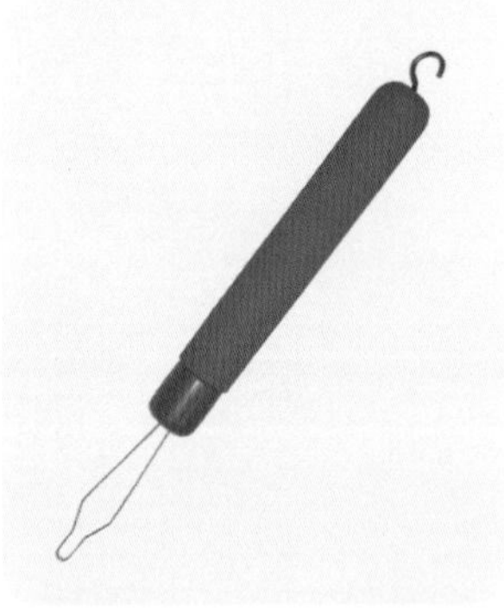

穿鈕扣器

對於手部功能不佳、無法做精細動作者，只需將穿鈕扣器穿過鈕扣對側的洞，並套住鈕扣往回拉，就能輕鬆完成扣鈕扣的動作。

行動輔具

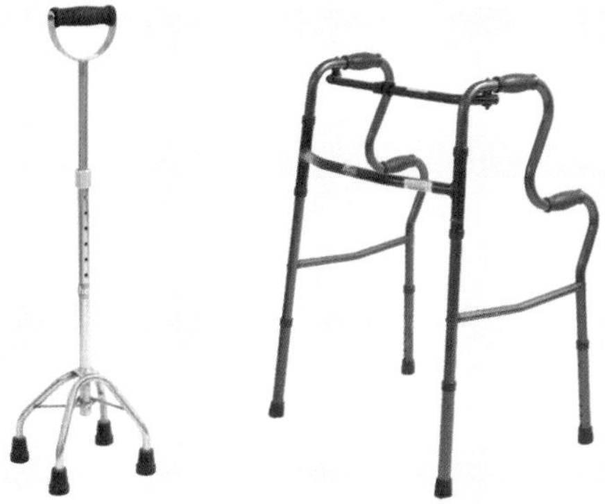

枴杖、二階助行器

可增進患者移位時的安全性及行走時之穩定性。例如：左腳無力者在右手持用枴杖讓右腳支持面大，重心會比較穩。對輕度癱瘓者，二階助行器除能協助行走，也能作為移位和四肢肌力訓練的工具。

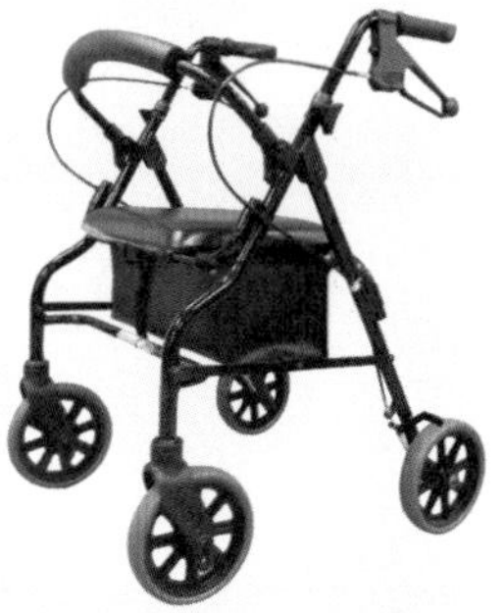

附輪式助步車

附休息座椅，適用於耐力不佳、又需走長距離之患者。

輪椅、桌面

輪椅方便患者移位與行動，合適的輪椅應該有一個桌面，可提供患者上肢的支撐，因為有些患者患側肩膀半脫位，如果任它垂吊，關節囊或肌腱會拉傷；患者吃飯時也可以運用這個桌面。

此外，部分左側肢體無力的患者會伴有半側忽略，對左半空間感覺異常，左側肢體常被患者自然忽視，只有擺在桌面讓患者看見，作為視覺回饋，才能讓患者實際感受到肢體的存在感，促進肢體功能恢復。建議購買輪椅前，先請教專業人員，應試坐，多比較，並以患者的活動能力選擇合適的輪椅。

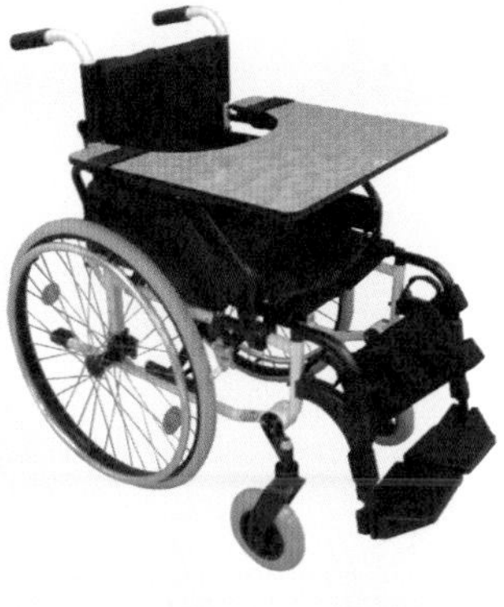

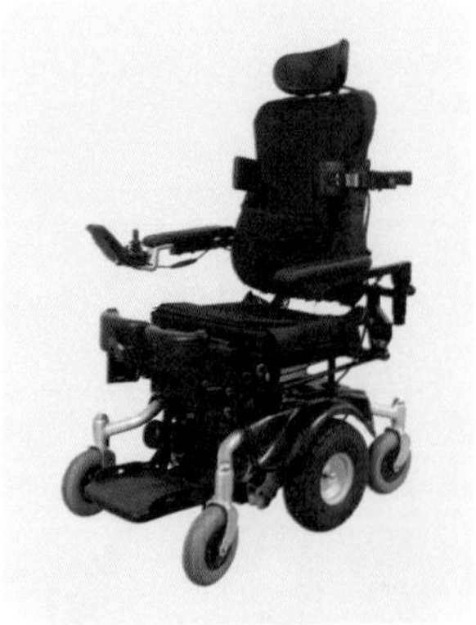

電動輪椅

電動輪椅是行動輔具中的一種，當中風病人無法有效率的行走且無法自行以好側邊的肢體操作輪椅時，即可考慮以電動輪椅來代步。雖然電動輪椅可以增加移動能力，但使用前必須考慮個案的認知能力、視覺能力、反應能力等，避免在操作過程中導致自身或其他人的傷害。因此，中風病人是否適合使用電動輪椅，需要經過專業的醫師及物理治療師、職能治療師評估，才能知道個案是否適用。

行動安全輔具

新科技電動輪椅操作

←掃我看影片

住院期間的復健與返家後的復健有什麼不同？

中風復健的終極目標是要能恢復中風前的能力與生活方式，欲到達此目標須分別回復在家中生活的能力、在社區中生活的能力，以及回到職場工作的能力。住院期間的復健可視為返家的橋樑，因此會特別著重在行動能力與家屬照護能力的指導。一旦確認患者與家屬有返家生活及返院接受後續復健的能力，便應儘速返家，避免住院常見的院內感染症、並減少生心理依賴。若經過一定期間的住院復健，仍無法順利返家者，則應轉至長照機構。返家後之門診復健首重強化一般日常生活能力的恢復，以逐步脫離對照護者的依賴，此後再逐漸加強患者社區參與及回歸職場的能力。當患者的復健進程已達極限，即可停止復健，並以輔具、科技、環境改造等方式，彌補無法百分之百回復中風前能力的缺口。

踝足支架

中風的患者會有「馬蹄內翻足」現象，穿上踝足支架可維持踝關節於正中位，同時維持踝關節穩定度及抑制不正常蹠屈張力，增加患者行走時的安全性；它可和矯正鞋具合用，可改善步態和減少跌倒發生。

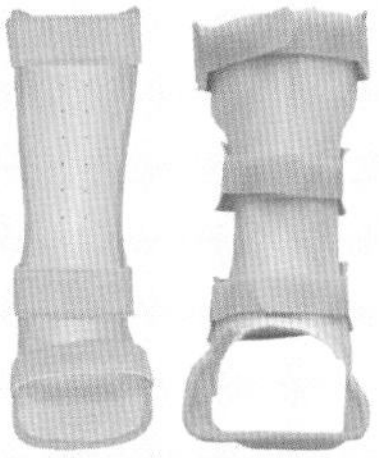

踝足支架（低溫塑型）

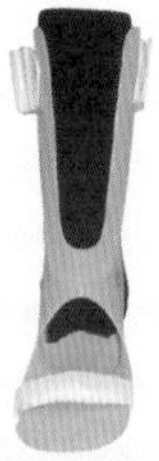

踝足支架（高溫塑型）

矯正鞋具

包含矯正包鞋、矯正涼鞋；合適的鞋具可增加步行時的安全性及舒適性。其中，較硬的鞋腰可避免距骨下關節外翻；堅硬的鞋跟可提升後足部及中足部的穩定性。

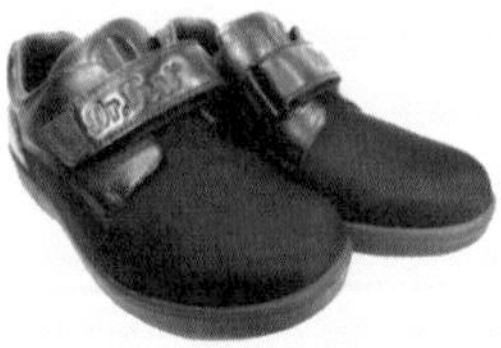

矯正包鞋

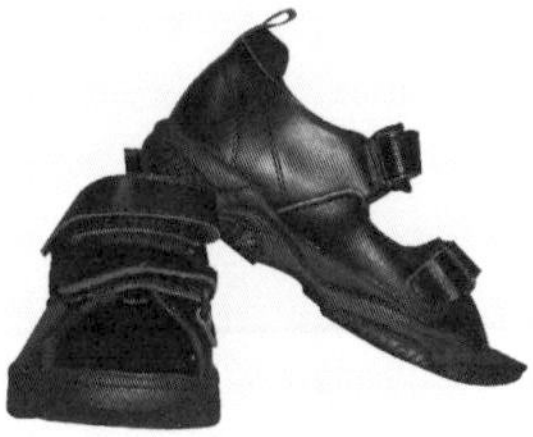

矯正涼鞋

電動代步車

可協助患者外出購物、旅遊、遠行。坊間甚至有輕便型電動代步車，可折疊、收納在箱子裡，出門旅行攜帶方便。

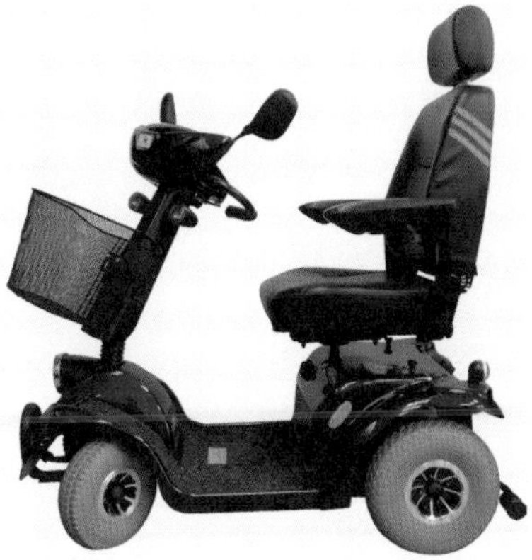

移位輔具

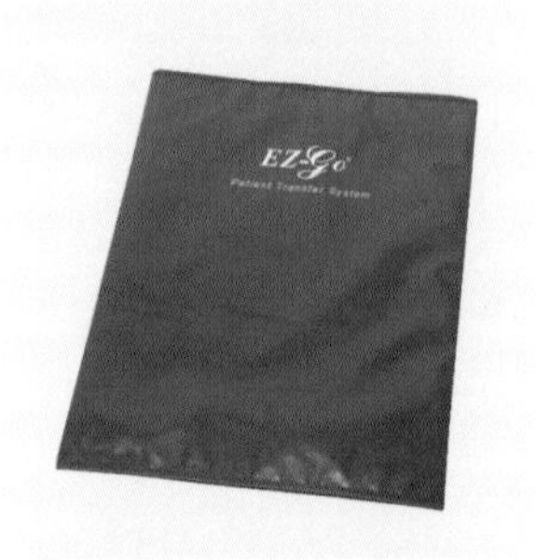

移位滑板

其原理是利用特殊材質的尼龍布表面，產生履帶般平滑滾動的移位效果，讓照護者可以輕鬆且平穩地將患者安全轉位。

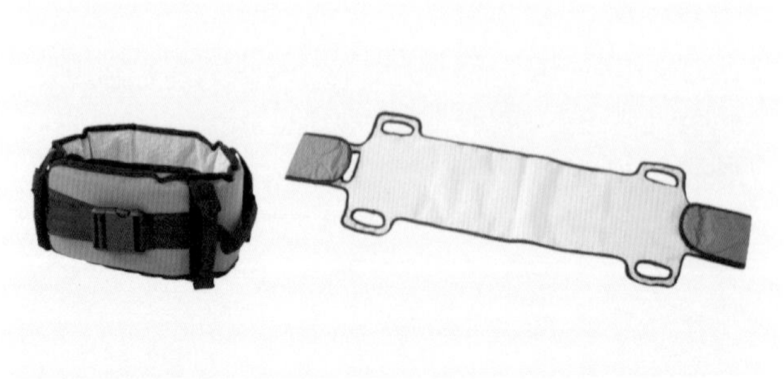

移位腰帶、照護翻身帶

移動病人時，移位腰帶提供數個穩固之抓握處，在轉位或步行時照護者可於不同角度站住輕易抓住患者，以保護患者安全；尤其是體重過重或行動力較差的患者，常在移位時不小心跌倒，所以移位腰帶有其必要性。

此外，移位腰帶亦可增加對病人腰部的支撐，減少移位時之不適感。照護翻身帶則是讓臥床的患者，可以定時翻身變換姿勢，以避免產生褥瘡。

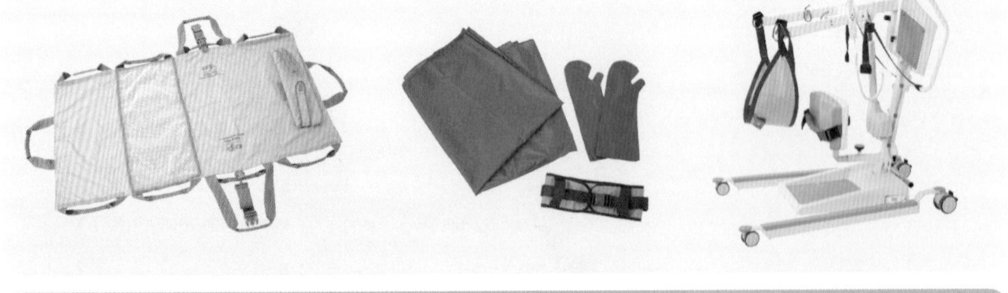

多功能轉位滑墊、隨身照護包、移位機

可輕鬆又省力的搬動行動不便的患者，不會造成扭傷、關節疼痛、背痛、甚至跌倒等意外發生。

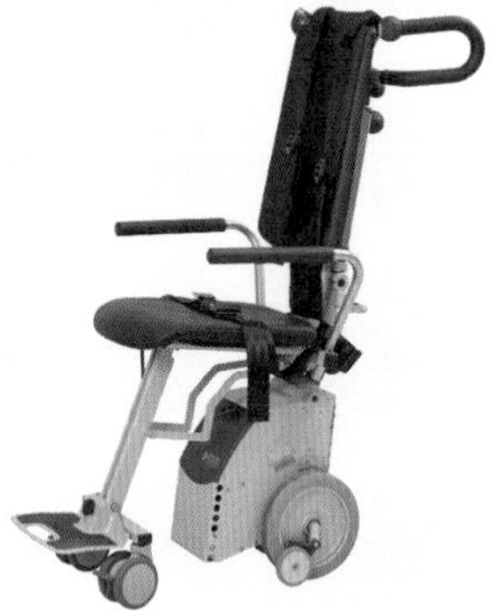

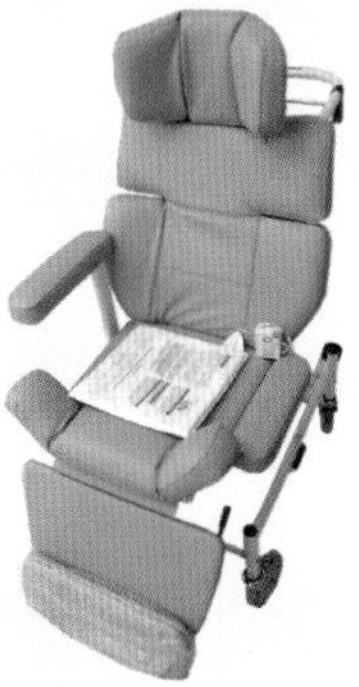

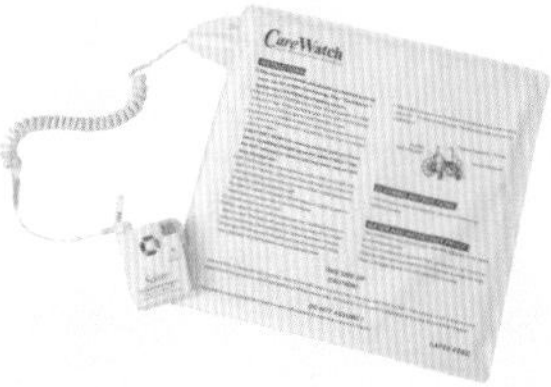

電動爬梯椅

針對居住二樓以上無電梯的重度失能患者上下樓梯的協助。具有符合人體工學設計，能調整高度、爬梯速度及自動剎車等功能。

離位警報器

適合下肢失能、坐立在椅面容易跌倒的患者，以及在床位容易離位的患者，可以放置於床單、椅面，以預防患者離位跌倒的安全照護輔具。具有自動設定音量、節拍等功能，以防水材質方便清潔擦拭較優。

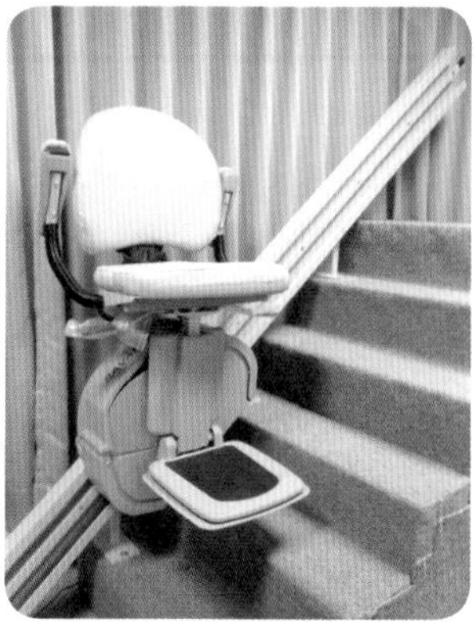

樓梯升降椅

針對居住在二樓以上、無電梯的輕度失能患者，提供安全上下樓梯的協助。

壓力感測床墊

對於無法移動的病人，長期沒有移動容易有壓瘡，壓力感測床墊可以對於過長時間沒有移動而發出警示，提醒翻身，避免產生壓瘡。

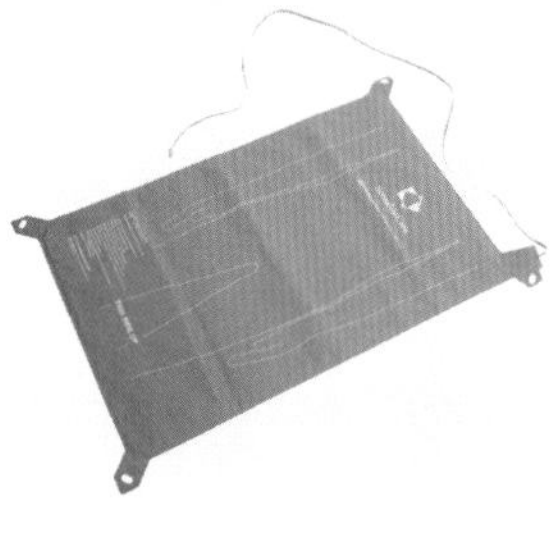

轉位盤

採圓形設計的轉位盤有利患者輕鬆旋轉軀幹，在使用輪椅、床上甚至是進出汽車時移位方便，讓照護者更輕鬆、省力。

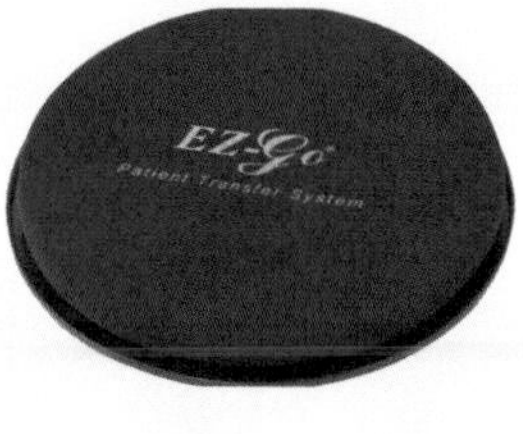

※移位輔具資料來源取自：《失能安全照護全書》原水文化出版。

擺位輔具

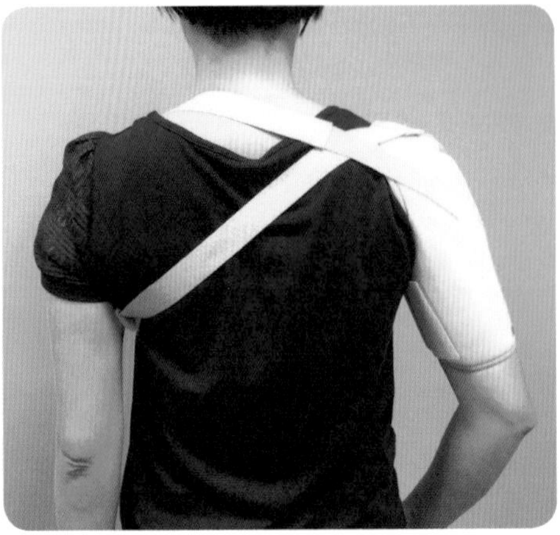

肩外展護套

患側上肢無力時，肩膀會垂吊下來。肩外展的護套可以保護肩關節，穩定肩關節於軀幹、避免因肌肉無力造成肩關節的半脫位，而導致軟組織傷害。

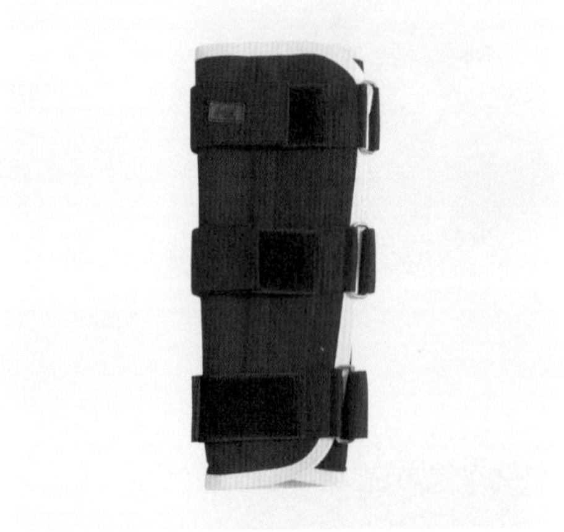

關節矯正副木

即關節支撐架。大關節（如手肘、膝蓋）有僵硬或攣縮的情形，就可以使用關節支撐架將其拉直。

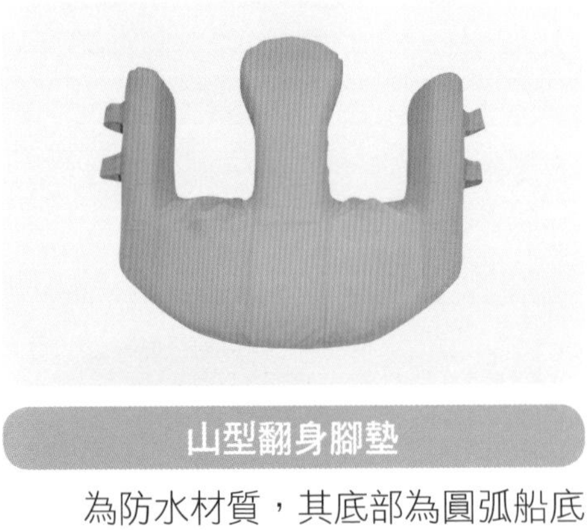

山型翻身腳墊

為防水材質，其底部為圓弧船底形狀，使照護者可較輕鬆地幫助患者擺位及翻身。此外，中央前端圓型突出的部分，可利於患者在側躺時，固定其上方的腿部姿勢。

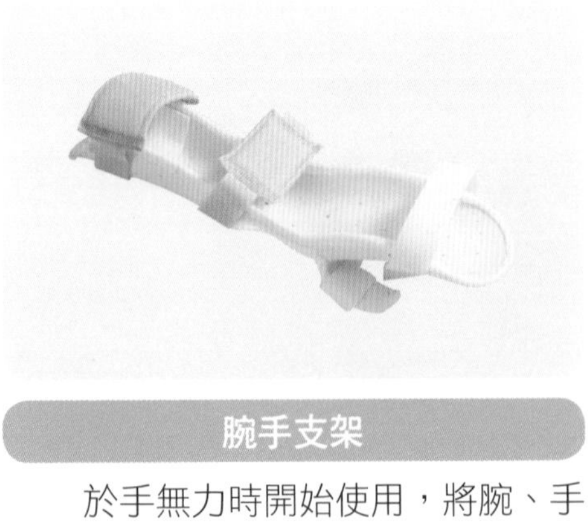

腕手支架

於手無力時開始使用，將腕、手部關節置於功能性姿勢；若有上肢痙攣也要穿戴減痙型支架，避免關節進一步攣縮；當手腕與手指有較多的自主動作時，即可停止穿戴。

減壓輔具

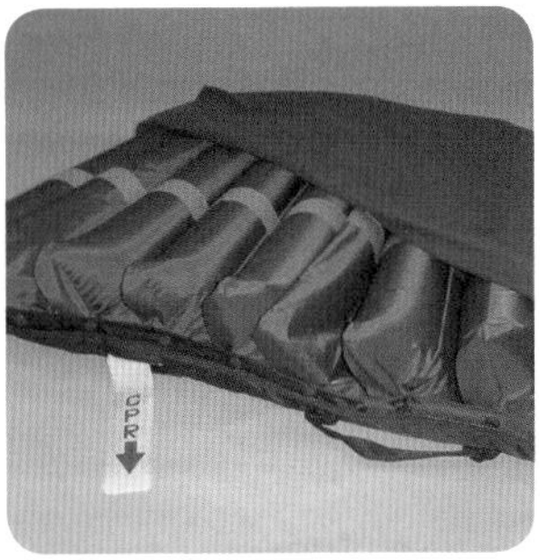

氣墊床

交替減壓氣墊床是由床墊及幫浦所構成，床墊的形式通常由多個單一床管所組成，藉由幫浦在各床管之間以交替充氣的方式，讓與氣墊床接觸的皮膚能輪流降低壓力，以避免褥瘡發生。

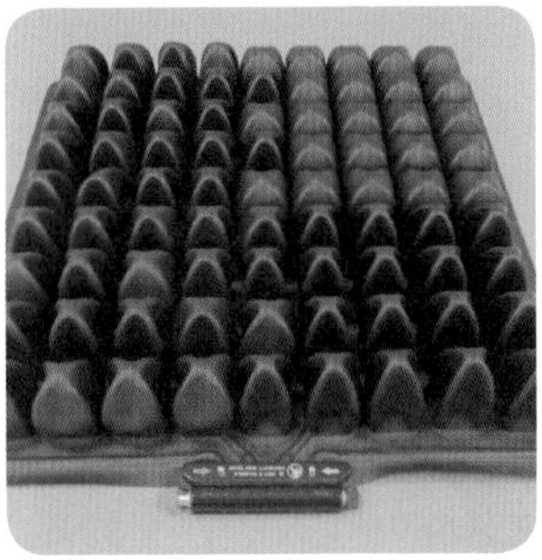

輪椅座墊

市售輪椅座墊種類繁多，有不同材質、造型、結構的設計（如：連通管氣囊氣墊座，固／液態凝膠坐墊等），這些座墊產品所強調的功能，大致包含：提供穩定的支撐面、降低座面平均壓力（避免受壓集中，減少皮膚摩擦緩衝剪力等）。輪椅座墊的減壓原理，通常是藉由座墊受壓時的形變，以增加與身體接觸的承重面積；讓原本的體重得以重新分佈在一個較大的支撐面，以降低座面的平均壓力。

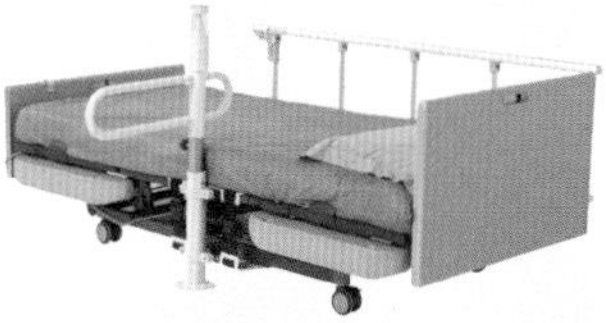

電動床

電動床有電動馬達的控制機能，大致上又分為「單馬達」、「雙馬達」及「三馬達」共三種，具有下列功能：

- 調整床板角度，方便病人坐起與躺下，例如：升高、降低床頭（背部）或床尾（膝部）。
- 調整床面的離地高度，方便照顧者進行照護。
- 活動式的雙側護欄，增加臥床、翻身、坐起或站起的安全性，避免臥床患者跌落。嚴重行動不便的患者，不建議一直平躺，每天至少需坐起一些時間，建議與氣墊床一起使用，減輕或分散皮膚壓力，減少發生褥瘡風險。

護具及其他輔具

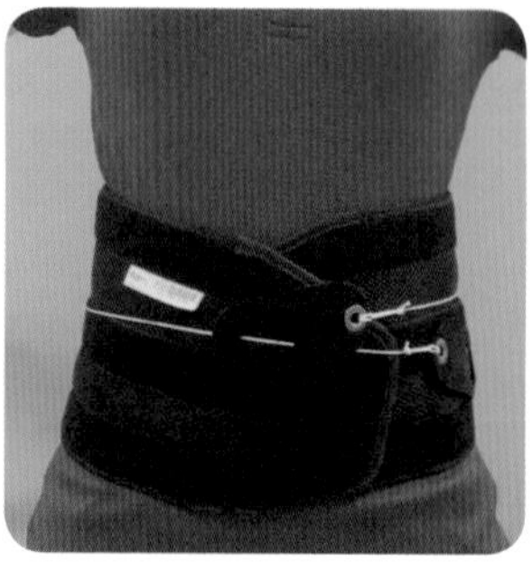

拉軸式護腰

利用腰間拉環滑軸特殊之力學設計可輕鬆配戴牽引，背板服貼合身，可隨脊柱曲度支撐背部，並利用拉軸方式提供老年人或手部較無力患者輕鬆使用。

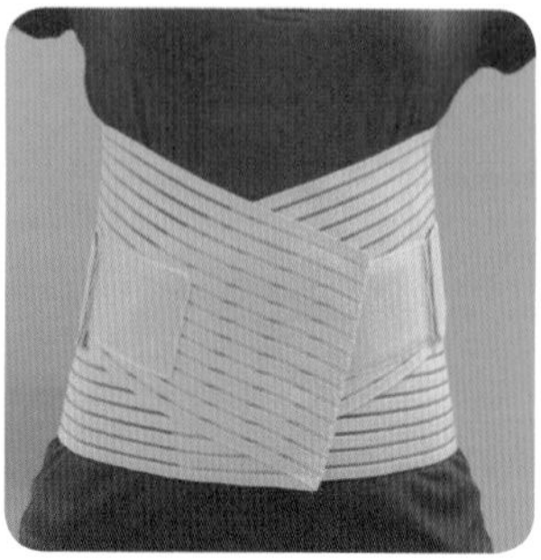

一般護腰

利用背架內所含的支撐物來協助脊椎分散身體承受的重量，提醒患者正確姿勢，有穩定脊椎、降低關節內部壓力與減少疼痛的效果。

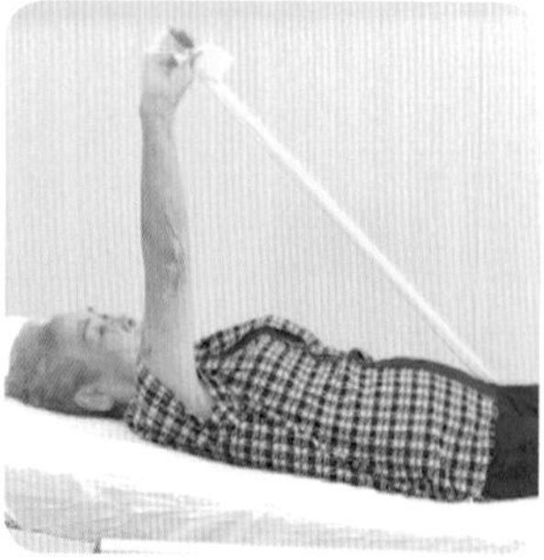

彈力帶

藉由閉鏈式運動強化無力側肢體肌力、肌耐力和關節本體感覺，只要使用得當，是個安全不占空間且療效顯著的運動訓練方法。

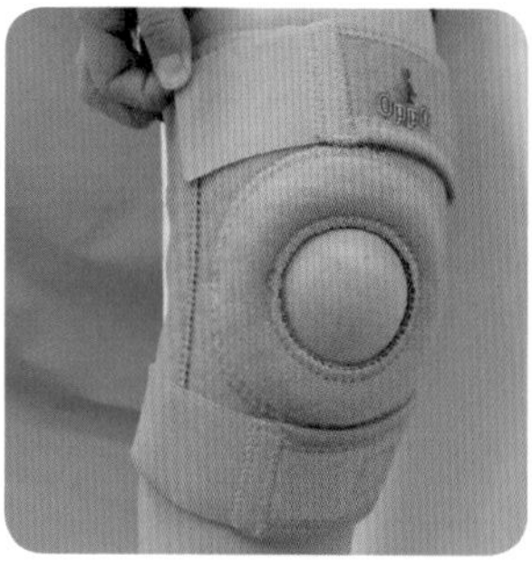

護膝

主要功能為支撐、保護膝關節周圍的軟組織及肌肉，可減輕膝關節組織之壓力、增加膝關節穩定性，並維持髕骨之正常位置，特別是患者因單側肢體無力，而把身體重量移至有力側時更要使用護膝。

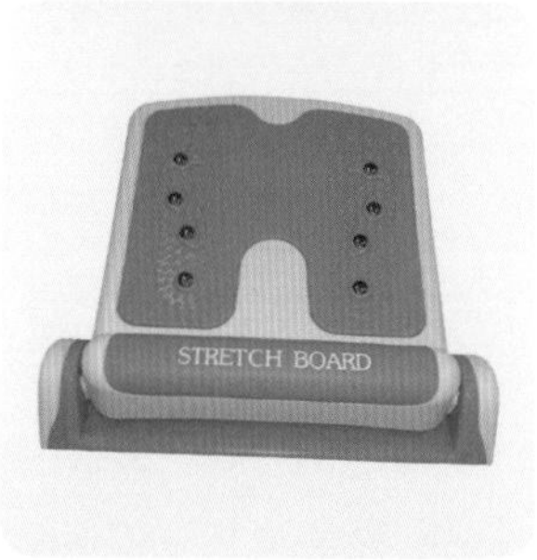

拉筋板

中風患者可利用拉筋板使小腿後方的肌肉能有效伸展，並改善馬蹄內翻足，建議與踝足支架一起使用效果更好。也因增加踝足關節之本體感覺輸入，對有肢體感覺異常的患者，會有較好的行動感覺。

電刺激器

藉由電流刺激患者無力側的上、下肢肌肉，誘發肌肉收縮、肢體產生動作，減緩肌肉萎縮、強化肌力、降低疼痛和減低拮抗肌痙攣性的作用，這類儀器需要有復健科醫師或物理治療師協助。另外電刺激器也可做記憶訓練。

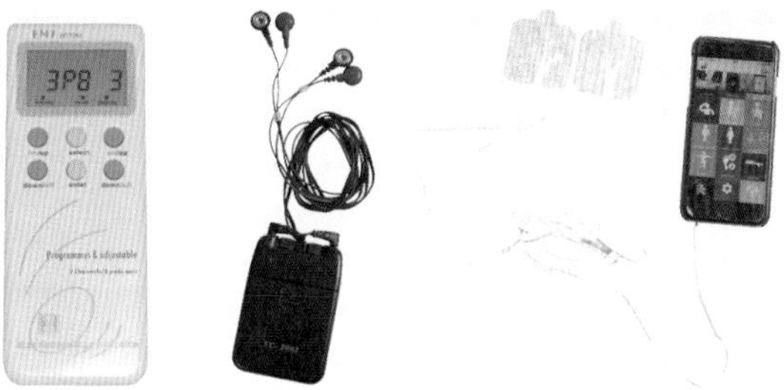

環境控制輔具

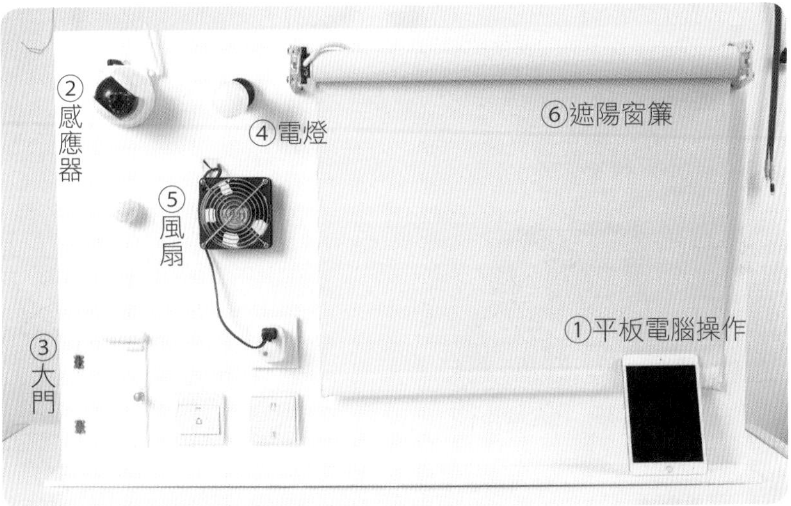

環境控制系統(Environmental Control System)

①經由平板電腦控制操作　②透過裝置感應器　③回到住宅進入大門
④室內電燈自動開啟　⑤風扇啟動　⑥遮陽窗簾自動拉下

環境控制輔具是指藉由輸入裝置（如平板電腦、智慧型手機等）透過無線傳播資訊與物聯網（Internet of Thing, IoT）技術，來操作環境中的各項設備，居家中常見的有窗簾、電燈、電扇、電視、冷氣等，用來幫助行動不便之身心障礙者減少因移位所造成的危險。

無障礙空間的規劃

中風後患者因單側無力，大多有平衡、步態及協調方面的問題，居家的無障礙空間改造就顯得特別重要；消極的目標在預防患者跌倒或其它傷害，積極的目標則是建構一個友善的居家環境，讓患者「居無礙」，不僅能促進功能恢復，也可增加患者照護與生活的品質。

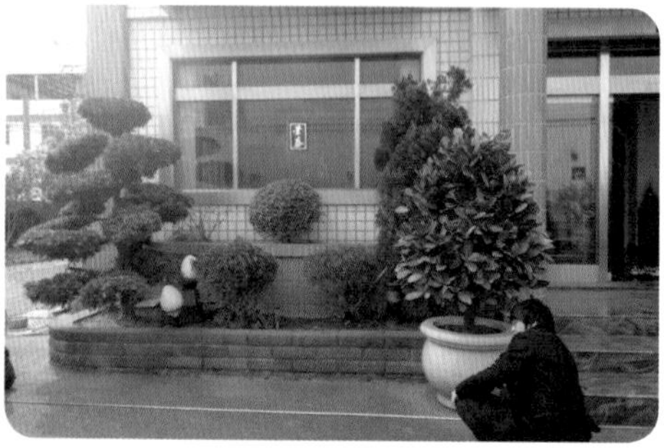

斜坡道改造評估

主要考慮輪椅乘坐者移動之安全與便利性，地面應平整、堅固、防滑，且淨寬需90公分以上，且坡度（高度與水平長度之比）不得大於1/12。

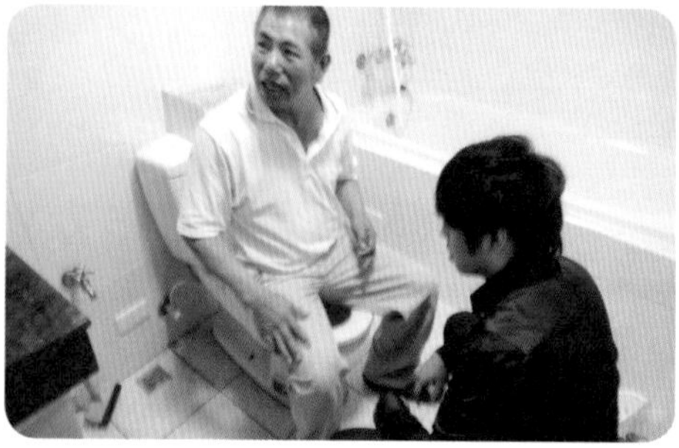

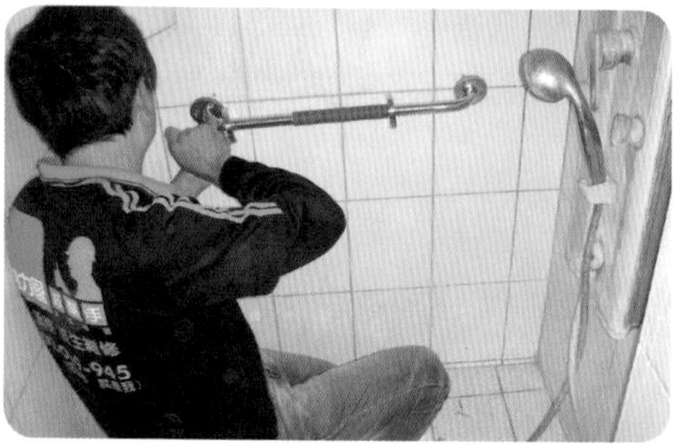

浴廁改造評估

浴廁是中風患者經常發生跌倒的地點，因此浴廁環境改善對患者相對重要，改造項目包含：手拉門改善為水平拉門、浴廁地面加裝止滑設施、加裝座廁增高器（坐在座廁時，雙腳應該到地，髖與膝應大約成90度）、浴廁門口寬度須加寬至80公分以上等。

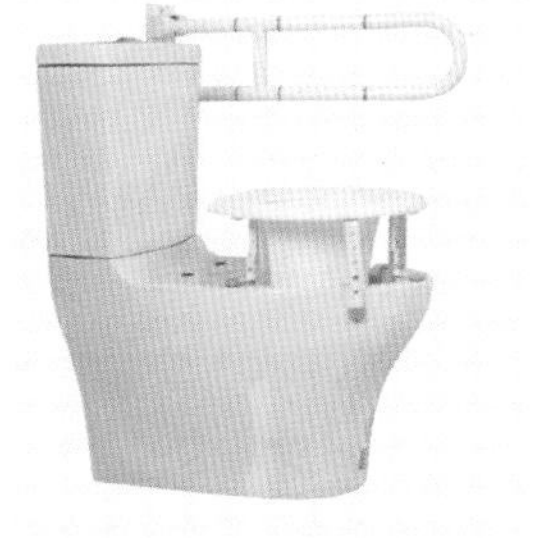

防跌扶手

若患者仍能行走，在活動動線或空間應適當地加裝扶手，特別是浴廁，以確保如廁時安全。扶手有水平、垂直或L型等型式，家屬在選擇、安裝時應考慮患者本身習慣的操作方式、站姿與坐姿時的需求，並建議安裝在患者健側邊，才能有效使用及達到預期的效果。

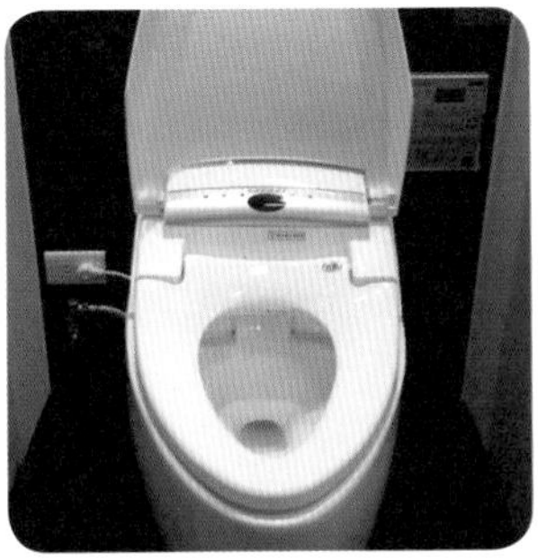

免治馬桶

利用溫水局部清洗，可協助清潔、促進排便，並降低患者在清潔時的跌倒機率，增加其安全性。

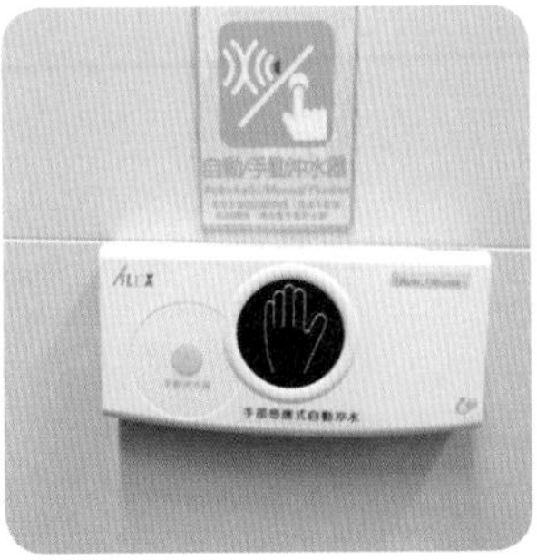

改良側面壓按沖水裝置

若轉身按壓抽水馬桶有困難，可採用「改良側面壓按沖水裝置」。

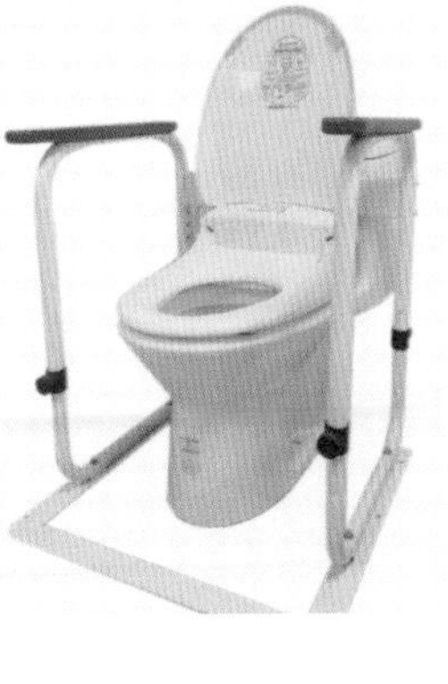

馬桶支撐座

對於下肢無力或有膝部疼痛或關節炎的患者，馬桶旁邊必要時也可加裝支撐座、馬桶增高器或電動協助起立式馬桶，可協助患者移位或減緩起身時關節受力，讓患者起身更加輕鬆容易。

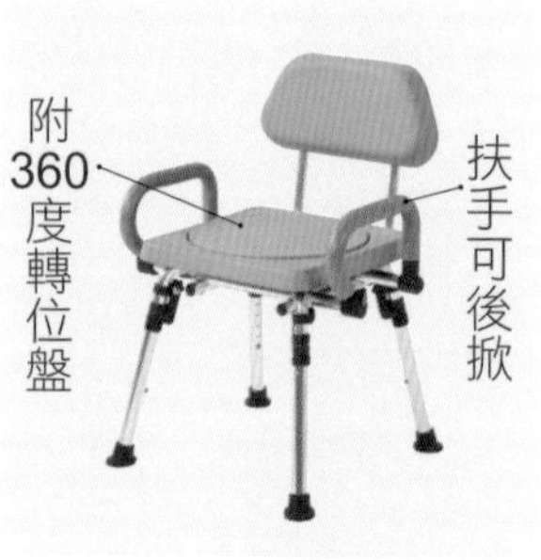

洗澡椅

協助無法站立的患者可以坐著安全淋浴。座椅能依照患者身高調至合適的高度，還有扶手可以往後掀，方便患者平行移入，椅腳部分以止滑係數高的橡膠材質較優。當照顧者力量不夠時，可藉由椅面的360度轉位盤，進行病人旋轉移位。

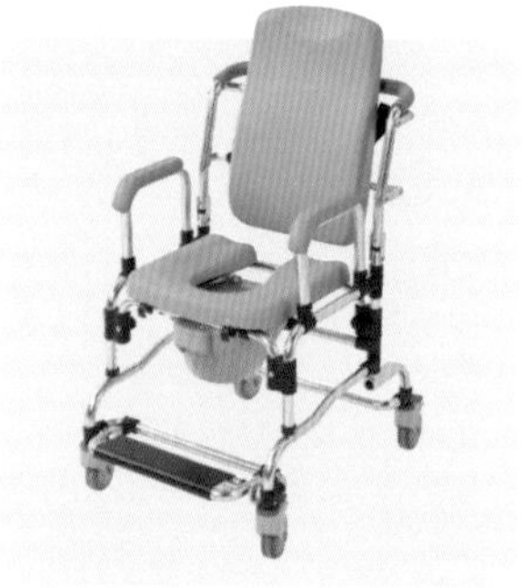

帶輪式洗澡便盆椅

方便患者於洗澡或如廁時使用，可減少轉位至浴缸或馬桶時之意外傷害；附有輪子的設計亦可減輕照護者移行患者的負擔。

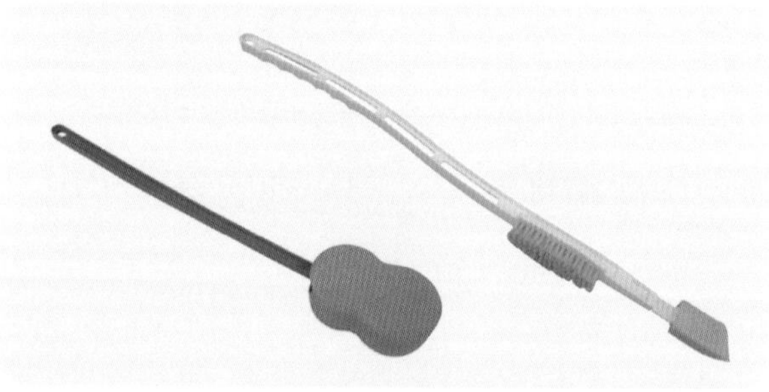

長柄刷或泡棉

針對上肢關節活動受限之患者，不易自行清洗到背部，或下肢抬起困難或無法彎腰者，不易清洗到腳部，皆可使用。

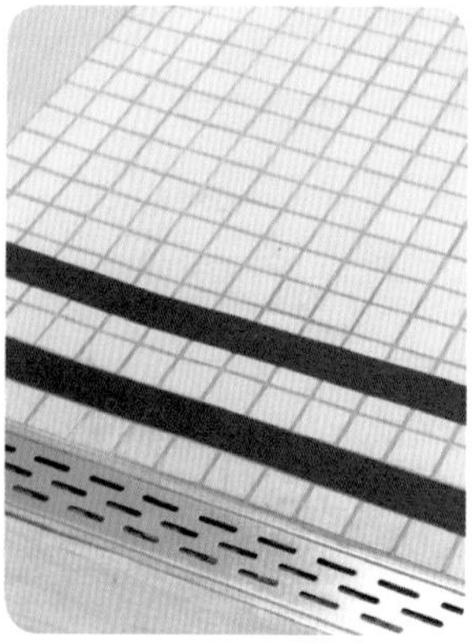

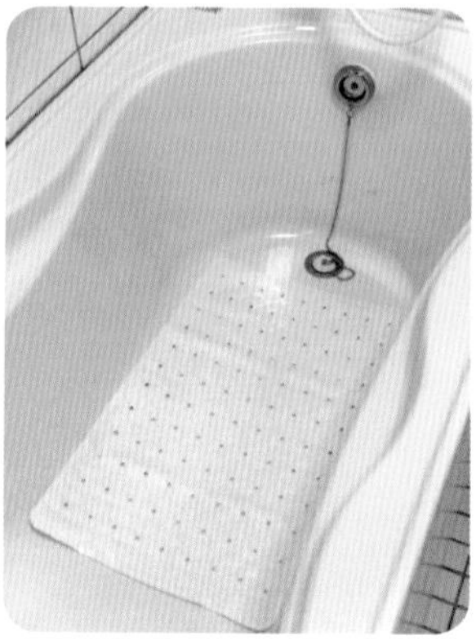

浴缸、地面防滑設施

浴廁內應盡量避免患者以站姿淋浴，地面除了使用止滑地磚外，亦可使用止滑條，浴缸可放置整片的止滑墊。另外，不管材質有無吸附水的功能，建議應使用乾濕分離設計較好，避免淋浴時跌倒。

心理建設

◎ 中風後常見心理、社會調適障礙

腦中風患者除了肢體無力、吞嚥困難、失語症、步行障礙、手腳麻木、認知障礙及腦力退化等生理功能失常外，也會有心理、社會方面的障礙，而心理和社會方面的調適是決定功能恢復和生活獨立性的重要因素。

心理問題包括焦慮、急躁、憂鬱等，在急性期因為患者期待自己肢體功能有進步的空間，較不會表現出來；到了亞急性期及慢性期，其功能恢復與預期有落差，無法獨立行動或參與平常的活動時，患者就會感到沮喪或憂鬱，特別是愉悅事件較少時，憂鬱情形會更明顯。

因此，對於患者的情緒，要隨時給予支持與適當介入，當患者在社會參與度提升後，往往能改善其心情，也間接促進生理功能的恢復，較佳的功能恢復常是生理、心理和社會狀況良好連動的結果。

例如有的病人患者肢體功能恢復良好，卻因心理因素走不出家門，導致社會參與性不佳；有些患者功能雖較差，因正面看待、樂觀開朗、積極復健，願意和人互動、融入一般活動，生活獨立性就會恢復的比想像中好，所以活動或社交過程可幫助解決中風所引發的生理及心理上阻礙。

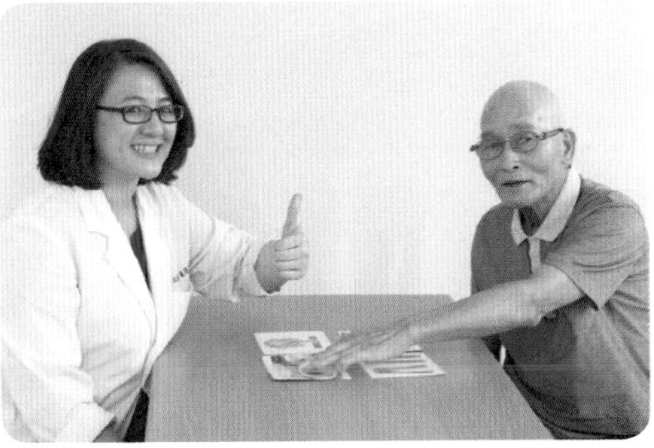

▲ 腦中風患者能藉由語言治療的互動，減輕心理的障礙。

◎ 正向思考與行為改變

正向思考行為改變是介入時所必備，心理治療師經常透過行為療法來改善腦中風後憂鬱情形，並藉由使患者愉悅的活動提升其參與性。例如每天有效的規劃患者做愉悅的事情，瞭解目前遇到的限制並透過問題解決方式來跨越活動時的阻礙；鼓勵照顧者去瞭解患者的需求或是需要的支持，和可獲得的照護網絡資源等；設定問題、解決技巧和可達成的目標，並建立正向策略以轉換負面思考及行為，通常可有效解決患者的心理障礙。

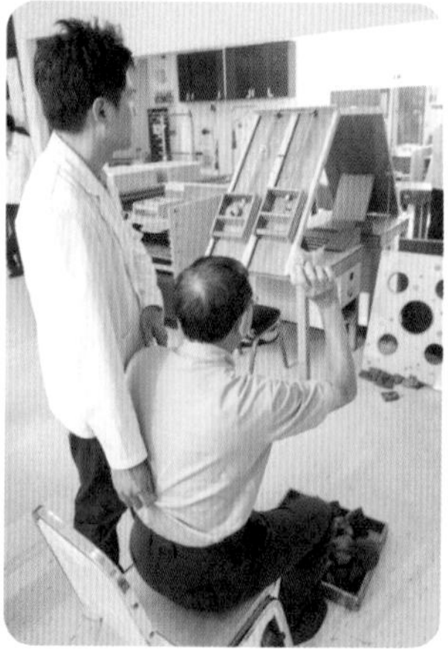

▲ 治療師會依照患者身體狀態，調整復健的難易度。

◎ 照護者的調適

除了患者有情緒問題，家人或照護者也會有體力、心理及情緒等壓力，也要予以關懷。特別是家人兼照顧者身分，應給予更多的支持與關注，以及喘息的空間，這對病患者也是重要的正向支持。因為家人、照顧者及親友們的支持對患者相當重要，特別是正向思考和正向能量的傳遞。

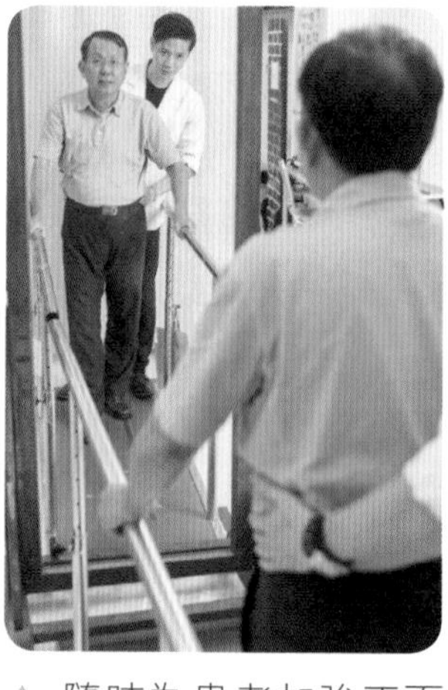

▲ 隨時為患者加強正面的思考，重拾恢復的自信心。

照護者在患者復健的過程中，要特別避免跟患者說：「你怎麼偷懶，不認真做復健?」，在慢性期也要避免「你不要醫治了，沒有用啦!」等負面訊息傳遞；多給患者正向支持對功能恢復與維持有很大助益，比如跟患者說：「雖然手腳沒力，但我們有支架幫忙，慢慢走不用急，走路姿態會愈來越好。」，有醫師、治療師的勉勵和家人的關心、支持與肯定，更能重建患者的信心。

照護選擇與評估

◎ 以全人照顧模式協助患者

醫療團隊的復健目標必須涵蓋：生理→心理→精神→社會各層面，也就是近年來政府積極推動的國際健康功能與身心障礙分類系統（International Classification of Functioning, Disability, and Health; ICF）的理念，除了關懷患者的身體功能、健康狀況，也要同時瞭解患者活動和參與以及影響功能的環境因子和個人因子；簡單的說，就是以生物→心理→社會模式（Bio-Psycho-Social Model）之全人復健照護（詳見第111頁）以中風患者人為例，詳述患者住院期間相關的復健評估與處置。

◎ 中風急性後期照護

目前政府之健康保險對於腦中風患者的照護選擇有相當的規劃，已建立「腦中風急性後期照護」系統（Post-acute Care-Cerebrovascular Diseases，簡稱PAC-CVD），PAC-CVD根據患者的狀況決定適當的處理方式，包含五種「急性後期功能群組」（Function-related Group, FRG），功能群組分級是以個案進入照護的「起始功能狀況」及「具積極復健潛能」為依據。

腦中風急性後期照護—急性後期功能群組

群組1
為住院醫療照護與高強度復健。

群組2
為住院醫療照護與一般強度復健。

群組3
為機構式照護與支持性復健。

群組4
為門診醫療照護與復健。

群組5
為居家健康照護。

腦中風急性後期照護依發病後分三階段時期，進行不同等級的復健照護：

急性後期I（脫離急性期到病發3個月）、急性後期II（病發4～6個月內）和慢性期／維持期（病發6個月後）等不同時期患者功能狀況，進行不同等級的復健照護。

內容包括：轉入照護機構（連結長照保險）、照護機構內復健（依健保規定由醫療院所派員支援照護機構，提供一般門診及復健診療服務）、返家後門診復健（健保論量計酬制）、返家後居家復健（連結長照系統居家復健）。以及返家後門診醫療追蹤（健保論量計酬制）。可依患者不同程度障礙概要分類所需接受之復健照護如下：

無明顯功能障礙患者

- 若恢復良好，出院就可回家，之後在門診照護與復健即可。
- 若有多重的複雜醫療問題，需要住院或接受醫療式機構照護，可同時進行低密度或高密度的復健。

輕－中重度障礙患者

- 具積極復健潛能者，依患者狀況進行門診醫療照護與復健、住院醫療照護高強度復健、住院醫療照護一般強度復健或居家健康照護。
- 不具積極復健潛能、認知不佳、嚴重憂鬱、不想動、無家人照顧，或有失能情形，可以向政府申請派人到家中服務，請治療師做居家復健。

重度功能障礙或意識不清

- 不具積極復健潛能者以支持性復健為主，安排機構式照護或申請居家健康照護。
- 呼吸器依賴個案，可安排健保「呼吸器依賴整合性照護前瞻性計畫」之處置。

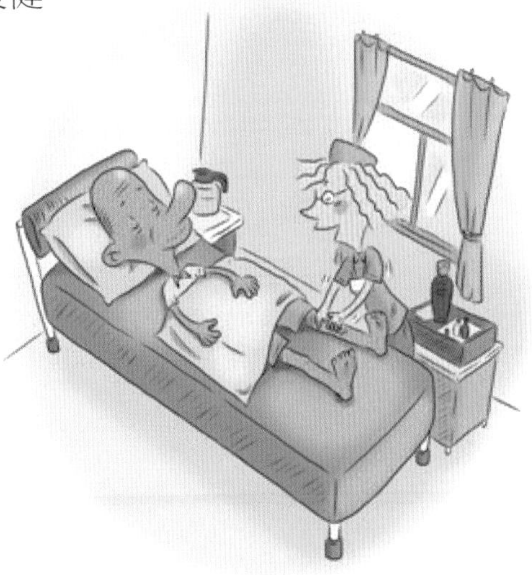

◎ 中風患者之各種照護模式

照護模式會依中風患者之疾病嚴重度、家庭資源和個人意願而有不同的選擇。除前述中風急性後期照護，政府目前推行之「長照十年計畫」以老年人作為優先服務對象且對於日常生活需他人協助之失能者亦會提供照顧服務，服務條件包括：

1. 65歲以上老年人。
2. 55歲以上山地原住民。
3. 50歲以上之身心障礙者。
4. 僅工具性日常生活活動（IADLs）失能且獨居之老年人。

所謂「日常生活活動」（Activities of Daily Living，ADLs）指的是自行進食、移位、室內走動、穿衣、洗澡、上廁所等日常活動；而「工具性日常生活活動」（Instrumental Activities of Daily Living，IADLs）為其包含煮飯、做家事、洗衣、購物、理財、室外行動等六項指標。服務申請依老年人失能程度及家庭經濟狀況，提供合理的照顧補助，失能依嚴重程度分為輕度、中度和重度三級：

- **輕度**：一至二項ADLs失能者；僅IADLs失能之獨居老人。
- **中度**：三至四項ADLs失能者。
- **重度**：五項（含）以上ADLs失能者。

符合失能條件者，可向各縣市的長期照顧管理中心提出申請，嚴重度愈高獲得政府補助額度愈高，由具備醫學、護理、物理治療、職能治療、社工或公共衛生等相關專業背景的照顧管理專員，進行個案資格的需求評估，以擬定適合個案的服務計畫。

由於（1）國內人口急速老化，照護需求遽增，（2）家庭照顧能力弱化，多須仰賴外勞，（3）長期照護資源嚴重不足，分布不均，（4）政府稅收不足，家庭負擔沉重。長期照護保險的特點包括：全民納保、只要是失能者均為保險給付對象、服務地點在長照機構，只要事先提出申請，經評估失能程度來決定服務內容、時數，及接受包括護理、復健、家事服務、輔具服務、交通接送、喘息服務、生活照顧等服務。（詳細資料可參考第234頁）

腦中風病人出院前之整合性評估與復健介入

基本資料	姓名： 莊○民先生 年齡：80	★健康狀況 1.缺血性腦中風（左側偏癱、失語症、吞嚥困難） 2.跌倒	★主要復健目標 1.強化日常活動獨立性 2.減輕左肩疼痛 3.預防跌倒
患者的觀點	★身體功能和結構 1.左側肢體無力 2.活動時左肩有明顯疼痛 3.使用鼻胃管	★活動及參與 1.可獨立維持坐姿 2.維持站姿10分鐘需輕微協助 3.可拿四腳拐在監督下緩慢走10公尺 4.發病前會外出散步，發病後拒絕出門 5.完全無法參與田裡工作	
健康照顧者的觀點	1.左肩關節活動受限 2.左側肢體肌肉張力增加 3.肢體協調性差 4.不正常步態（擺動期左側垂足） 5.表達性失語症	1.日常活動需中度協助 2.無法口語表達自我需求 3.輪椅移位至床需中度支持 4.左上肢無功能性動作 5.使用輪椅和助行輔具外出活動	

情境因素	★**環境因子：**居住二樓沒有電梯，家庭支持良好，有輪椅、枴杖、踝足支架。 ★**個人因子：**務農，中風後有憂鬱現象與兒子同住；有高血壓、腦中風等疾病史。
介入模式	1.復健專科醫師依患者狀況，進行全方位之評估與介入，照護專業包括物理、職能、語言和心理等復健治療。 2.物理與職能治療師分別給予不同的訓練計劃來增加其肢體動作表現、步行能力及生活自理能力。針對個案肩痛提供電刺激治療，同時藉由被動關節運動來維持其活動度。 3.職能治療師製作功能性手部支架以避免關節攣縮，並踝足支架以改正垂足步態；且鼓勵患者移位時使用四腳拐與防跌腰帶，以避免跌倒意外。 4.語言治療師已進行失語症和吞嚥障礙訓練，並建議居家復健要領。個案有溝通輔具的需求，已轉介輔具中心評估。 5.心理復健師已完成憂鬱評估，並建議平時由孫子用輪椅將爺爺推到看得到稻田的地方，並請他指導該如何進行農作，讓其有參與感，以減輕憂鬱症狀。 6.居家環境部分與家屬商量後暫時會在一樓設置一張床方便個案休息，進出大門的門檻目前放置一塊木板方便輪椅進出。也建議家裡可以加裝扶手，浴室放置防滑墊來降低跌倒的風險。 7.醫師持續追蹤患側肢體是否產生痙攣性（spasticity），並是否需肉毒桿菌毒素之注射以減少馬蹄足內翻。

3-2 做家人的護理師

當家裡有需要照護的腦中風患者，特別是40～60歲的中壯年患者，目標是要維持好的進展，使患者能在積極照護下，符合期待迅速康復。若患者已經年長，退化嚴重，病情不易進展，那麼維持現狀是最基本的要求。

每日生活照護

1. **製作健康記錄表**：每日需要固定記錄生理狀況，包含血壓、血糖（糖尿病患者至少一週量2次）、體溫、排尿次數及尿量、排便狀況、每天水分攝取量（夏天尤其需要注意）等，特別是用藥有改變時務必詳細記錄，待回診就醫時，可幫助醫療人員瞭解病患的身體反應。
2. **衛生照護**：維持患者身體、口腔、皮膚、會陰、傷口、管路清潔，尤其要注意排泄後的清洗（參閱第120頁）。
3. **居家環境維護**：在居住所適當的位置安裝扶手、保持地板乾燥、照明要充足、走道要暢通、椅子輔具要穩定、床與馬桶的高度要調整。務必排除容易導致跌倒的環境因素（參閱第90、111、106頁）。
4. **飲食管理**：依患者疾病狀況適當調整飲食內容、質地與分量，來達到不同程度的營養需求（參閱第159頁）。
5. **復健照護**：先以預防併發症為目的，再逐步進展到能力回復，依復健的進程與復健師的指導，執行居家復健。過程中務必注意患者安全與反應，避免跌倒與反覆動作導致的運動傷害（參閱第173頁）。

6. **特殊醫療照護**：對於有管路的患者，務必注意管路固定與清潔，若患者因意識不清而經常企圖自行移除管路，務必與醫療人員討論是否有替代方式（參閱第133頁）。

7. **居家專業醫療服務**：因中風導致失能的患者，如有醫療需求卻因個人或照護者因素不便就醫，可向長照中心申請，包含居家醫師訪視、居家護理，居家復健等，評估符合條件者可予以補助。除了居家醫療服務外，也有，居家無障礙環境改善與輔具需求之到宅評估，並教導居家照護技能。

長照中心評估補助費	低收入戶全額補助費用	中低收入戶補助90%費用	一般戶補助70%費用

每日藥物管理

1. **給藥時間劑量要正確**：從醫院藥劑處領藥後需詳讀每個藥袋。藥袋上面都清楚載明服用劑量與服用時間。有些藥物要飯前吃、有些藥物要飯後吃，有些藥物要避開特定食物，都要依指示使用。

   若怕忘記用藥時間，可用專用藥盒來分開放置，註明服用時間與飯前飯後使用，按時服藥，勿自行調整藥物劑量或次數。特別是由外籍看護照顧的患者，務必要指導每種藥物的用法，並請看護記錄與覆誦，才能確認無誤，切莫直接將藥袋整疊交由外籍看護處理。

2. **給藥方式要正確**：使用人工管路服藥的患者藥物必須磨粉，若藥效在磨粉後會改變，就必須與醫師藥師討論替代方式。管灌藥物沒有均勻溶解，可能會塞住鼻胃管，也可能使有效劑量無法進入腸胃道。使用口鼻吸劑或肛門塞劑等特殊劑型，若沒有適當進入呼吸道或腸道，亦無法發揮藥效。因此若使用管灌或特殊劑型，務必在出院前請護理師或藥師講解示範，並確認照護者能正確給藥。

3. **注意藥物副作用**：藥袋上的警語會註明藥物特性與常見副作用，照護者需仔細詳讀，並注意是否有副作用產生。如果患者服用後產生不適症狀，應儘速與醫療人員討論，而非自行停藥等待下次返診。

4. **避免重覆用藥物與交互作用**：患者的藥物若非由同一醫院同一科別開立時，醫師有可能使用到作用相似、相斥，或有交互作用藥物。建議照護者可把固定使用的藥物做成表格，或把藥名抄下來讓患者隨身攜帶，交由醫師參考。由於藥物種類繁多，大小形狀類似者不在少數，就醫時若只攜帶已分裝、無清楚標示的藥物，對醫師往往缺乏參考價值。

5. **藥物保存**：一般口服藥勿放冰箱或廁所保存，應放置在一般室溫、陰涼乾燥處即可。已經過期或不再使用的藥物，一定要交由醫院收回銷毀，勿當作一般垃圾丟棄，以免造成環境汙染。

服藥注意事項

1.詳讀藥袋的說明及副作用。

2.依指示正確服藥，特殊用藥方式務必請專業人員示範指導。

3.藥物不要放冰箱保存。

4.患者若看多科門診，須小心重覆用藥。

每日清潔管理

◎ 臉部清潔

每天早上起床準備一盆溫水，幫患者擦拭臉部，清潔的動作要輕柔，而毛巾使用完畢應立即清洗乾淨，並放在乾燥的地方曬乾。

▶ 準備用品

小毛巾、溫水

▶ 執行步驟

1. 準備一條小毛巾，用溫水沖洗，再扭乾。
2. 利用毛巾的四角，先從雙眼眼角開始清潔，由內而外，
3. 接著再擦拭眼睛→鼻子→臉頰→前額→耳後→頸部，再用溫水清洗小毛巾，再重複擦一次。

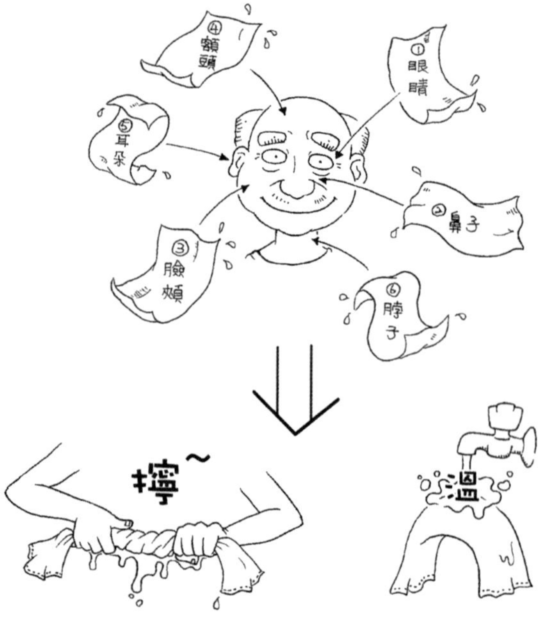

◎ 頭髮清潔

臥床患者可以利用放在床上的洗髮板做頭髮清潔動作，十分便利。若患者能坐立，則應準備洗澡椅，將病患從床上移位到洗澡椅後，可直接推到廁所洗澡、洗頭，而洗頭時也可利用圓圈帽戴在頭上，避免洗髮水滲透到眼睛造成不適，還有切記不要讓患者坐在馬桶上洗澡或洗頭，因為患者的平衡感不好，若是坐不穩，如果又要同時抹肥皂沖水，跌落的機會很高。頭髮清潔建議冬天至少一週一次，夏天至少3天一次。

▶ 準備用品

洗髮（頭）板、水桶2個（一桶裝溫水，另一個為空桶）、水瓢一個、大塑膠袋一個、大毛巾二條、洗髮精、梳子、吹風機、乾棉球或耳塞2個。

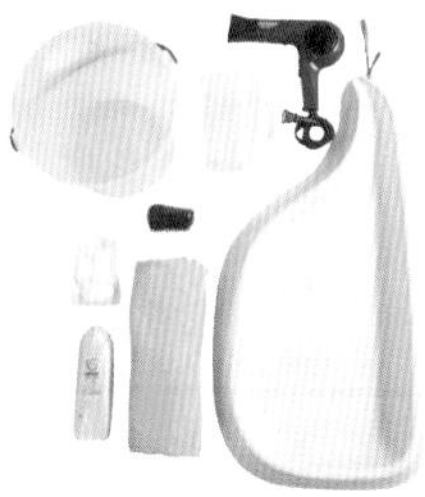

▶ 執行步驟

1. 將患者姿勢調整成平躺。
2. 將枕頭放在肩背處，將大毛巾及塑膠袋（避免弄濕床墊）鋪於肩背及頭下，洗髮放在患者肩背下，空水桶置頭部下方接污水。
3. 用乾棉球或耳塞塞住病患耳朵，避免水流入耳內。
4. 準備一桶溫水，並以手臂內側測試水溫（41～43度的水溫最合適）。
5. 將水瓢盛溫水淋濕頭髮，取適量洗髮精沾於頭髮上，以指腹按摩頭皮，數分鐘後以溫水沖洗乾淨，擰乾頭髮。
6. 移除洗髮板及塑膠袋。
7. 使用肩背下的大毛巾擦乾頭髮，並用吹風機吹乾頭髮。

護理教學

洗頭 ←掃我看影片

◎ 口腔清潔

清潔中風患者的口腔相當困難，特別是意識不清的患者，牙齒經常會抗拒性的咬緊，很難開口，因此許多照護者會覺得患者的口腔味道很重。針對張口困難的患者，可先按摩雙頰使閉口肌（改為顏面肌肉）放鬆，再置入張口棒讓患者咬住，從旁邊隙縫開始清潔（千萬不要硬扳開牙齒，以免受傷）。

清潔時可用棉棒、海綿棒或牙刷沾稀釋漱口水、稀釋優碘（一杯水加一滴優碘即可）、茶葉水、或甘草水（一杯開水放2片甘草片，具消炎功能），進行口腔清潔時，棉棒、海綿棒勿太濕，避免患者嗆到。若患者有牙科疾患，應至設有身心障礙牙科門診醫院診療，不建議到一般牙科診所就診。

▶ 準備用品

牙刷（刷頭小、軟毛）、牙線、刮舌板、海棉棒、壓舌板、紗布、彎盆、簡易漱口杯、稀釋漱口水。

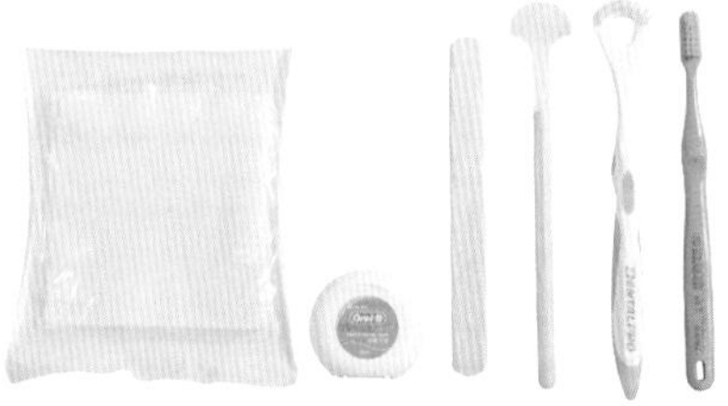

▶ 執行步驟

1. 用清水、洗手乳先清潔雙手，讓病人坐著（採坐姿應適當支托頭部、肩頸，輪椅或椅子應固定，以免滑動發生危險）、半坐臥或側躺，避免造成嗆咳或肺吸入。
2. 將毛巾鋪於下頷及胸前，將彎盆、簡易漱口杯置於病人下頷面頰，以盛接吐出的漱口水。
3. 手持壓舌板或開口棒，由口腔側面伸入，分開上下排牙齒，撥開內頰。
4. 若患者張口有困難，可使用「減敏感按摩法」或是使用「K-point

刺激法」，讓嘴巴肌肉放鬆張開。

- **「減敏感按摩法」**：刷牙前，先按摩肩膀、以大拇指由人中按摩至兩頰，當患者臉頰慢慢放鬆，再將手指慢慢伸入口內牙齦處按摩，由後牙按摩至前牙。
- **「K-point刺激法」**：使用牙刷柄尾端（或食指），深入臼齒後方向下壓，患者會反射性的開口。

5. 以兒童軟毛牙刷或口腔海綿清潔棒，以貝氏刷牙法清潔牙齒，必要時以紗布握住舌頭前端，用紗布包住的壓舌板沾稀釋漱口水清除舌苔，再以清水清潔。
6. 唇部可塗上護唇膏（或凡士林）保持濕潤，協助患者回復原來的臥姿，再清洗雙手。

◎ 排泄物清潔

尿失禁患者若有解尿，應及時更換尿布，或者是3～4小時檢查一次尿布。排泄後不建議用衛生紙擦拭，因為衛生紙對皮膚的摩擦較強。建議以不含香精的純水濕紙巾或乾淨濕毛巾擦拭，再用溫水沖洗，才能徹底清潔。女性患者應特別注意勿讓糞便染污外陰部，預防泌尿道感染。另外陰毛可適當修剪，以利保持乾燥。

▶ 準備用品

尿布或看護墊、防水布單、毛巾、肥皂、檢診手套、沖洗壺、溫水、乳液。

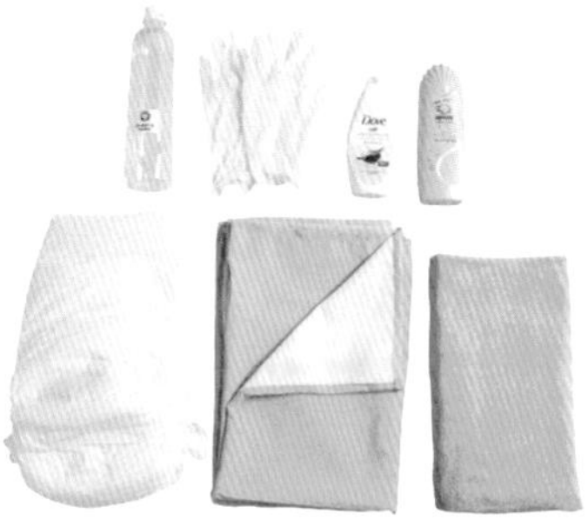

女生生殖器清潔步驟

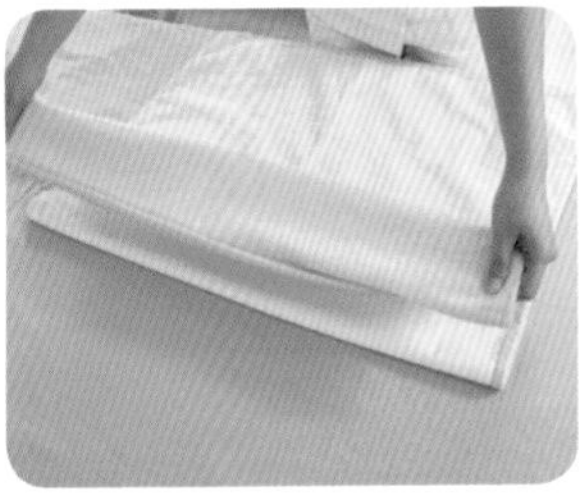

1. 將防水布單及尿布（或看護墊）放在臀部下。

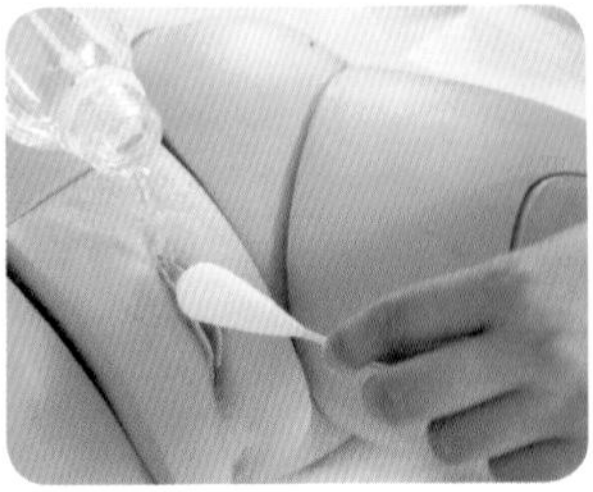

2. 緩慢倒出沖洗壺的溫水，利用棉棒將會陰部的分泌物清除。

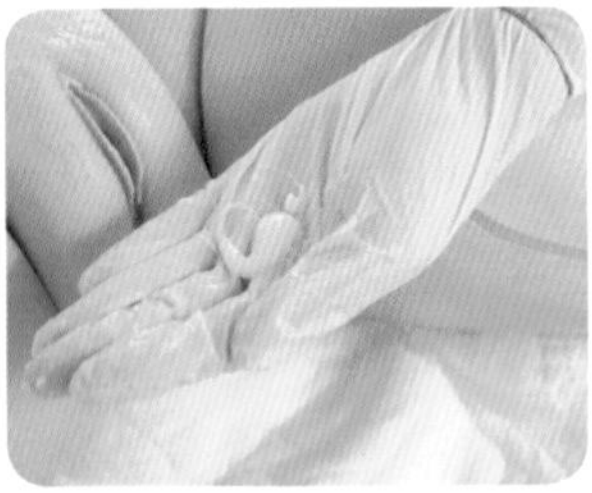

3. 雙手戴上手套後，慣用手取適量清潔劑（肥皂或沐浴乳）。

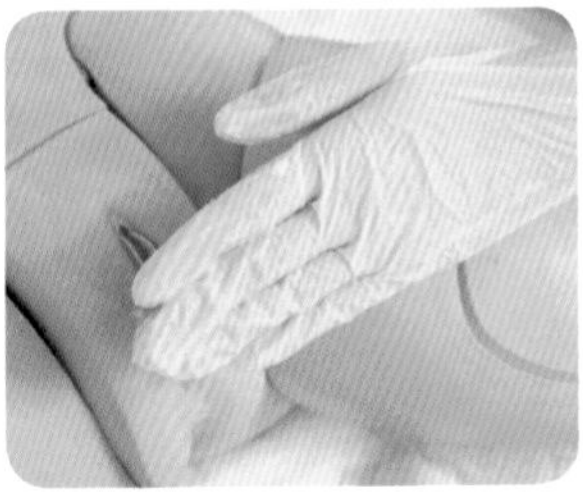

4. 將清潔劑搓揉起泡。

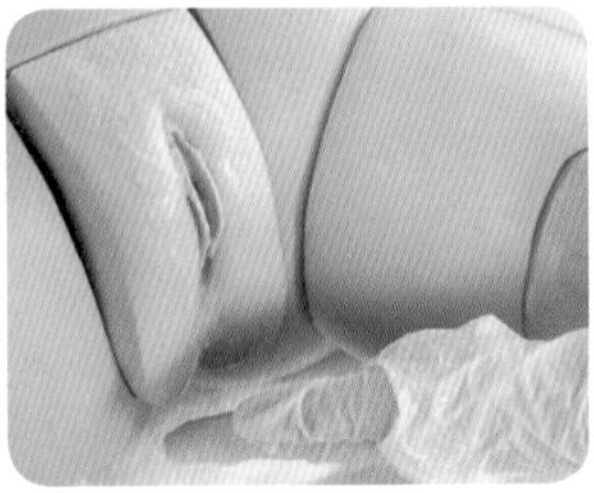

5. 將起泡的清潔劑塗抹於陰部（由上至下）。

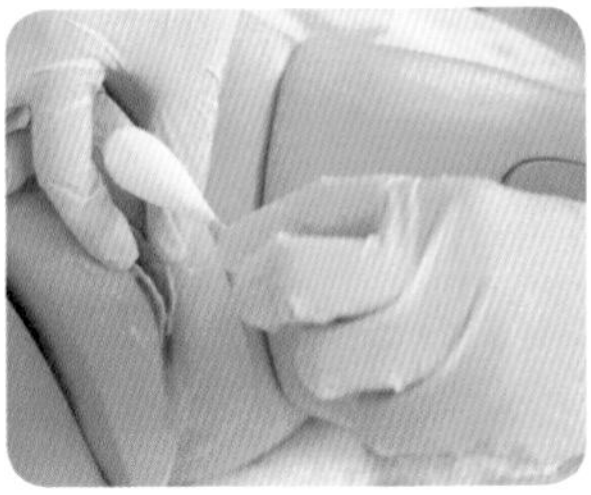

6. 一隻手撥開大陰唇，另一隻手則取棉棒清潔小陰唇內側（方向由上至下：尿道→陰道→肛門）。

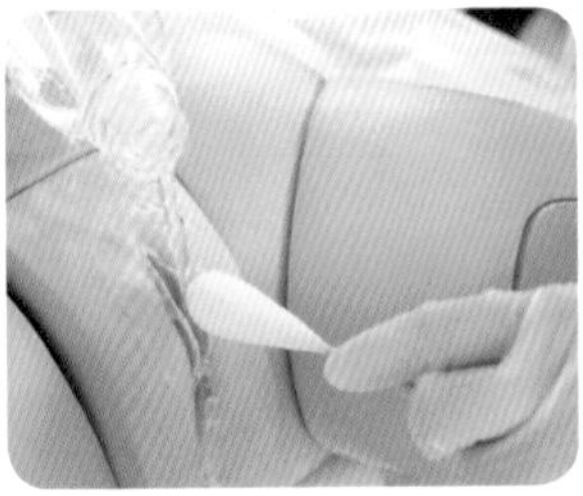

7. 以沖洗壺沖淨清潔劑。

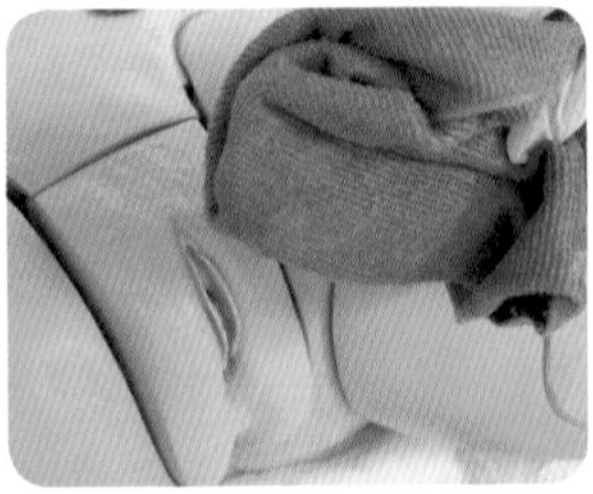

8. 以輕拍方式將皮膚擦乾。

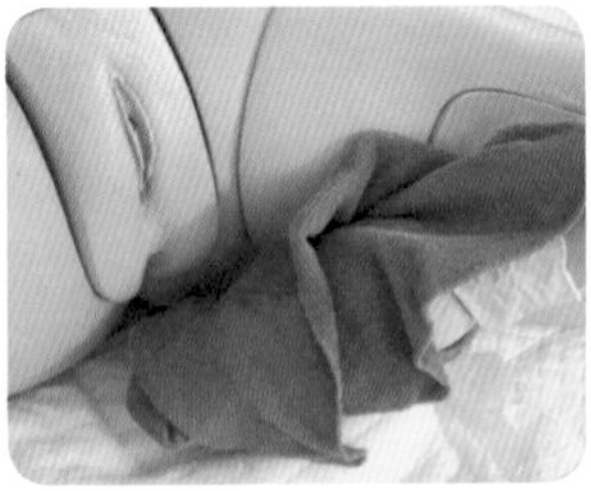

9. 最後擦乾肛門口皮膚（不要來回擦拭，避免感染）。

男生生殖器清潔步驟

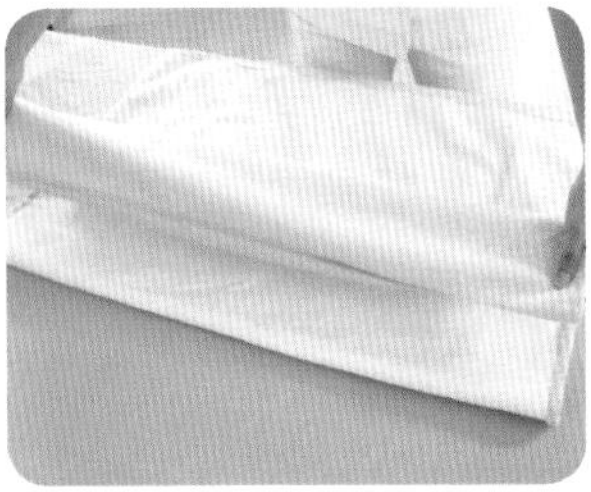

1. 將防水布單及尿布（或看護墊）放在臀部下。

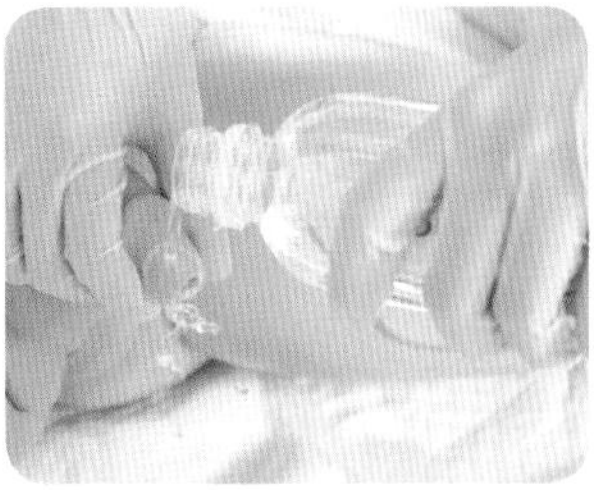

2. 利用沖洗壺的溫水先將尿道口分泌物清洗掉。

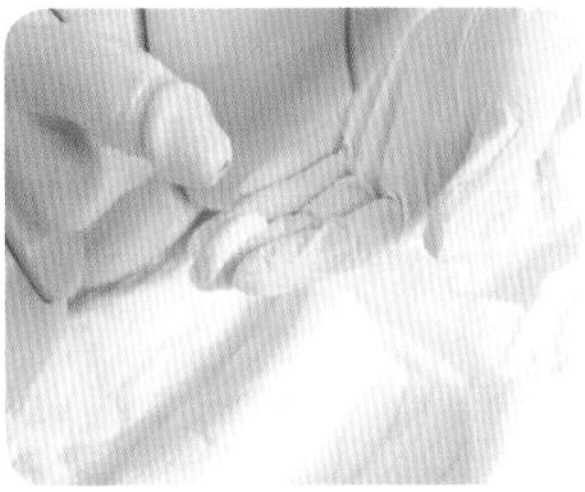

3. 雙手戴上手套後，慣用手取適量清潔劑（肥皂或沐浴乳）並起泡。

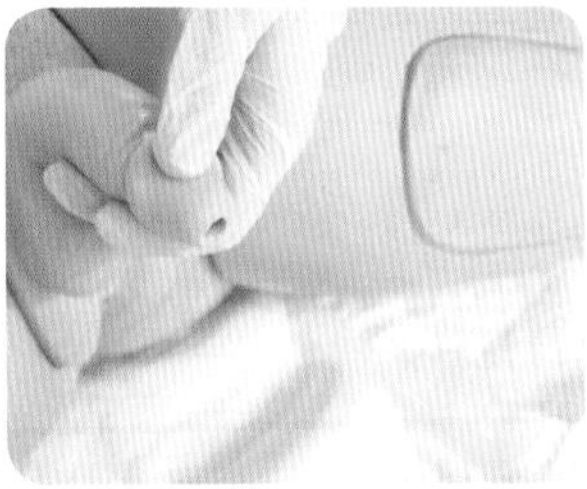

4. 將起泡的清潔劑塗抹於尿道口（由上至下）。

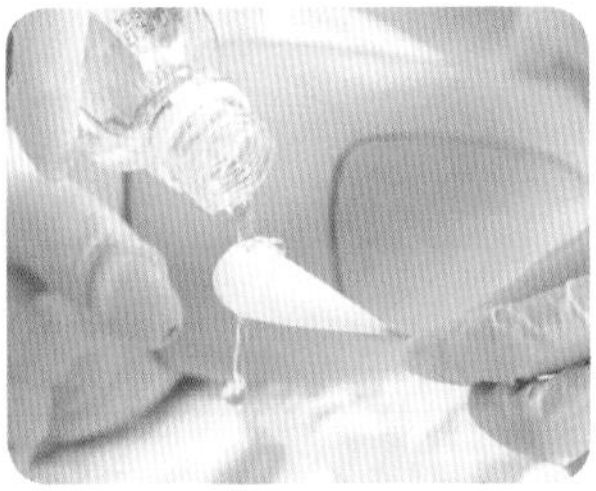

5. 用溫水沖洗乾淨之後，再取棉棒沾濕。

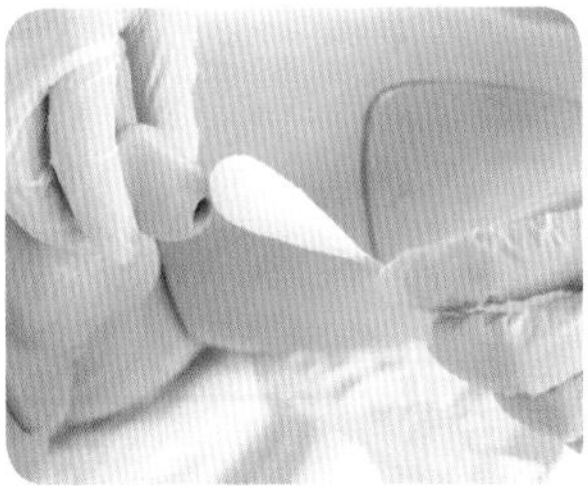

6. 使用棉棒加強尿道口清潔（需注意包皮的清潔）。

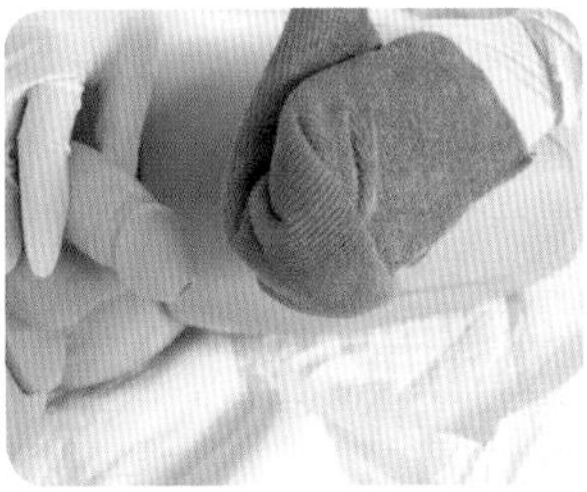

7. 使用毛巾擦乾（方向由上至下：尿道口→肛門）。

◎ 指甲修剪

大部分的年長者指甲較厚，不建議直接修剪，應先用溫水浸泡，待指甲軟化後再進行修剪。腳趾甲要修齊平，建議不要剪太短，尤其是指甲邊緣兩側，不建議深入修剪。有糖尿病的患者，不建議由患者自行剪腳趾甲，以免受傷後傷口難以癒合。

▶ 準備用品

水盆、指甲剪、銼刀、毛巾、乳液

▶ 執行步驟

1. 準備二個乾淨的水盆，注入約41～43度的溫水（特別要注意糖尿病患者的肢體末端感覺較差，因此水溫務必合宜，避免燙傷。），將雙手、雙腳分別浸泡於溫水中約10～20分鐘，軟化指（趾）甲。
2. 將指甲修剪成圓弧形，並以銼刀將指緣磨平。
3. 將趾甲修剪成齊平狀，並以銼刀將指緣磨平。
4. 手腳清洗乾淨，塗上乳液，以保持皮膚濕潤，避免龜裂。

◎ 衣物的更換

臥床患者或有裝置鼻胃管的患者，使用前釦式的衣服會比套頭式的衣服便於穿脫。穿著順序先從患側開始穿、脫衣則從健側開始脫。材質最好是選擇純棉質。更換衣服的同時，也要檢查皮膚是否有紅腫、疹子、傷口。

▶ 執行步驟

1. 先解除鈕釦，脫下健側的袖子，再脫患側的袖子。
2. 先解開褲子的鈕釦及拉鍊，抬高患者臀部，脫下褲子。
3. 從患側穿上衣袖，再從健側穿上另一支衣袖，扣好釦子。
4. 將褲子依左右腳先套好，先拉患側褲管，後拉健側褲管至膝蓋。
5. 抬高患者臀部，將褲子拉至腰部，再拉好拉鍊，扣好釦子。

護理教學

穿衣服　←掃我看影片

護理教學

穿褲子　←掃我看影片

行動移位照護

◎ 轉位

協助患者從床上轉位至輪椅，方便行動及復健。

一般移位	
輪椅→床	←掃我看影片

一般轉位步驟（輪椅→床）

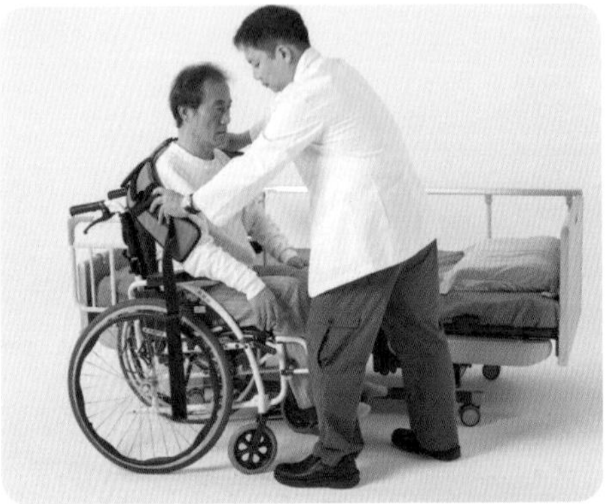

1. 將坐在輪椅上的被照護者推到床邊，將移位腰帶繫在被照護者腰部。

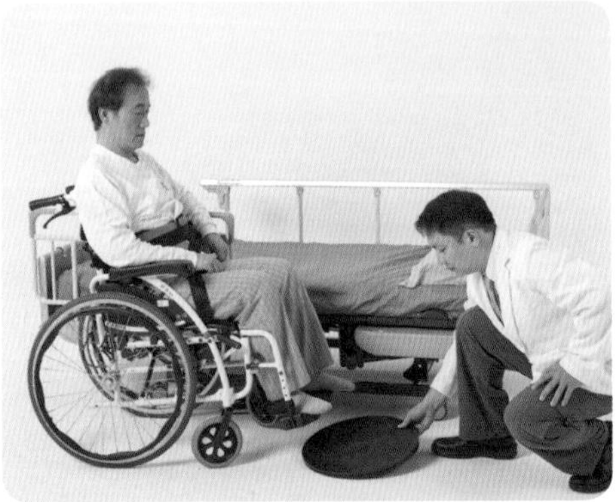

2. 將立式移位轉盤放在被照護者腳下，並且雙腳擺在立式移位轉盤。

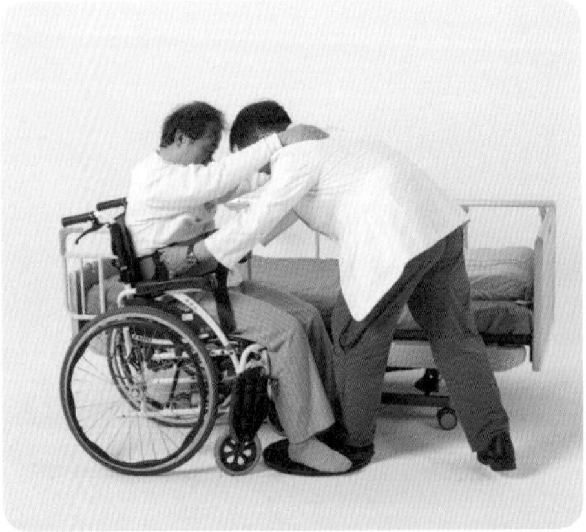

3. 照護者雙手緊握移位腰帶，遠側腳踩在立式移位轉盤中間。被照護者雙手搭在照護者肩上。

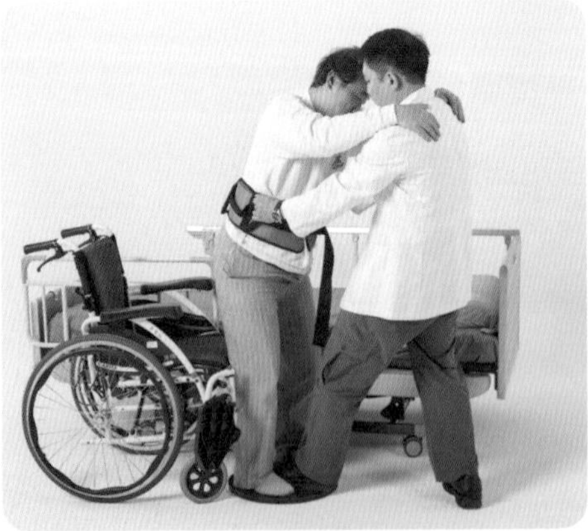

4. 照護者雙手抓牢移位腰帶往斜上方拉提，協助被照護者安全起身。

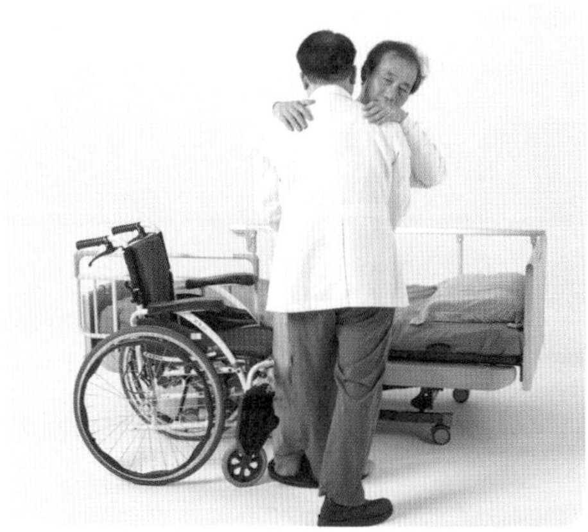

5. 被照護者移至定位完成後，緩慢坐下。

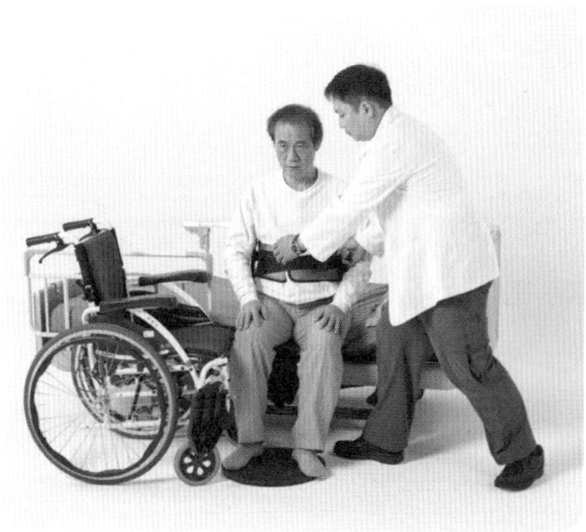

6. 解開移位腰帶。

一般移位

輪椅→汽車

↗掃我看影片

一般轉位步驟（輪椅→汽車）

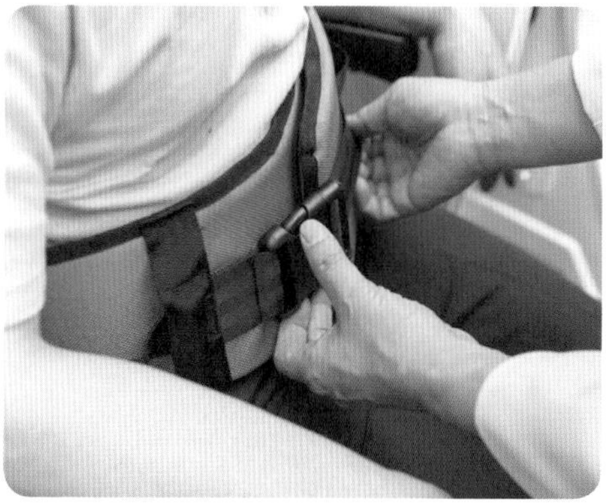

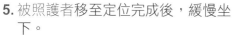

1. 先將移位腰帶繫在被照護者的腰部。

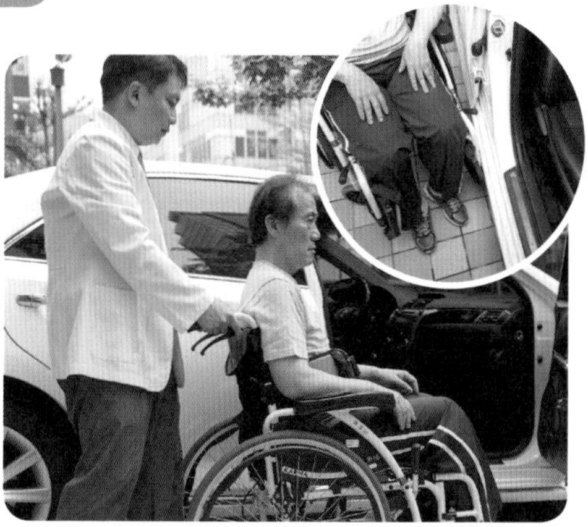

2. 將輪椅推到室外的車門處（輪椅與車門的夾角要呈45度）。

※行動移位照護資料及影片來源：《失能安全照護全書》原水文化出版。

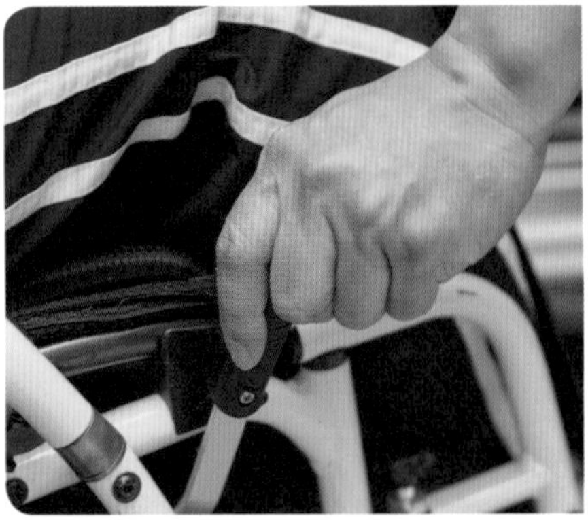

3. 將輪椅兩側的煞車桿用力往下鎖緊。

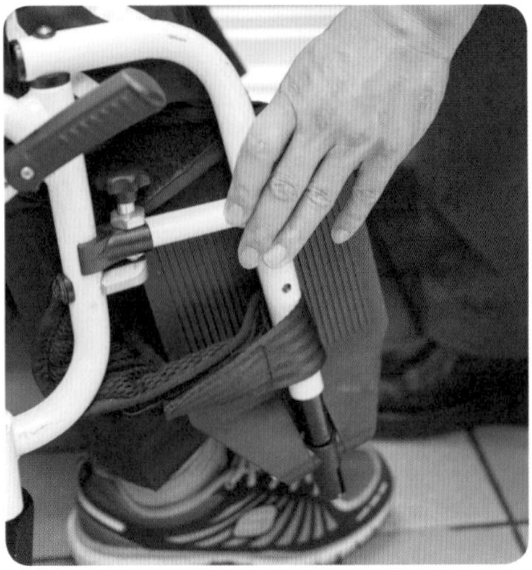

4. 將被照護者的雙腿移動到地面，再將輪椅的腳踏板往上搬移。

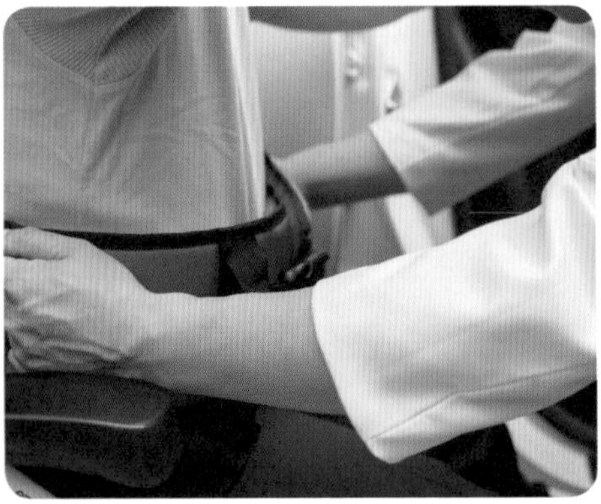

5. 照護者（雙腿採前後站姿）雙手拉緊移位腰帶。

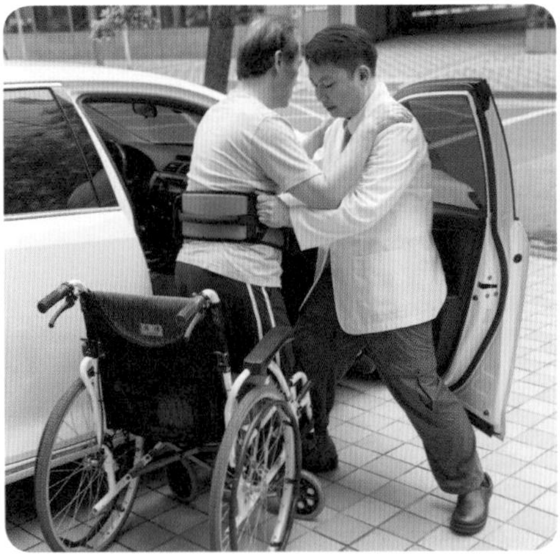

6. 照護者的雙手拉緊移位腰帶，協助被照護者起身站立。

※行動移位照護圖片資料及影片來源：《失能安全照護全書》原水文化出版。

7. 將被照護者（雙手搭在照護者的肩膀）轉身移位到車輛座位。

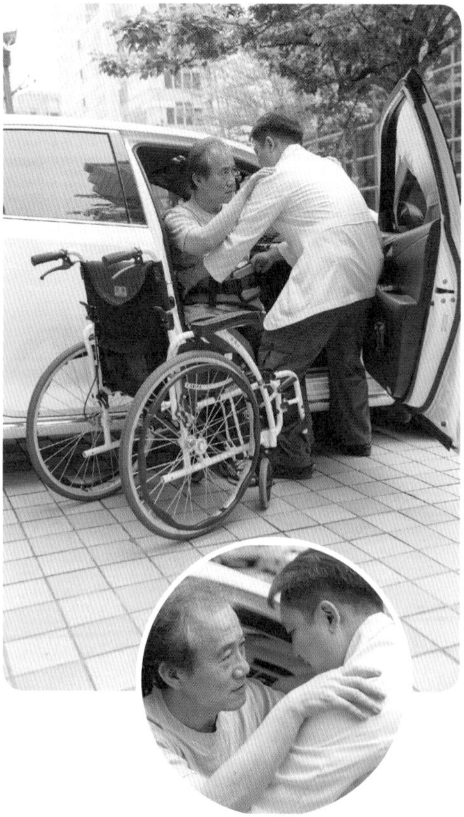

8. 將被照護者的雙腿放進汽車內踏板。

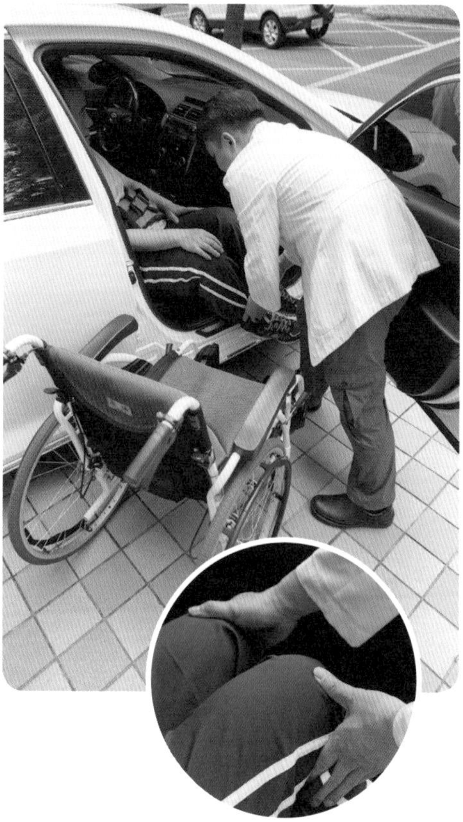

（轉向正前方）

注意事項

- 前座車門開啟角度較大，利於移位進入。
- 上述分解動作是由輪椅移位到汽車；由車輛移轉到輪椅反方向處理即可，但必須先將被照護者雙腳移至最接近輪椅正面的角度。

◎ 翻身及擺位

許多照護者以為要把枕頭墊在骨突處，才能避免皮膚產生壓傷，其實是錯誤觀念。枕頭應墊在骨突處附近，讓容易受壓的壓傷部位騰空，才能避免皮膚產生壓傷。而翻身後用用來支撐身體位置的擺位枕，應選硬（厚）一點材質，才能達到固定的效果。

翻身步驟（側臥）

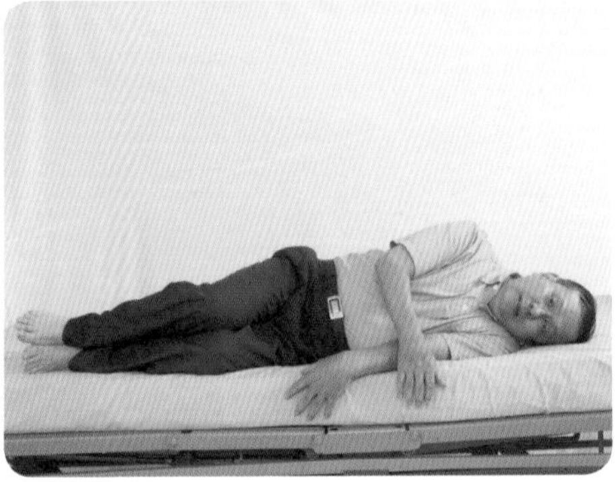

1. 頭部支撐略高於胸部，頸部微微向前彎曲。
2. 將下方的手臂向前拉，與身體保持約90度，兩手間放一個枕頭，上方的手可放在枕頭上。
3. 兩腿做跨步姿勢，上方腿在前，保持舒適的彎曲角度；下方腿在後，維持大腿伸直，膝蓋微彎，兩腿間以枕頭支撐。

正確擺位（側臥）

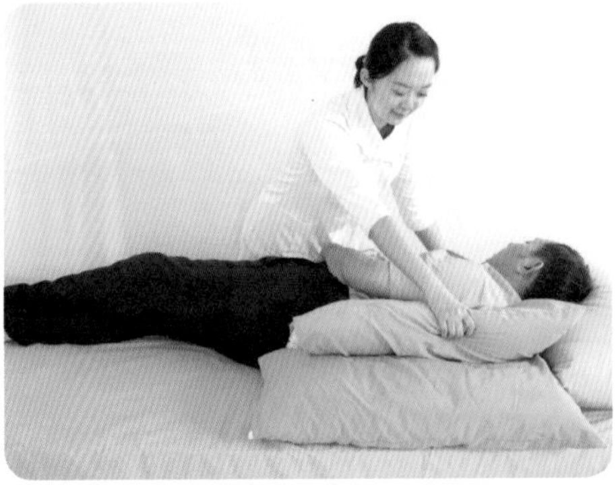

1. 頭部支撐略高於胸部，頸部微微向前彎曲。
2. 將下方的手臂向前拉，與身體保持約90度，兩手間放一個枕頭，上方的手可放在枕頭上。
3. 兩腿做跨步姿勢，上方腿在前，保持舒適的彎曲角度；下方腿在後，維持大腿伸直，膝蓋微彎，兩腿間以枕頭支撐。

正確擺位（仰臥）

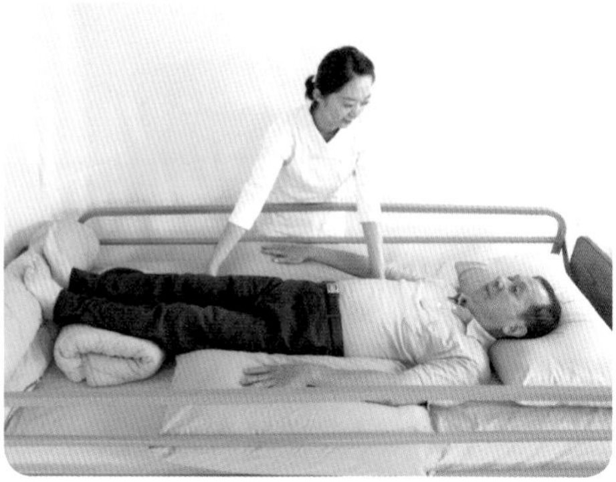

1. 頭部以枕頭支撐，頸部微微向前彎曲，胸部直挺。
2. 枕頭卡在患側的大腿外側，避免髖關節外旋；床尾置放枕頭或坐墊，供腳掌以90度垂直床面避免發生垂足，手臂和身體間亦放置枕頭，避免肢體攣縮。
3. 小腿下方置放毛巾捲，避免足跟受壓（足跟需騰空）。

特殊照護

患者長時間缺乏身體活動，會造成痰液黏稠不易流動。常用化痰方法有：

1.霧化吸入化痰劑。

2.口服化痰劑。

3.補充水分。

當痰卡在氣管或喉嚨時，可引導患者「哈—哈—哈」，練習哈氣的動作，最後配合照護者給予肚子一個快速壓力（手握拳往肚子一壓的動作），用力的將痰「咳」出來。若患者咳痰能力不佳，就必須在化痰後配合胸部扣擊排痰或抽痰，使痰液排出呼吸道。

◎ 胸部叩擊排痰

胸部叩擊亦稱拍痰，原理是藉由「空氣」震動，幫助黏稠的痰液鬆動，促進痰液排出。

執行步驟

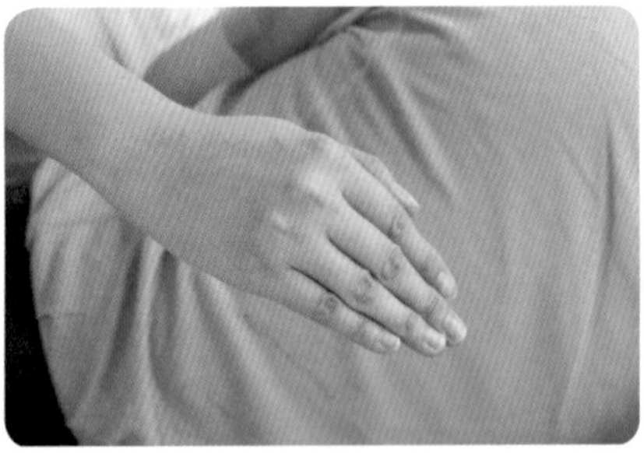

1. 先將雙手清洗乾淨，依患者需要叩擊的部位，安排合適的臥位。常用方式為讓患者側臥。（可請醫療人員聽診判斷那側痰液堆積較多，如果是左側積痰就要躺臥右側，使痰多的那側在上方。一般而言兩側都需要扣擊）。

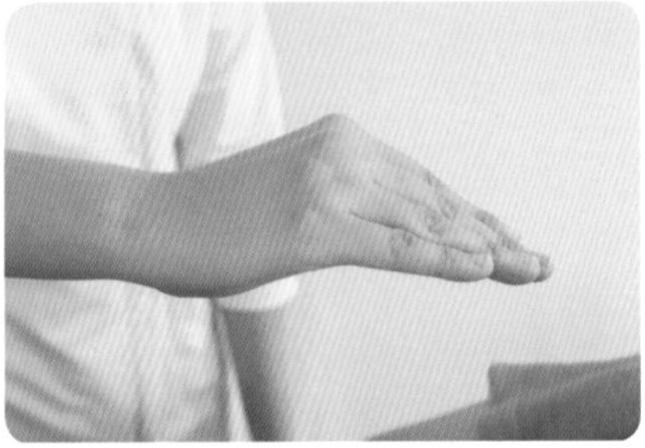

2. 手掌呈杯型，掌心中空，手指合併，手腕放鬆，保持輕鬆且有規律的屈伸動作，以手臂帶動施力，雙手交替扣擊患者背部。方向從下往上拍，從外側往內側拍，這樣才能夠把痰逐漸集中到氣管的位置，達成有效的咳嗽叩擊頻率約為3～5次／秒，正確執行時會產生空而深的啵啵聲。

注意事項

- 若是長期臥床患者身體太瘦，側臥不舒服時，可在肋骨下方墊一個枕頭。叩擊部位需一層薄衣或毛巾隔離，預防皮膚受傷。
- 每一側叩擊時間至少10分鐘，若痰仍未咳出，可重複叩擊過程。1天可執行3至5次。
- 背部叩擊於噴霧治療後執行，若在飯後需間隔1小時以上，避免嘔吐。
- 叩擊部位要避開胸骨、脊椎、肝、腎、脾、乳房等臟器位置，若有手術傷口或是嚴重骨質疏鬆，也要特別小心。
- 叩擊期間患者如有心跳加速、呼吸困難、發紺等情形出現，應立即停止，並鼓勵患者用力咳痰，意識不清患者則需抽痰。

◎ 抽痰

胸部叩擊亦稱拍痰，原理是藉由「空氣」震動，幫助黏稠的痰液鬆動，促進痰液排出。

準備用品

抽痰機、抽痰管（14號）、氧氣設備、無菌抽痰手套、蒸餾水、自備清水。

清潔步驟

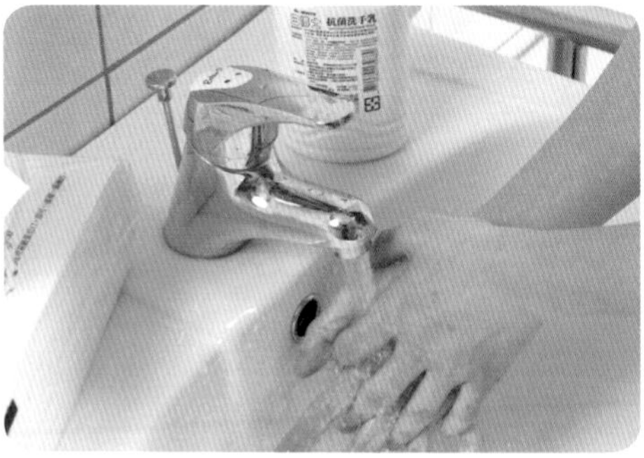

1. 清洗雙手。

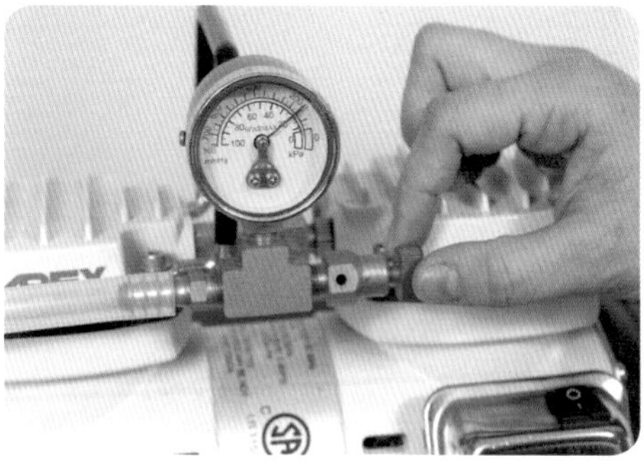

2. 打開抽痰機，調整適當的壓力約在120～150mmHg之間，若家中備有氧氣可先給予氧氣。將無抽痰管的封套打開。

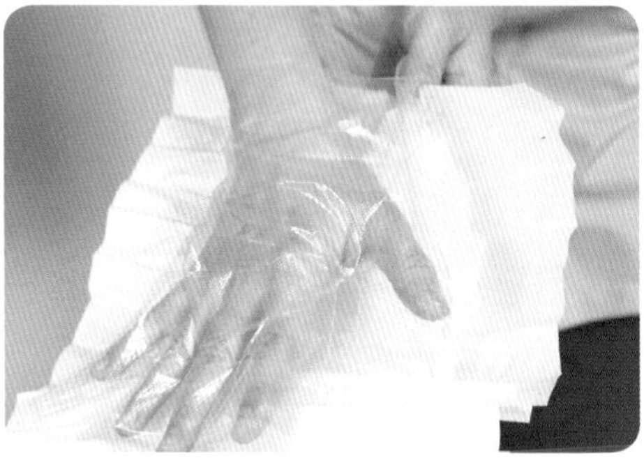

3. 單手戴上無菌手套。

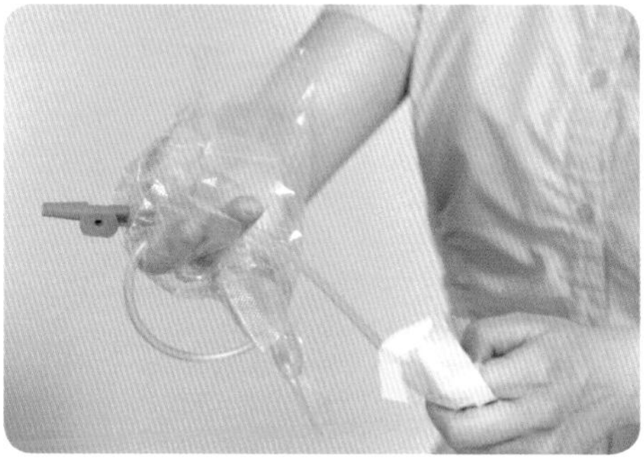

4. 以無菌技術緩慢取出抽痰管。

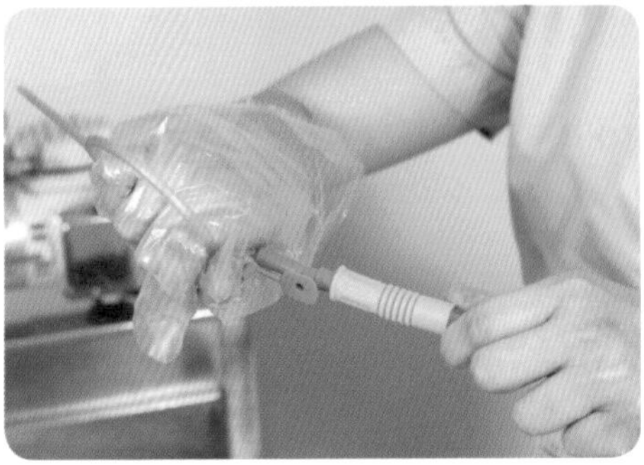

5. 將抽痰管與抽痰機的橡膠管連接。

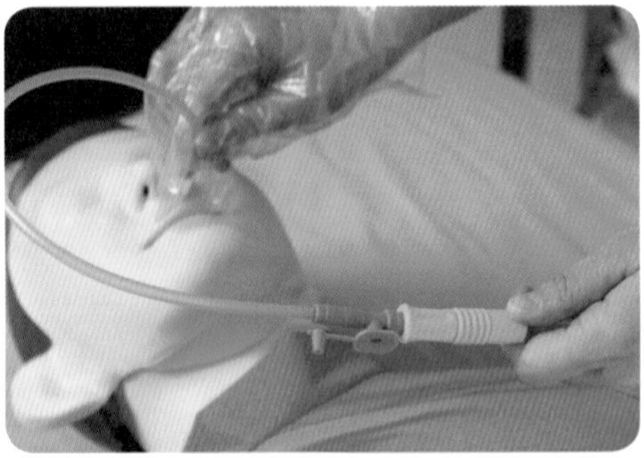

6. 以輕柔動作，將抽痰管插入口腔內（一般為將抽痰管放到有阻力時，回抽一公分為原則），還有不可蓋住抽痰管控制口（讓管路保持在無抽吸力的狀態下，預防黏膜受損）。

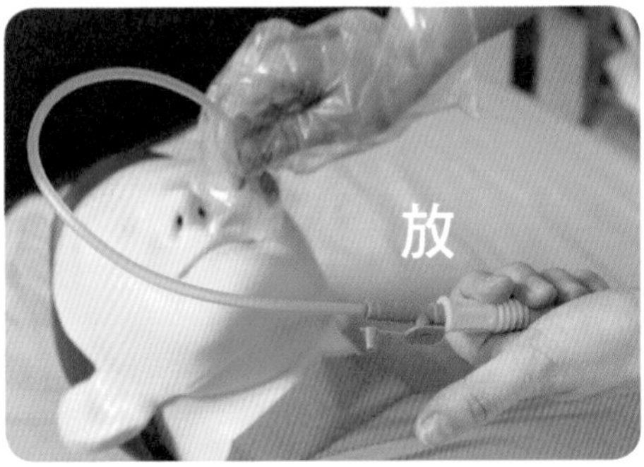

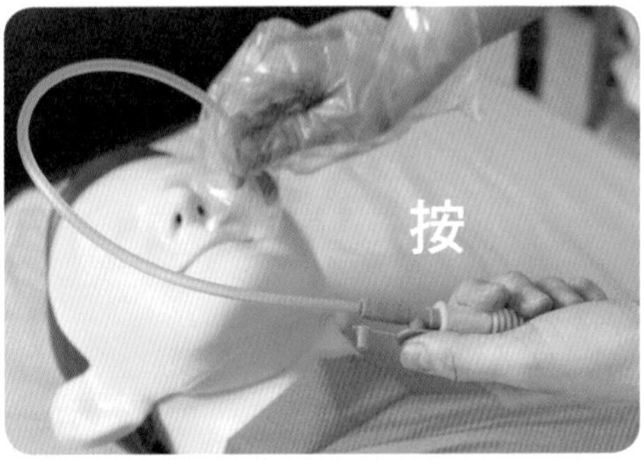

7. 當抽痰管到達適當深度後，照護者才可蓋住控制口，此時管路具有抽吸力，以旋轉及間歇性（即一按一放抽吸孔）的方式抽吸，使各個方向的痰都可以抽到。

抽痰管置入深度，依插入部位有區別：

- 口鼻抽吸：15～20公分。
- 氣管內管抽吸：20～30公分。
- 氣切套管抽吸：10～12公分。

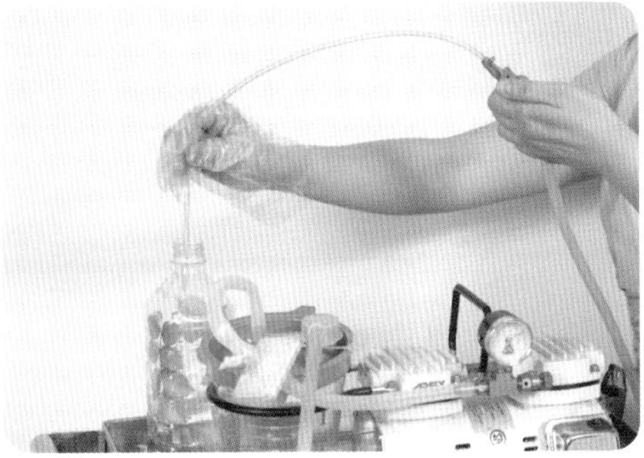

8. 取出抽痰管後，抽吸少量的清水清潔抽痰管的口徑。

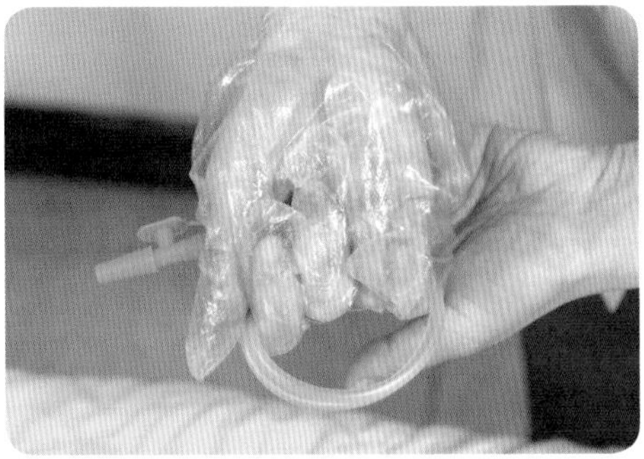

9. 關掉抽痰機，並利用手套將髒污的抽痰管包覆。

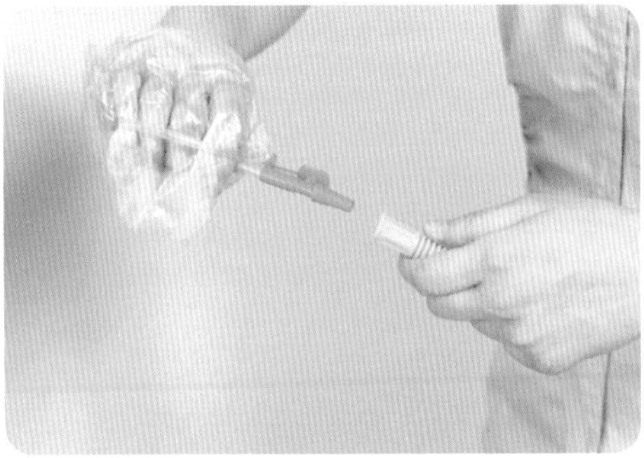

10. 拔除抽痰管與抽痰機的橡膠管。

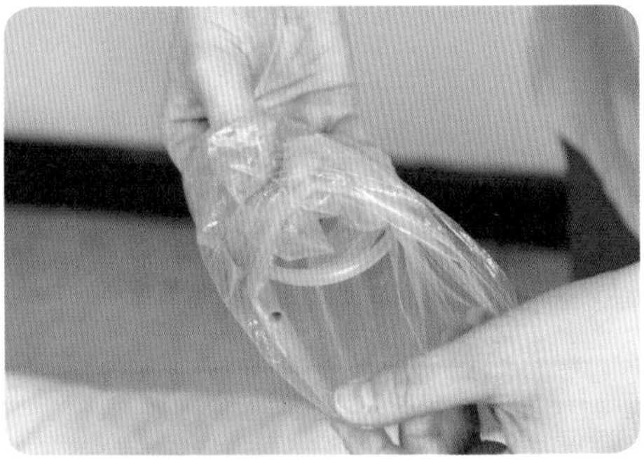

11. 最後將抽痰管與手套一併丟棄，關掉抽痰機，再給予氧氣，並再洗淨雙手。

※抽痰圖片取自《圖解居家長期照護全書》原水文化出版。

注意事項

- 抽痰前先予以拍背，以拍鬆其痰液以便抽痰。
- 飯後1小時內儘量避免抽痰，以免造成嘔吐。
- 抽痰時要隨時觀察患者如有嘴唇發紫，臉色蒼白情形，應馬上停止抽痰，立即給予氧氣使用。
- 若抽完一次仍有很多痰，需讓患者先休息1至3分鐘，待呼吸平穩再重新抽痰。
- 日常要常觀察痰的黏度、顏色、痰量，如有異常情形，應返診或與醫療人員聯繫。

◎ 氣切管照護

隨時保持氣切口清潔、通暢是非常重要的，每天徹底清潔患者的氣切造口，不僅能增加病人的舒適，亦能維持呼吸道的通暢，降低感染的機會。

▶ 執行步驟

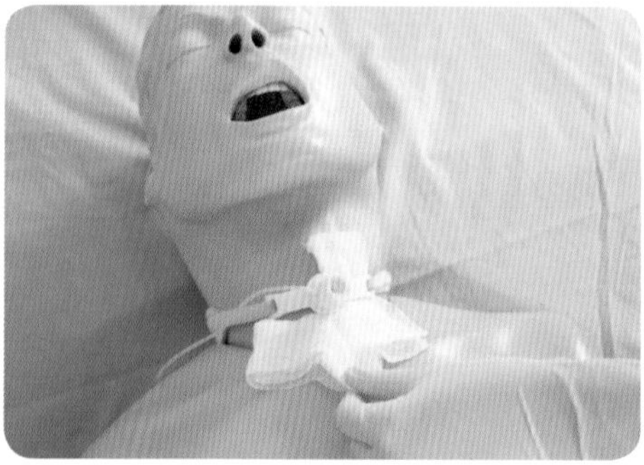

1. 雙手洗淨，帶上乾淨的手套，再取下氣切造口的Y型紗布。

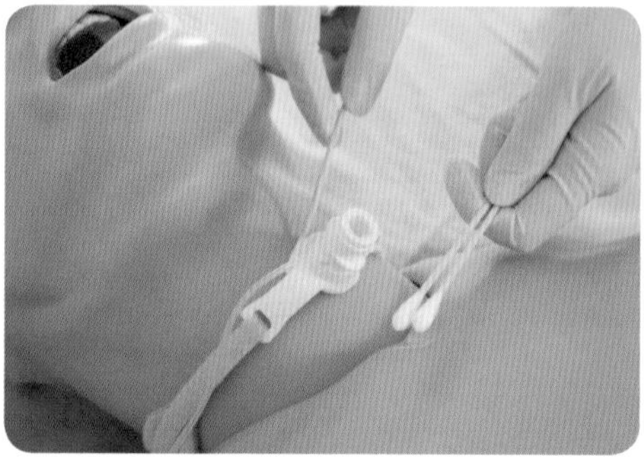

2. 取三枝棉棒，沾生理食鹽水，以造瘻口為中心，由內往外環形消毒清潔一圈。

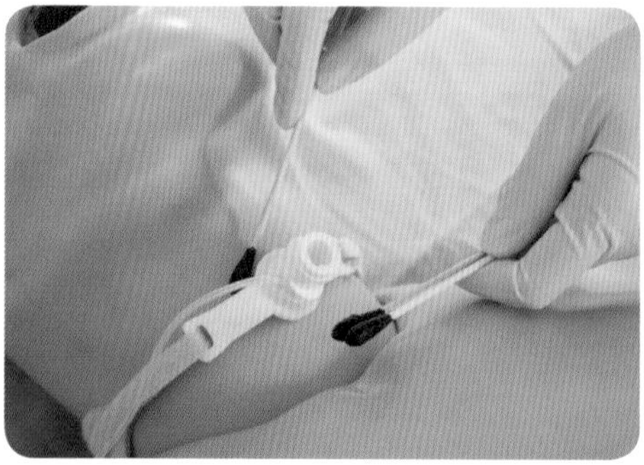

3. 取三枝棉棒，沾優碘藥水，以造瘻口為中心，由內往外環形消毒清潔一圈（停留2分鐘）。

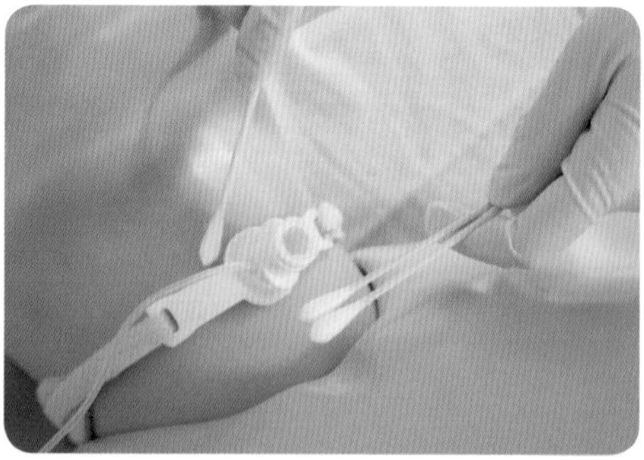

4. 取三枝棉棒，沾生理食鹽水，以造瘻口為中心，由內往外環形消毒清潔一圈。

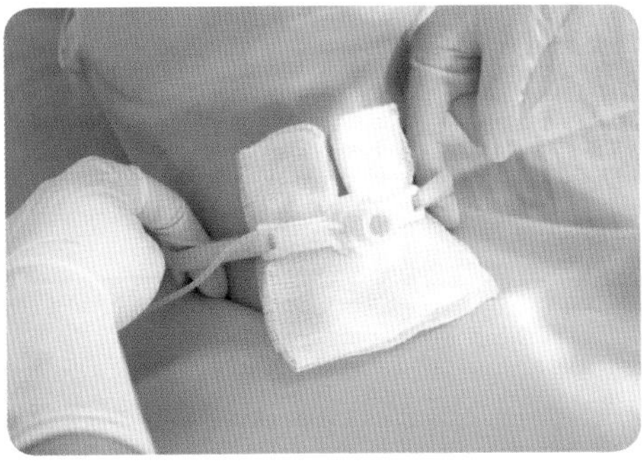

5. 氣切固定帶鬆緊以左右各一指寬為宜。

注意事項

氣管造口皮膚護理每日1-2次，如果痰液量多或造瘻口週圍紅腫，則需增加護理次數。

氣切管的清潔與消毒

矽質氣切套管

準備用品

無菌棉棒1包、無菌生理食鹽水、優碘、Y型紗布1～2片、氣切固定帶1條、雙氧水及盛裝容器1個、小刷子、單支無菌手套1支、煮沸消毒的金屬鍋1個。

- 每個月由醫療人員執行更換，平時消毒的部分是指Bivona氣切管更換後應先清潔後曬乾，連同閉孔器一併儲存於乾淨塑膠袋中，使用前將導管與閉孔器一併置入沸騰開水的鍋中，蓋住鍋子並熄火，待冷卻再使用。

金屬氣切套管

準備用品

無菌棉棒1包、無菌生理食鹽水、優碘、Y型紗布1～2片、氣切固定帶1條、雙氧水及盛裝容器1個、小刷子、單支無菌手套1支、煮沸消毒的金屬鍋1個。

- 有內外兩管，外管需清潔消毒，醫療人員每兩周會更換一次外管，內管由照護者每天更換消毒，內管先以清水清除去痰髒汙之後，用雙氧水浸泡30分鐘，再以小刷子用清水刷洗乾淨，管腔內亦須清洗。

  將清潔後的內管放在消毒鍋內，加水蓋過氣切管，蓋上鍋蓋加熱至水滾後轉小火煮15分鐘關火，冷卻後戴上無菌手套取出，以無菌生理食鹽水沖洗後方可使用。

注意事項

- 口腔會存留痰液，需要經常執行口腔清潔。
- 平時需注意氣切套管是否通暢，抽痰時若抽痰管不易置入，可能是氣切套管阻塞，應立即與醫療人員聯繫。
- 應防止落塵或異物掉入氣切口，可購買氣切面罩罩住氣切口。
- 平時應經常查檢氣切固定帶是否牢固，以避免氣切套管滑脫。若不慎滑脫緊急處理方式如下：

1. 若脫出一半，請立即將氣切套管推回。
2. 抬高下巴（拿掉枕頭或加墊毛巾在脖子下方），立即將氣切套管由原氣切口插入。若重複多次仍無法將氣切套管插入，則以無菌抽痰管置入8公分深，並手持抽痰管不動，由口鼻給予氧氣並立即打119送至急診處理。

◎ 鼻胃管灌食與照護

▶準備用品

灌食空針、灌食食物（自製流質食物，溫度宜約在37.8～40度、配方奶、粉狀沖泡藥物）、衛生紙、溫開水100cc。

▶清潔步驟

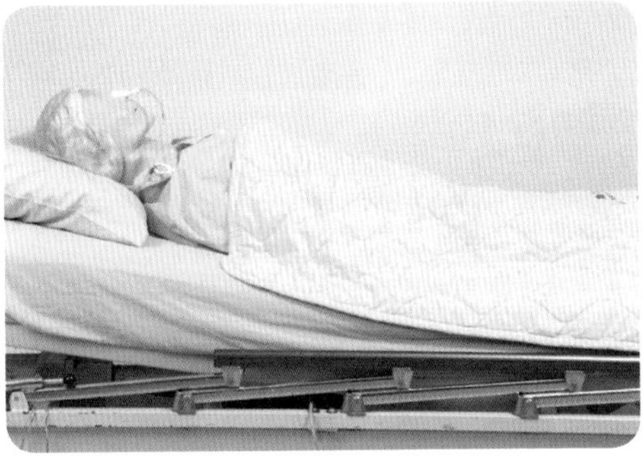

1. 雙手清洗乾淨，協助患者坐起來（或將床頭抬高45度以上），將衛生紙放在臉頰下，保持清潔。

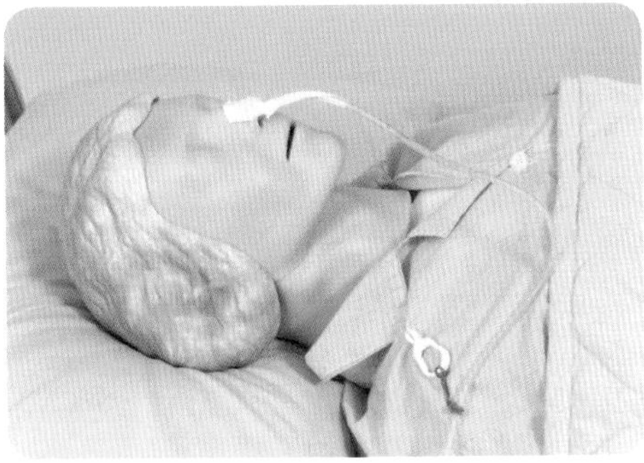

2. 檢查鼻胃管的固定記號，確定鼻胃管在醫護人員指示的刻度，未脫出（一般是固定於60公分）。

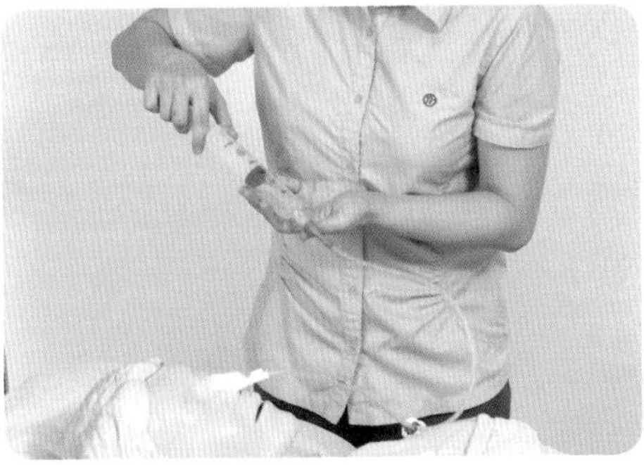

3. 灌食前先反抽，反抽物少於50cc才可灌食，若在50cc以上，延後30分鐘再灌食。反抽物若呈黃綠色、白色或透明色，可灌回胃內，並灌入20～30cc溫開水；若是咖啡色則丟棄不再灌回，假使持續反抽出咖啡色液體則需就醫處理。

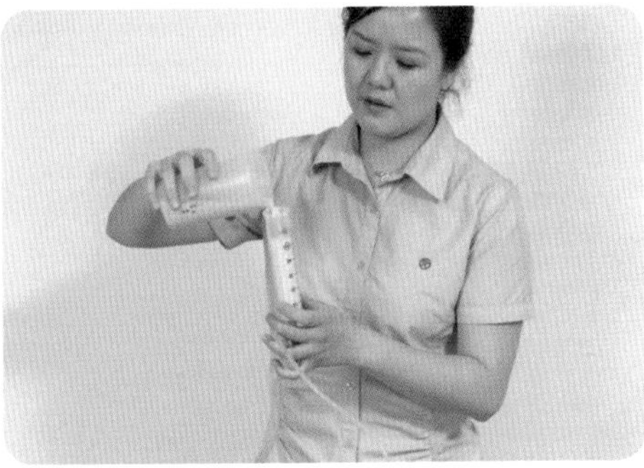

4. 將管灌飲食倒入空針，空針提高30～45公分慢慢推入，速度不宜過快，每次灌食量不超過350cc（含水）。

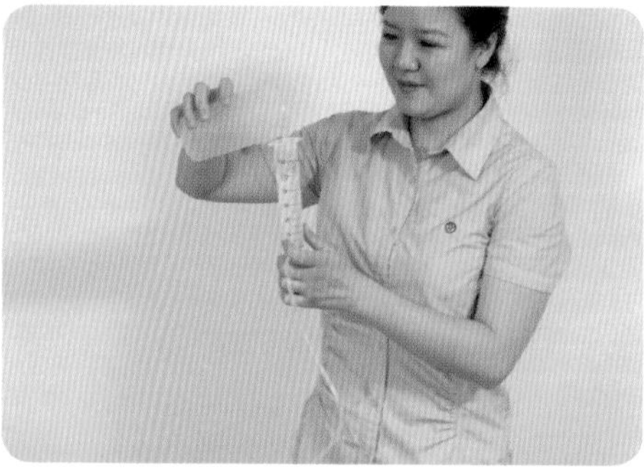

5. 每次灌食時間不可少於15～20分鐘，灌食後，應灌入50cc溫開水沖淨鼻胃管。

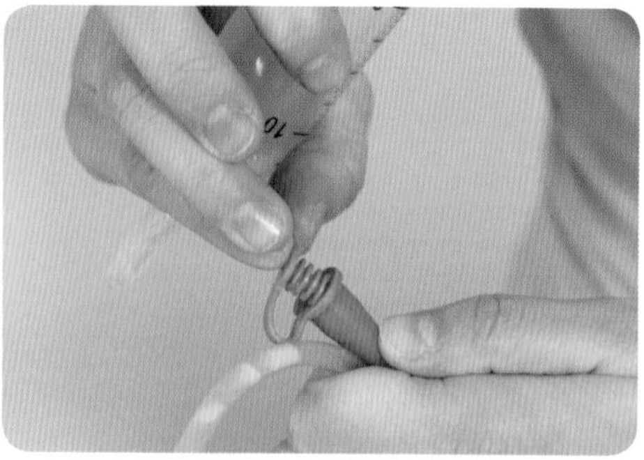

6. 空針取下時，應立即蓋住蓋子，避免空氣進入胃部。

※氣切管圖片取自《圖解居家長期照護全書》原水文化出版。

注意事項

- 灌食中若出現異常現象，如咳嗽不止或呼吸變化，應立即停止灌食，聯繫居家護理師或儘速送醫。
- 灌食後30分鐘內不要立刻平躺、翻身及拍痰，應保持坐姿或床頭抬高至少30分鐘。
- 灌食空針每次使用後要以溫開水清洗。
- **每日口腔清潔**：每日早上清潔口腔及鼻腔時，並更換紙膠將鼻胃管黏貼於不同位置處，避免鼻部皮膚發紅破皮。
- **更換紙膠**：患者洗澡時、鼻水分泌多時、鼻部易出油者，都需立即更換紙膠，以免鼻胃管滑脫。
- **餵食**：餵食完畢請將鼻胃管置於胸前，方便觀察。
- **翻身**：翻身時先將鼻胃管置於胸前，再做翻身動作。
- **坐立**：當要坐起時，先將鼻胃管牢貼固定，可置於肩上或耳後，切勿將管路垂直懸於胸前，以免滑脫。
- **洗澡更換衣物**：為患者洗澡或穿脫衣服時，請先檢查鼻胃管有無貼牢，並擺放在耳後固定。（延伸閱讀《圖解居家長期照護全書》原水文化出版）

◎ 導尿管照護

▶準備用品

尿布或看護墊、防水布單、毛巾、肥皂、檢診手套、沖洗壺（小茶壺或小可愛）、溫水。

▶執行步驟

雙手洗淨，並戴上手套，將排泄物清理及消毒乾淨之後，接著依照男生或女生不同的生理構造，將導尿管依下列教學步驟執行照護：

※男生執行步驟

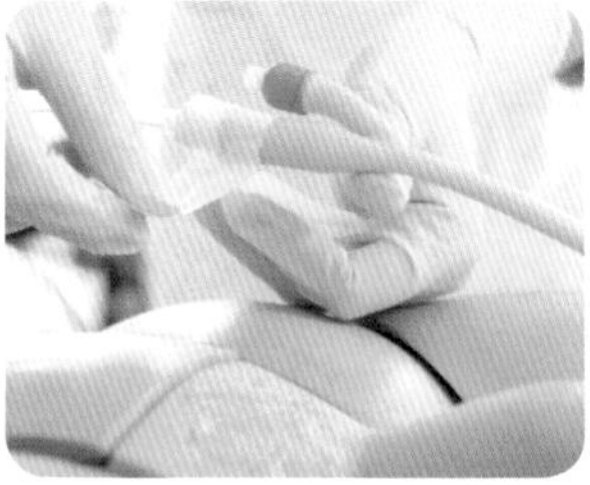

1. 取紙膠的中段，黏住尿管一圈（紙膠結合處建議黏住約0.2公分，避免管線磨擦肌膚），再黏貼固定於皮膚上。

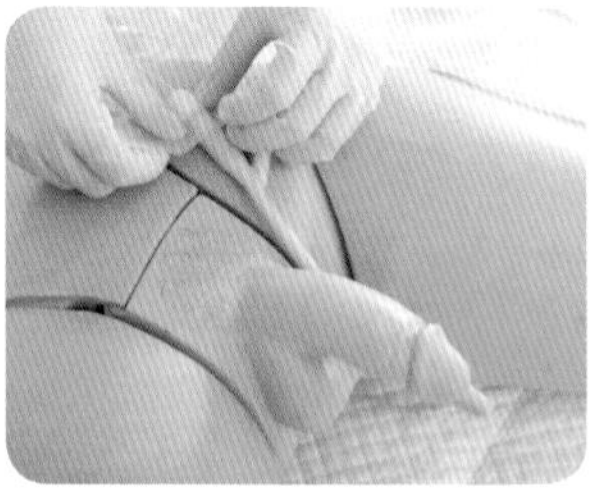

2. 男性尿管均固定於下腹部，尿管固定時勿拉扯或過緊。

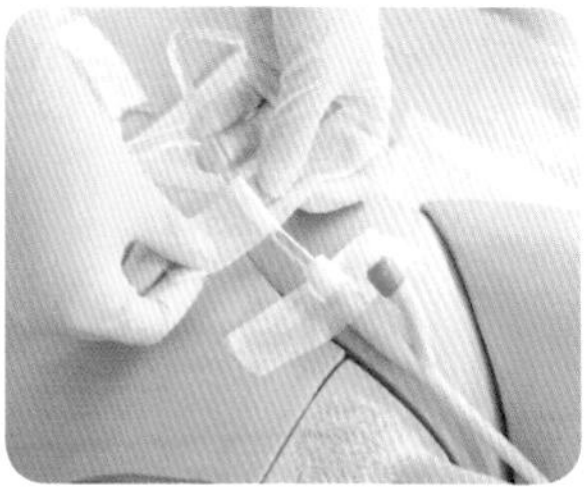

3. 紙膠固定位置為尿管與尿袋交接處，先上下黏貼二條紙膠。

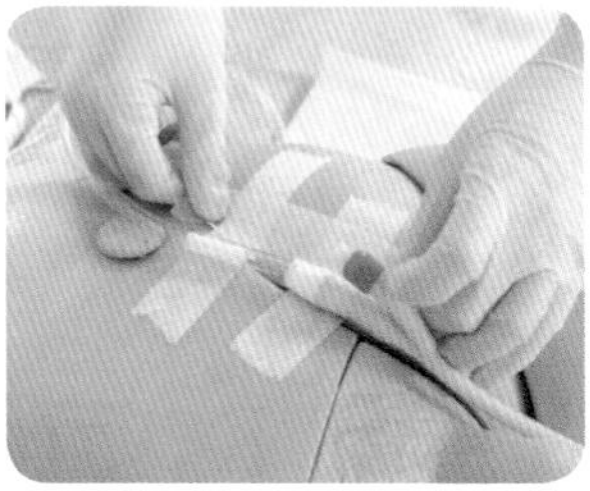

4. 接著以井字型黏貼法固定（紙膠黏貼必須維持平衡）。

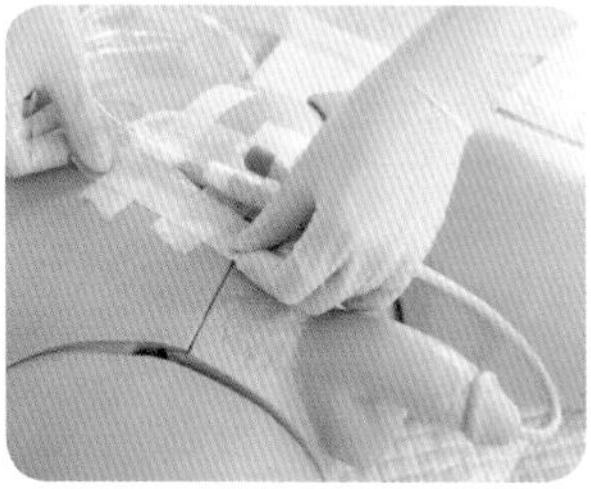

5. 完成井字型黏貼固定法（紙膠長度要維持相同）。

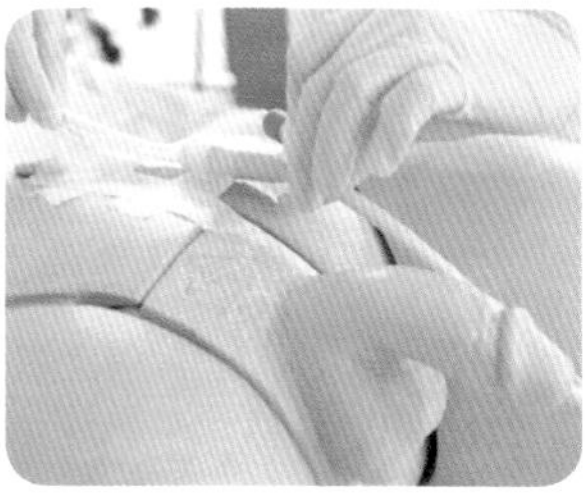

6. 固定完成後，檢視尿管有無緊貼皮膚。

※女生執行步驟

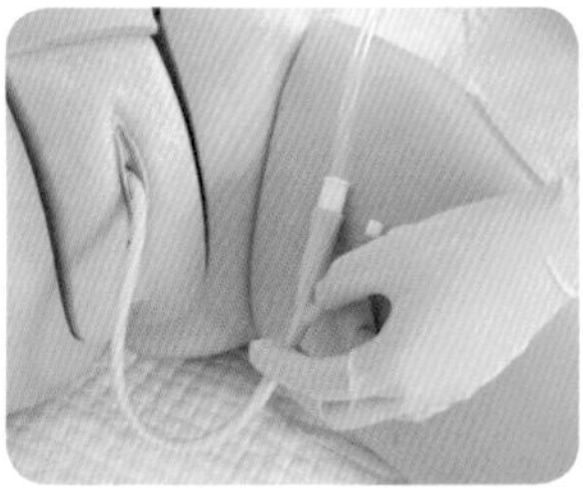

1. 女性的尿管是固定大腿內側。尿管固定時，勿拉扯或過緊（尿袋需擺放與固定尿管位置同側）。

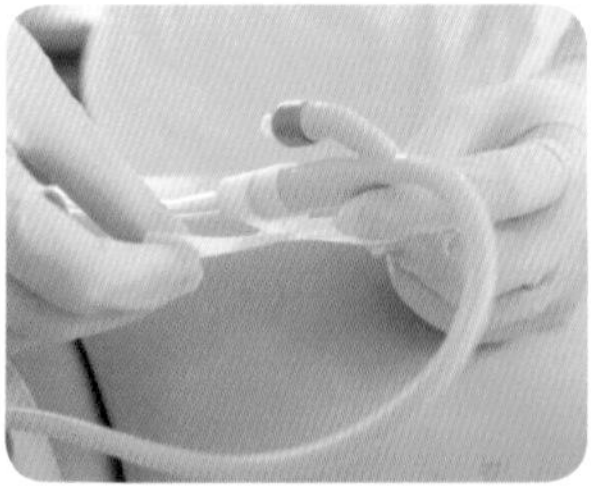

2. 取紙膠的中段，黏住尿管一圈（紙膠結合處建議黏住約0.2公分，避免管線磨擦肌膚），再黏貼固定於皮膚上。

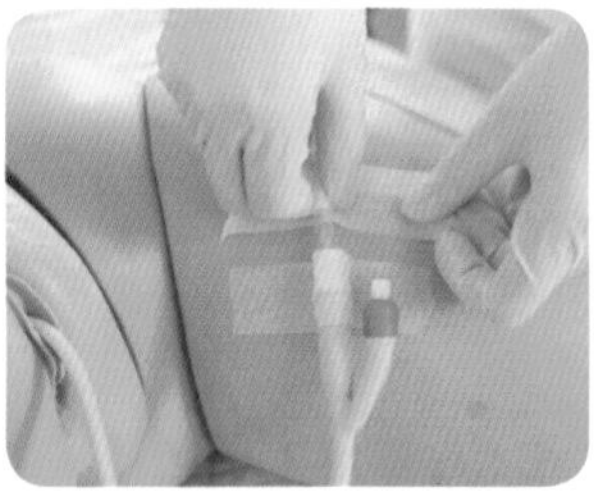

3. 紙膠固定位置為尿管與尿袋交接處，先上下黏貼二條紙膠。

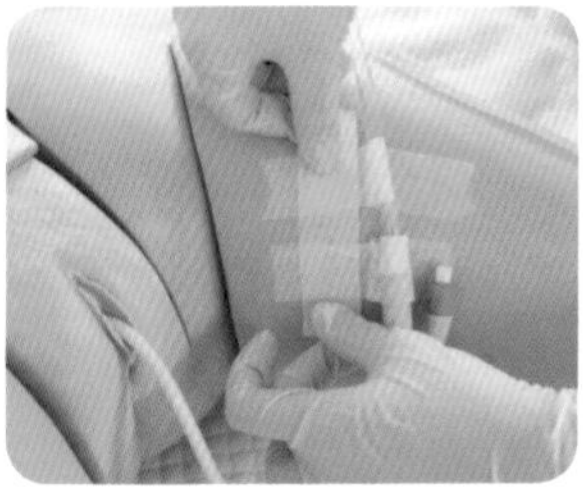

4. 接著以井字型黏貼法固定（紙膠黏貼必須維持平衡）。

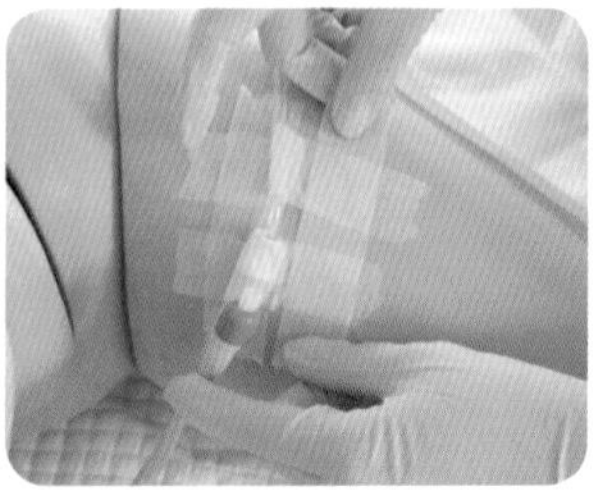

5. 完成井字型黏貼固定法（紙膠長度要維持相同）。

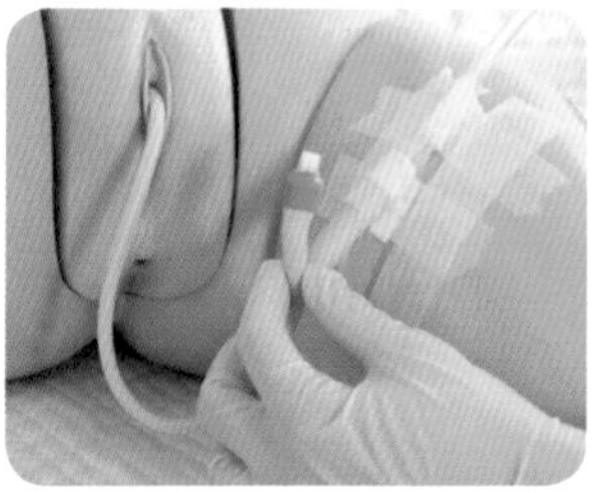

6. 固定完成後，檢視尿管有無緊貼皮膚。

注意事項

1. 降低尿路感染的措施

- 每日最少清潔會陰一次，若陰道分泌物多時及排便後，應增加清潔的次數。
- 尿袋高度應低於病人的膀胱位置（在腰部以下）、尿袋之積尿不可太多（不超過尿袋一半），一天至少要倒4～5次，以防尿液回流造成發炎。

- 尿袋不可置放於地上，以減少污染。
- 為了避免感染及導尿管阻塞，每天飲水量建議達2000c.c.、每天尿量達1500～2000c.c。心臟、腎臟疾病或限水等病人，請依醫師建議飲水。
- 補充蔓越莓濃縮錠劑或富含維生素C的食物（如柳橙、芭樂），可減少細菌繁殖，並依醫療人員的建議維持足夠的營養增強抵抗力，以降低感染的發生率。

2. 維持尿路通暢

- 臥床病人應經常翻身、活動，可減少尿液混濁避免尿管阻塞。長期留置尿管者建議每日擠壓尿管如右圖，避免沉澱物阻塞導尿管，可配合每次翻身時執行（一天至少5～6次）。

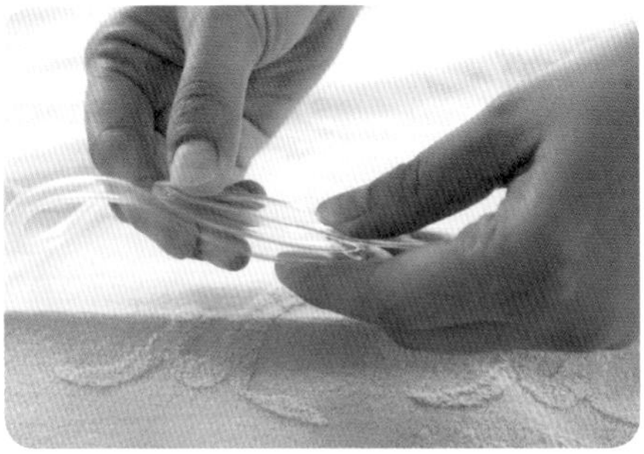

▲ 翻身、活動後應檢查導尿管避免受壓及扭曲。

3. 移位造成導尿管滑落

- 可用別針固定尿袋於褲管或用絲襪固定導尿管於大腿，尿袋不可拖地。

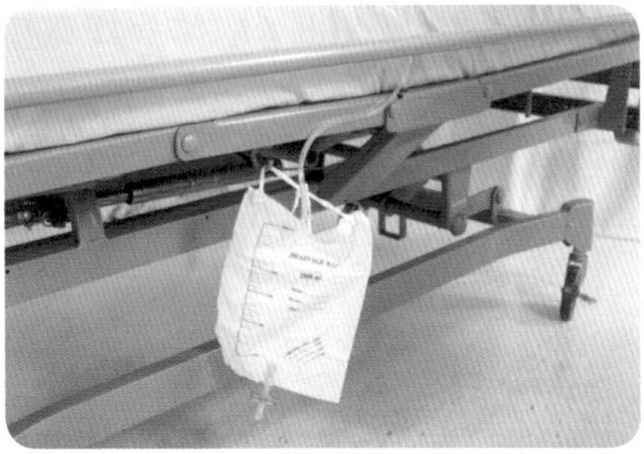

▲ 移位前先將尿袋尿液倒空，避免重力牽扯滑落及尿液回流至膀胱。

4. **異常狀況處理**

- 更換新的導尿管或不小心拉扯到導尿管都可能有輕微出血現象，但很快就會停止，可密切觀察並建議多飲水，以防止血塊阻塞導尿管，若出血不止，建議就醫處理。
- 每日觀察尿量多寡、顏色及尿液是否混濁，若尿量突然減少，顏色變深或尿液混濁時，則建議就醫。
- 若有滲尿情形，可能因導尿管阻塞或其他原因引起，可觀察滲尿情形並加強擠壓導尿管。
- 導尿管若不慎滑出可暫時包尿布，並速就醫或與醫療人員連絡。

◎ 壓傷傷口照護

▶準備用品

無菌棉棒、無菌生理食鹽水、優碘藥水、無菌紗布、紙膠、醫護人員建議之藥膏或敷料。

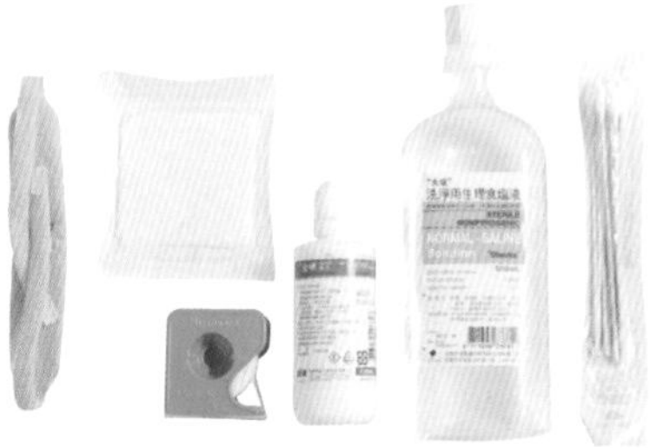

▶執行步驟

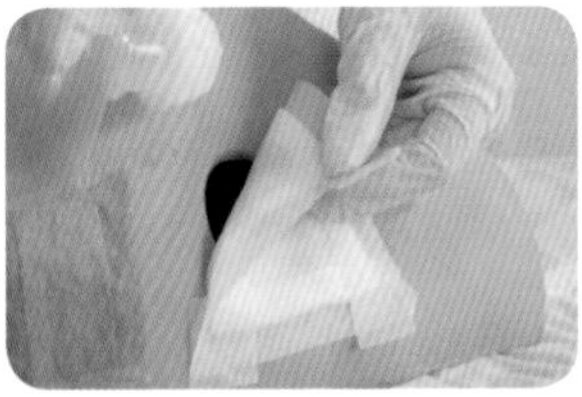

1. 戴上手套輕輕撕除膠布（平行180度移除），移除患者傷口上舊敷料。

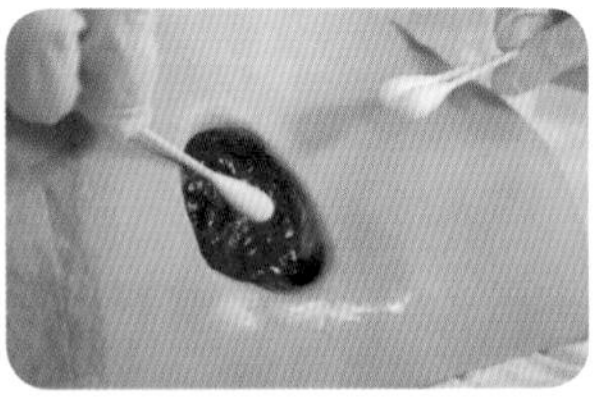

2. 先以無菌棉棒沾無菌生理食鹽水，從傷口由內往外（以螺旋狀塗擦）。

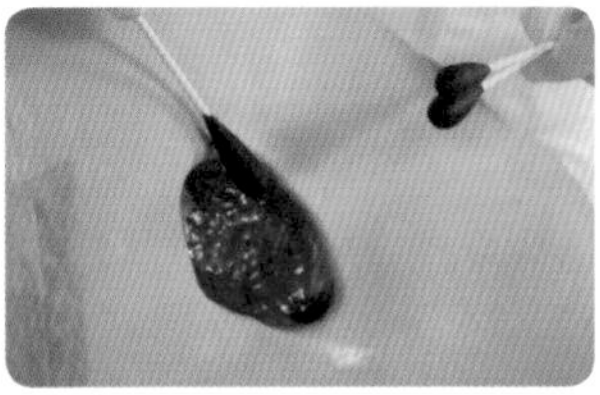

3. 再取無菌棉棒沾優碘藥水，從傷口由內往外清潔至傷口外圍5公分的地方。

PART3・居家生活照護

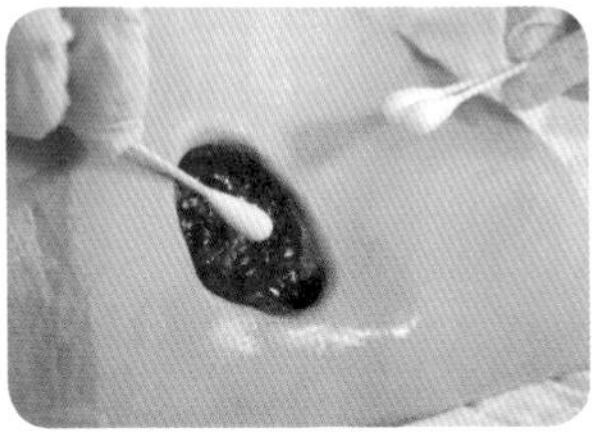

4. 再取無菌棉棒沾生理食鹽水拭除優碘，必要時再使用醫護人員建議的藥膏或特殊敷料。

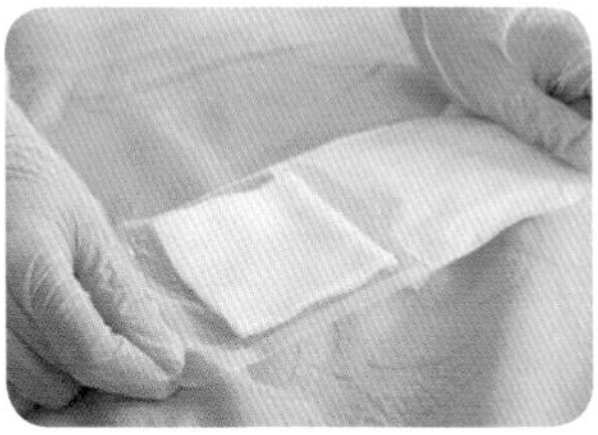

5. 取一塊適合傷口大小的紗布，並以無菌方式打開。

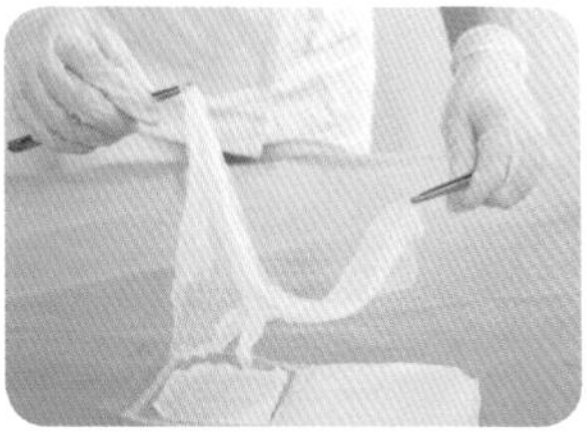

6. 將無菌生理食鹽水滴於紗布上，並使用無菌鑷子將紗布攤開，並擰乾（以不滴水為原則）。

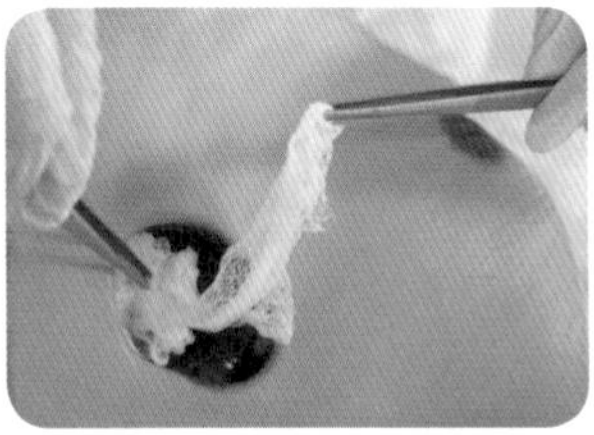

7. 將濕紗布以無菌方式填塞至傷口，由內至外，勿過緊或過鬆。

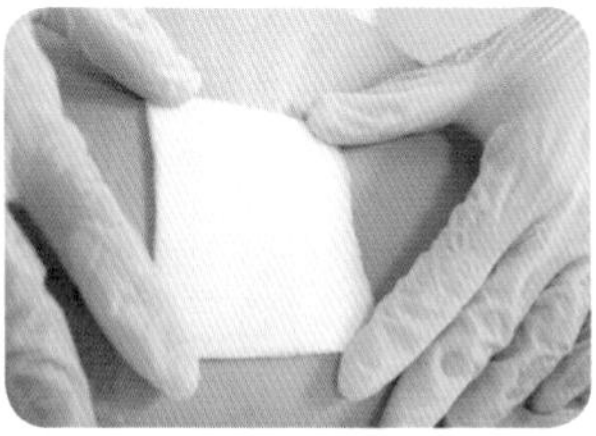

8. 將無菌紗布覆蓋在傷口上面。

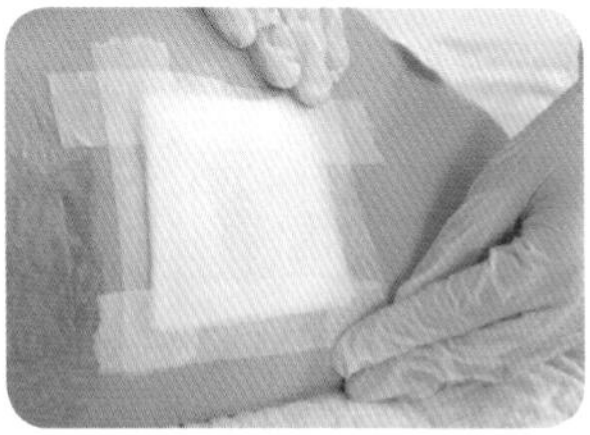

9. 紗布四周均需貼上紙膠固定（傷口勿直接暴露於空氣中）。

注意事項

- 傷口若是還存在舊敷料沾黏，可先用無菌生理食鹽水沖濕後，再取下。
- 觀察傷口的大小、顏色及分泌物，並將變化記錄下來。
- 棉棒一支只能用一次，清潔範圍至傷口外圍5公分的地方，重複清潔至傷口乾淨無附著物。

注意事項

- 接觸傷口的棉棒、藥水必須維持無菌，請注意換藥的技術及物品的保存方式與日期。
- 若壓傷傷口擴大、特殊異味或紅腫、熱痛時，應返院檢查與處理。
- 壓傷在皮膚上最初的表現為發紅或長水泡。若皮膚發紅未破損可用微溫的毛巾輕按發紅部位，反覆3～4次，可促進血液循環，最後以「乾毛巾」擦乾水分。若已長水泡勿任意弄破，需用消毒紗布敷在患部，每天至少換一次。
- 如果壓傷的部位在薦骨，可利用生理用衛生棉重疊在紗布上，可避免患部受到排泄物汙染。

傷口照護新觀念

隨著科學進展，許多關於傷口照護的傳統觀念已陸續被推翻！

問：**傷口需以雙氧水、酒精、優碘等消毒劑清潔才能避免感染？**

答：消毒劑會破壞傷口自癒之肉芽組織，影響癒合。若無明顯髒污之傷口，以生理食鹽水清洗即可；就算有髒汙之傷口，在使用優碘溶液消毒消毒後，仍需使用生理食鹽水沖洗掉消毒劑。

問：**傷口需保持乾燥，才能結痂癒合？**

答：適度的保持濕潤，反而能讓傷口的細胞更快再生。使用具有保濕效果的敷料，比起傳統的紗布或OK繃更能加速癒合。

問：**傷口必須要塗上抗生素藥膏再覆蓋，才不會感染？**

答：只要傷口沒有死腔，能適當引流，並適時移除污物，感染的風險並不大。塗抹抗生素藥膏會影響癒合，不如使用含銀離子等抗菌成份的敷料。

問：**傷口越常換藥就會恢復的越好？**

答：若傷口沒有感染（流膿、腫痛、異味等），只要保持清潔，等敷料已潤濕髒污時更換即可，過度換藥反而不利傷口癒合。

緊急狀況處理

◎ 喘

病患忽然呼吸急促時，可先鼓勵患者咳痰，或使用抽痰機抽痰。居家備有氧氣機則應先給患者氧氣，並視情況就醫處理。若呼吸有明顯異音，吸不到氣，可能是氣道異物阻塞，需使用哈姆立克急救法。

哈姆立克急救法：站在患者背後，腳步成弓箭步，前腳在患者雙腳間，兩手環繞其腰部，一手握拳，大拇指側與食指側對準患者肚臍及胸骨劍突之間，另一手握緊拳頭，快速往內往上擠按，使橫隔膜突然向上壓迫肺部噴出阻塞氣管內之異物。

◎ 發燒

先評估室溫是否悶熱，可先調整室溫（開窗戶或冷氣），減少被蓋，或使用冰枕，以溫水擦拭身體，並每30分鐘測量一次體溫。以上處理都無法讓患者的體溫降緩，則需就醫處理。

回診注意事項

1. 若需以輪椅載送，可運用身心障礙手冊，聯絡復康巴士運送（依身障手冊等級，最好提早預約），但車上至少需要一位家人陪同。
2. 就診記得要帶身分證、健保卡、身心障礙手冊、日常身體狀況記錄本等。
3. 政府機構已與大型計程車隊公司合作，推出「電動坡道無障礙計程車」，並對司機進行攙扶、協抱等訓練，以幫助行動不便的患者，只要以手機直撥55688按9，或撥市話405-88888按9洽詢，就能預約「愛心服務專車」服務。

運用中醫按摩活化經絡

患者除了接受針灸及積極復健之外，照護者在家中對患者做適當推拿按摩，會有助於活化患者的經絡。

醒腦開竅	掐四神聰法、內關三陰交按法、按完骨翳風法
吞嚥困難	按上、下關法
構音困難	按廉泉、啞門法
上肢無力	推上肢三陽法、推上肢三陰法
下肢無力	股內側揉捏法、揉足三里、小腿內側揉捏法、環跳按法、推股後法、拿崑崙法
頸背部無力	推大椎、陽關法

◎ 醒腦開竅

先評估室溫是否悶熱，可先調整室溫（開窗戶或冷氣），減少被蓋，或使用冰枕，以溫水擦拭身體，並每30分鐘測量一次體溫。以上處理都無法讓患者的體溫降緩，則需就醫處理。

掐四神聰法

● 穴位

位於頭頂正中，百會穴前後左右各相去一寸處，共計四穴。

● 效用

頭痛、眩暈、癲狂、癇症、失眠、中風、腦炎後遺症、內耳眩暈症。

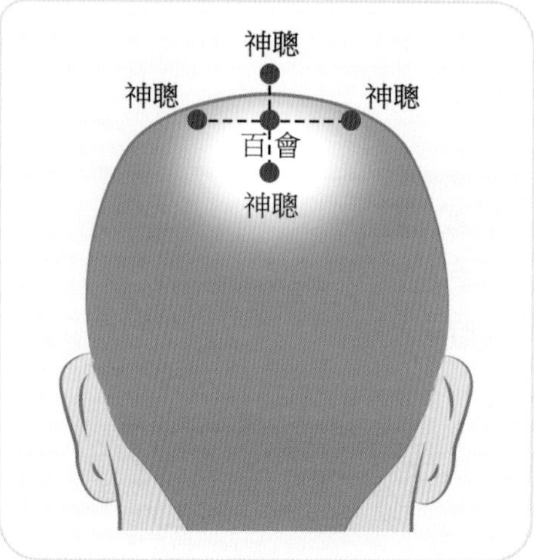

內關三陰交按法

內關

● 穴位

前臂掌側，腕橫紋上2寸。

● 效用

冠心病、心肌炎、心絞痛、心肌梗死、心律失常、高血壓、休克、頭痛、腦動脈硬化、中風、心力衰竭、失眠。

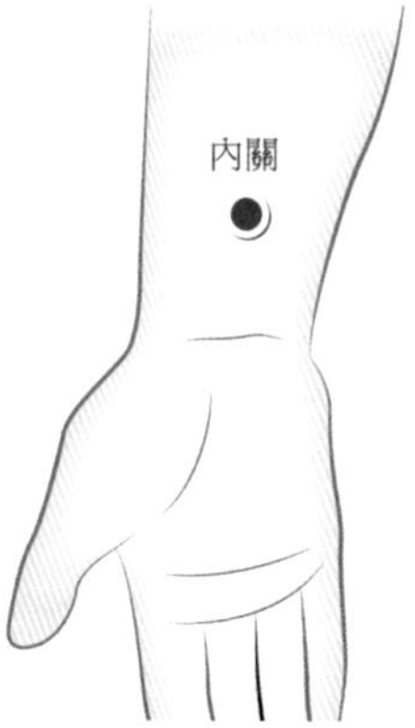

三陰交

● 穴位

內踝尖上直上3吋，約4指幅寬，按壓有一骨頭為脛骨，此穴位於脛骨後緣靠近骨邊凹陷處。

● 效用

脾胃虛弱、消化不良、腹脹腸鳴、腹瀉、水腫、小便不利、失眠、高血壓病等。

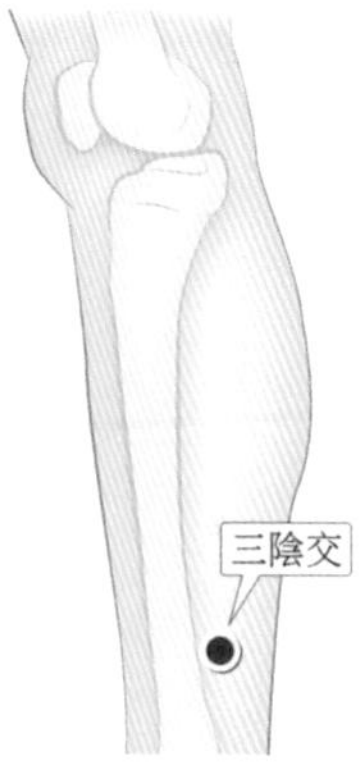

按完骨翳風法

完骨

● 穴位

頭部耳後乳突後下方凹陷處。

● 效用

失眠、面癱、流行性腮腺炎、腦癱。

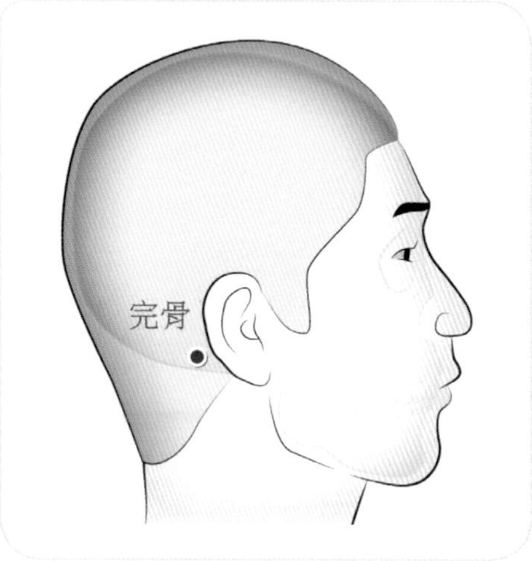

翳風

● 穴位

耳垂後耳根部，顳骨乳突與下頜骨下頜支後緣間凹陷處。

● 效用

面癱、腮腺炎、聾啞、顳頜關節痛。

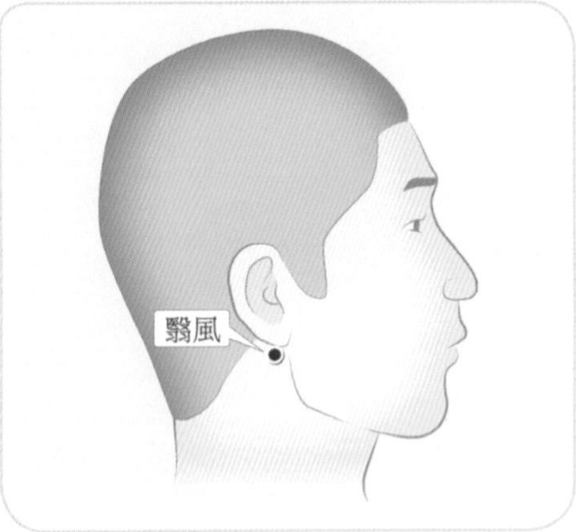

◎ 吞嚥困難

按上、下關法

上關

● 穴位

位於耳前，當顴弓的上緣凹陷處。位於頭部側面，在戴眼鏡臉側中央骨窪處即是。

● 效用

耳鳴、耳聾、目眩、青盲、 目、上齒齲痛、口噤不開、偏風、口眼歪斜、偏頭痛、寒熱痙引骨痛。

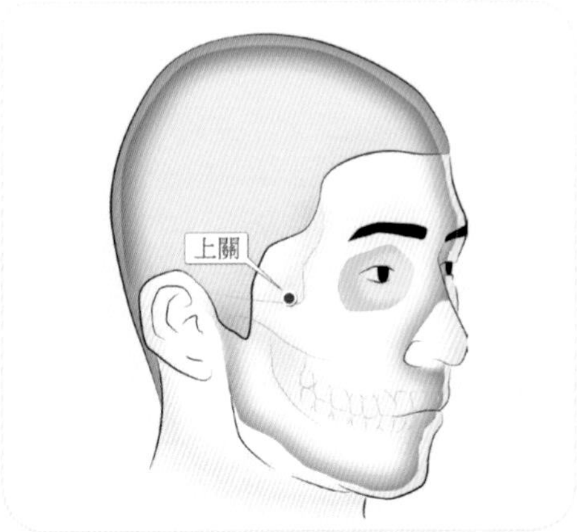

下關

● 穴位

面部耳前方，在顴弓與下頜所形成的凹陷中。張口時下頜骨往前移，凹陷即消失。

● 效用

三叉神經痛、面神經麻痹、中耳炎、顳頜關節炎。

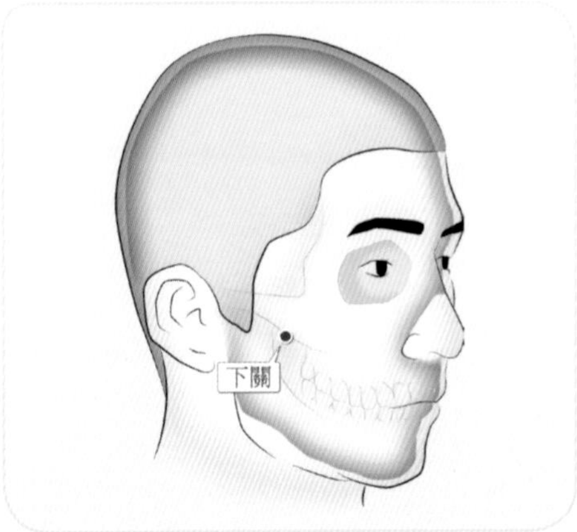

◎ 構音困難

按廉泉、啞門法

廉泉

● 穴位

頸前正中線喉結正上方，舌骨上緣凹陷處。當下頦正中與喉結連線的中點。其上方為舌根。

● 效用

咽炎、聲門肌痙攣、軟齶麻痹、假性球麻痹、失語、扁桃體腫痛、急性腮腺炎。

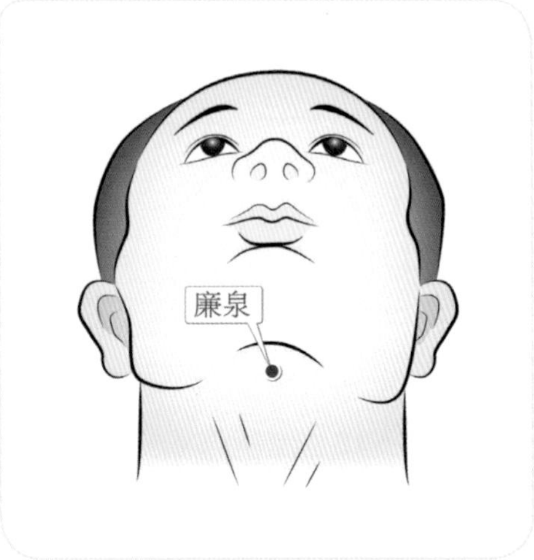

啞門

● 穴位

項部正中線後髮際直上0.5寸凹陷處，其深部約當第一頸椎（環椎）後弓與第二頸椎棘突之間。

● 效用

聾啞、失語、癱瘓、神經性嘔吐、癲癇、精神分裂症、破傷風。

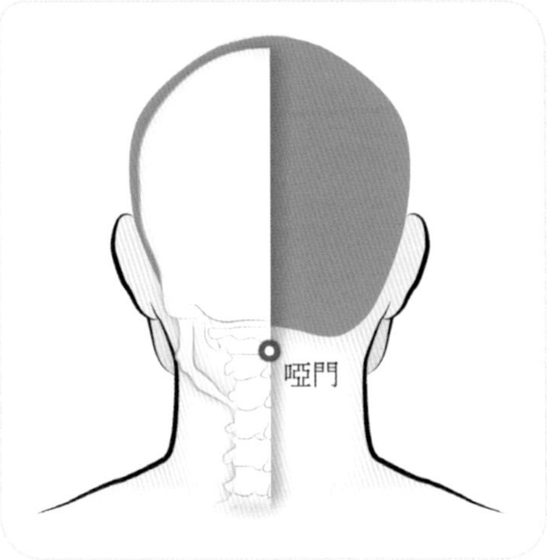

◎ 上肢無力

推上肢三陽法

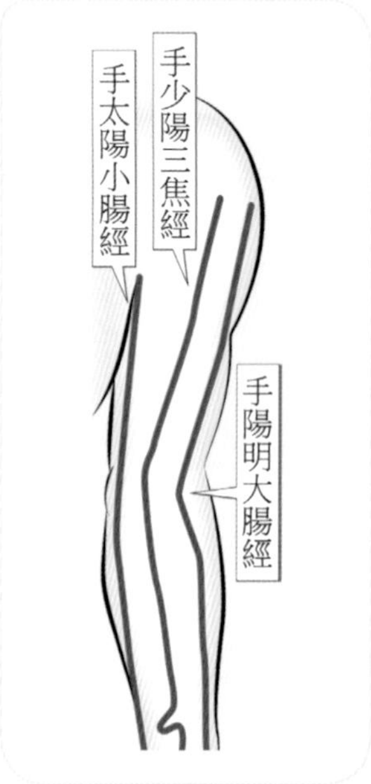

手三陽經

● 穴位

即手陽明大腸經、手太陽小腸經，手少陽三焦經。它們的循行方向均由手部經過上肢伸側抵止於頭部。

● 效用

手陽明大腸經：頭面五官疾患、咽喉病、熱病、皮膚病、腸胃病、神志病等及經脈循行部位。

手少陽三焦經：主治胸、心、肺、咽喉病症，某些熱性病症和本經所經過部位之病症。

手太陽小腸經：主要表現為咽痛、頷腫、耳聾、目黃和肩部、上肢後邊內側本經脈過處疼痛等。

推上肢三陰法

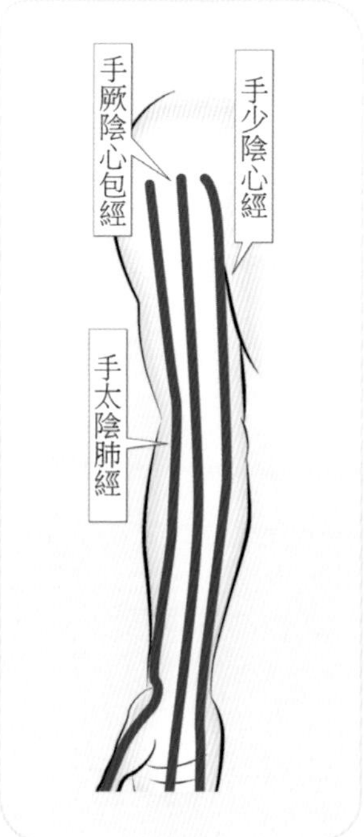

手三陰經

● 穴位

手太陰肺經、手少陰心經、手厥陰心包經。它們的循行方向均由胸部經過上肢屈側抵止於手部。

● 效用

手太陰肺經：主治咳、喘、咳血、咽喉痛等肺系疾患，及經脈循行部位的其他病證。

手少陰心經：咽幹、渴而欲飲、脅痛、手臂內側疼痛、掌中熱痛、心痛、心悸、失眠、神志失常。

手厥陰心包經：目黃、胸脅脹滿、腋腫、臂和肘部拘攣、手掌熱、心悸、心煩、心痛、面赤、癲狂。

◎ 下肢無力

股內側揉捏法

● 穴位

揉捏陰廉、足五里、陰包、血海、陰陵泉等穴位。

● 操作方法

1. 體位仰臥位。
2. 操作者以兩手四指置於股內側上方陰廉、足五里穴處，自上向下進行揉捏，經過陰包到陰陵泉穴止。
3. 自上向下揉捏時手法應緩慢而有力。
4. 沿經穴位陰廉、足五里、陰包、血海等處應配合按法。反覆操作數次。
5. 術時下肢酸、脹，有放射性溫熱感；術後胸腹舒適，頭腦清爽。

● 效用

溫通經脈、活血化瘀。

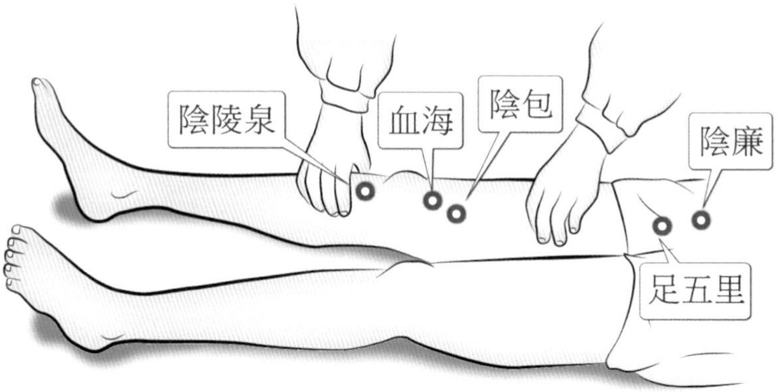

揉足三里

●穴位

膝蓋下緣外側凹陷處直下3寸（約四根手指寬）。

●操作方法

1. 每天用大拇指或中指按壓足三里一次，每次每穴按壓5～10分鐘，每分鐘按壓15～20次。
2. 注意每次按壓要使足三里穴有針刺一樣的酸脹、發熱的感覺。

●效用

治療急慢性胃腸炎、痢疾、腸梗阻、肝炎、高血壓、高脂血症、冠心病、心絞痛、支氣管炎、腎炎、腎絞痛、膀胱炎、休克、失眠等。

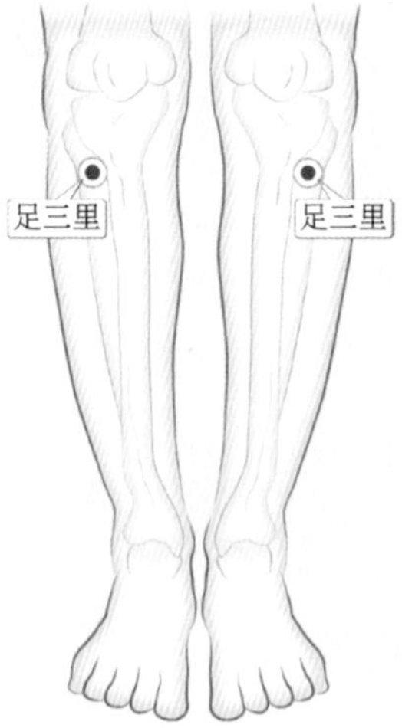

小腿內側揉捏法

●穴位

揉捏陰陵泉穴、經地機、漏穀、三陰交至踝下照海穴、然穀、至隱白穴止。

●操作方法

1. 仰臥，兩下肢伸直。
2. 以兩手四指並置於小腿內側陰陵泉穴處，拇指置於股外側陽陵泉穴，自上向下逐漸下移。
3. 經地機、漏穀、三陰交至踝下照海穴處，再以四指摩動經然穀、至隱白穴止，並將足大趾向下按壓，反覆操作3～10分鐘。
4. 捏揉向下移動時應緩慢。在陰陵泉、地機、漏穀、三陰交穴位處應配合按法。

●效用

治頭昏、頭痛、胸悶、腹脹、腹痛、痛經、下肢麻木癱瘓、足跟腫痛、踝關節損傷等。

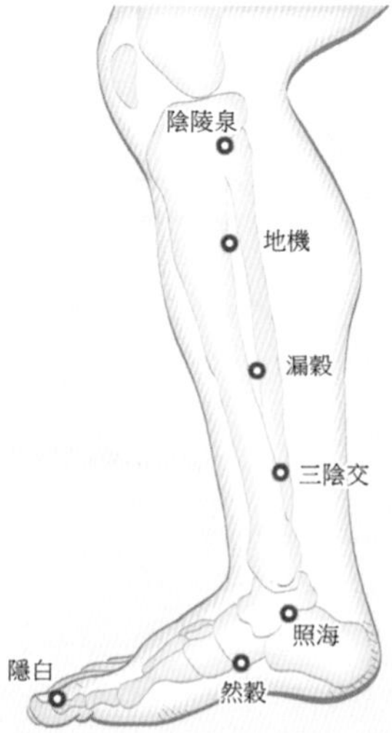

環跳按法

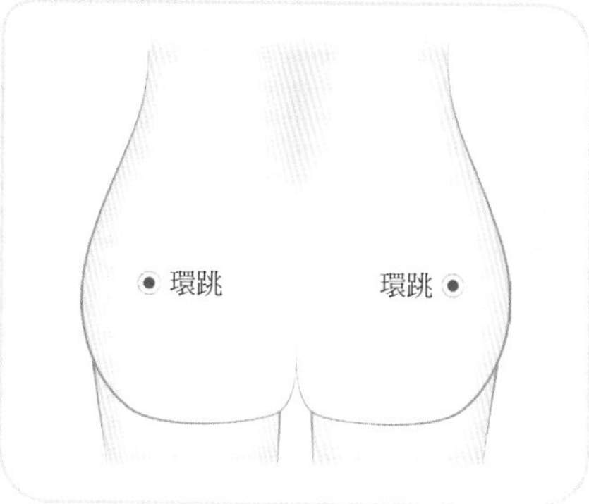

● 穴位

在臀外下部，當股骨大轉子最凸點與管裂孔連線的外1/3與中1/3交點處。

● 效用

腰腿痛、下肢痿痺、半身不遂。多用於坐骨神經痛、髖關節及周圍軟組織疾病等。

推股後法

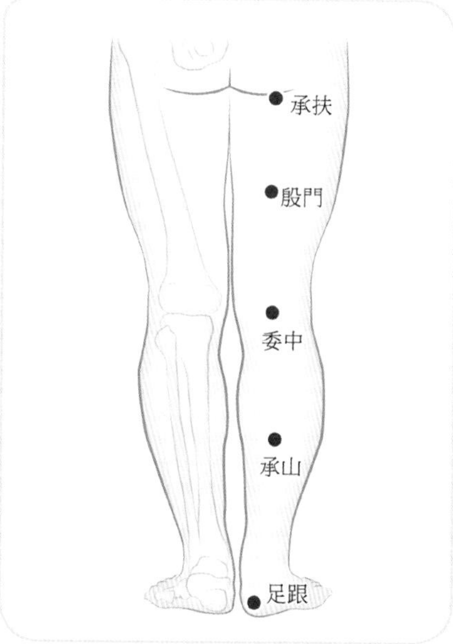

● 操作方法

1. 俯臥，踝下加墊。
2. 以兩手拇指掌側，對置於承扶穴處，自上向下沿股後正中線經殷門、委中、承山到足跟，反覆推動數次。
3. 推動時用力要均勻一致。推經穴位處時，用力稍重，以能耐受為度。術時有酸、麻、脹及放射性溫熱，術後下肢輕鬆有力。

● 效用

疏筋活絡、強健腰腿。

拿崑崙法

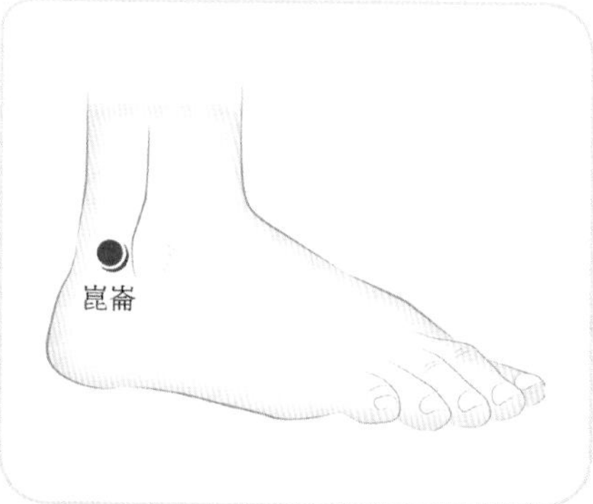

● 穴位

外踝尖與跟腱之間的凹陷處。

● 效用

頭痛、目眩、癲癇、難產、腳跟腫痛、腰痛、高血壓、眼疾、怕冷症、腹氣上逆、腸結石、下痢等。

◎ 頸背部無力

推大椎、陽關法

大椎

● 穴位

項背正中線第七頸椎棘突下凹陷中。低頭時，項後正中隆起最高且隨俯仰轉側而活動者為第七頸椎棘突。穴在其下方，當第七頸椎棘突與第一胸椎棘突間。

● 效用

發熱、中暑、感冒、流行性感冒、支氣管炎、哮喘、肺氣腫、肺結核、百口咳、破傷風、神經衰弱、頸椎病、上肢癱瘓、腦性癱瘓、扁桃體炎、咽炎。

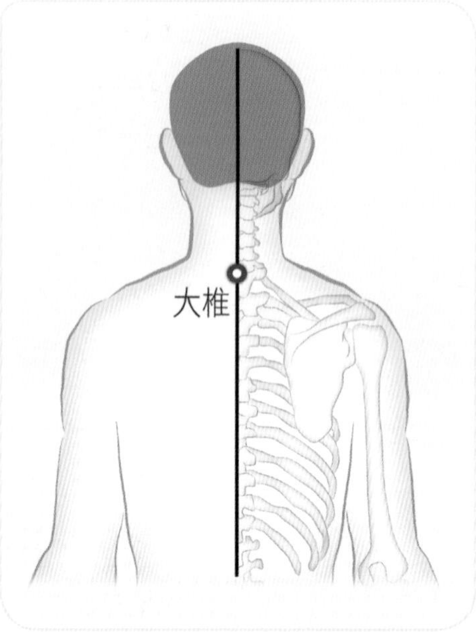

腰陽關

● 穴位

腰部，當後正中線上，第4腰椎棘突下凹陷中。

● 操作方法

用兩手手指指腹端按、揉壓此穴。每次2分鐘左右。

● 效用

腰骶疼痛、下肢痿痹、坐骨神經痛、盆腔炎等。

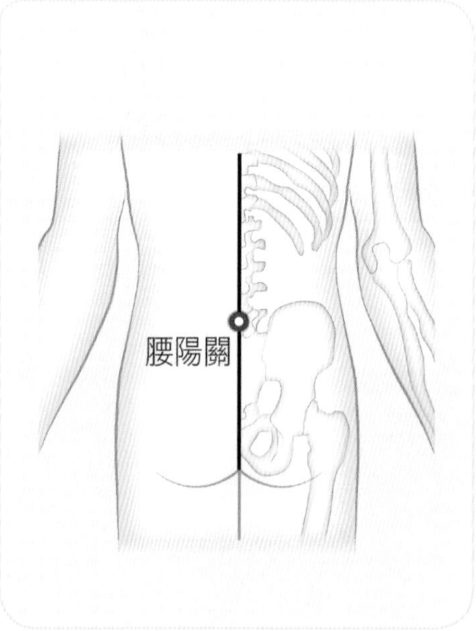

3-3 做家人的營養師

無論是正常人或是中風的患者，六大類的均衡飲食，都是維持身體健康最重要的原則。根據「每日飲食指南」的熱量需求與飲食建議份數，再依患者疾病狀況適當調整飲食內容物、質地與份量，來達到不同程度的營養需求。患者出院後的居家飲食，應選擇適當的食材，並考慮其吞嚥及咀嚼功能，利用不同的烹調方法，製作出適合患者吃的飲食。

建議的飲食原則

每日餐食必須包含全穀根莖類、豆魚肉蛋類、蔬菜類、水果類及適量植物油來達均衡飲食，而低脂乳品依患者平日對乳品的適應情形來決定，建議每天1.5～2杯。

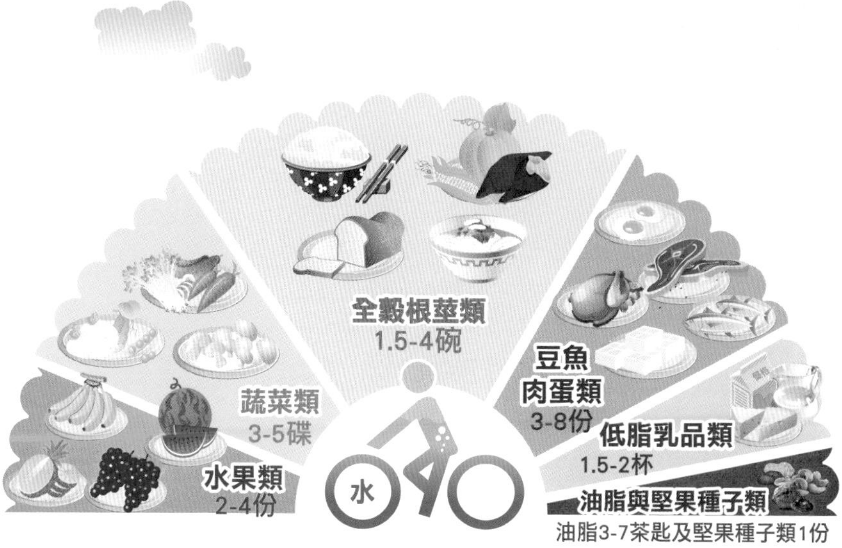
全穀根莖類
1.5-4碗
豆魚
肉蛋類
3-8份
蔬菜類
3-5碟
水果類
2-4份
水
低脂乳品類
1.5-2杯
油脂與堅果種子類
油脂3-7茶匙及堅果種子類1份

類別	份量	分量單位說明
全穀根莖類 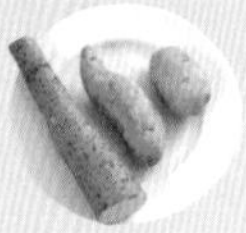	1.5～4碗	每碗：飯1碗（200公克） 或中型饅頭1個 或薄片吐司4片
豆魚肉蛋類 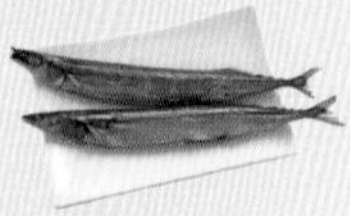	3～8份	每份：肉或魚類1兩（約35公克） 或嫩豆腐1塊（140公克）（盒裝） 或清豆漿1杯（260c.c.） 或蛋1個
蔬菜類 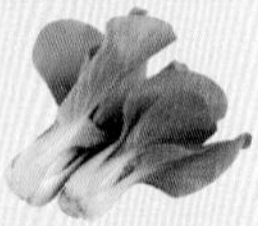	3～5碟	每碟：蔬菜3兩（約100公克）
水果類 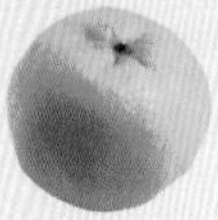	2～4個	每個：中型橘子1個（約150公克） 或葡萄10顆（約100公克）
油脂與堅果種子類 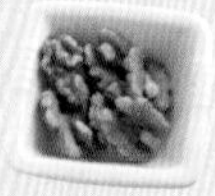	油脂3～7茶匙 堅果種子類1份	每茶匙：油1茶匙（5公克） 堅果種子類1份約7～8公克
低脂乳品類 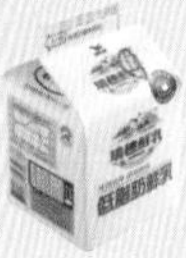	1.5～2杯	每杯：牛奶1杯（240c.c.） 或發酵乳1杯（240c.c.） 或乳酪2片（約45公克）

吞嚥不佳、容易嗆到，可以這麼做！

對吞嚥不佳，容易嗆到的患者，應避免清湯或水狀的餐點，應把食物調整成濃稠狀，再進食，可減少嗆到的情形發生。

對食慾、咀嚼吞嚥正常的患者，可規律吃三次正餐，食量不大者，應可適當補充點心。

對食慾不佳的患者，則採少量多餐，除了食用正餐之外，可補充肉粥、海鮮粥、餛飩麵、麵線、水餃、蒸蛋、布丁、豆花、紅豆湯等，來達到熱量的需求。

因為大部分的中風患者多有咀嚼、吞嚥的問題，因此，選擇質軟或切碎的菜餚，可幫他們得到適當的營養。食物的處理方式，可根據進食的情況，提供軟質、切碎、泥狀、半流質或全流質飲食。

軟質飲食

選擇質地柔軟，易咀嚼的食材，可切小塊烹煮成柔軟易咀嚼吞嚥。

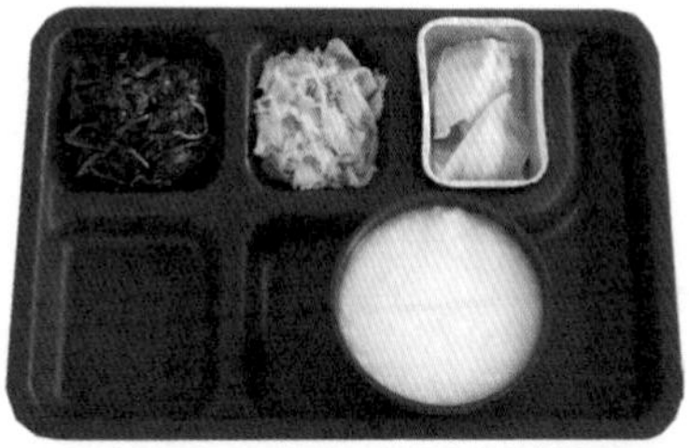

剁碎飲食

煮熟的食物可用食物調理機稍加打碎後供應。

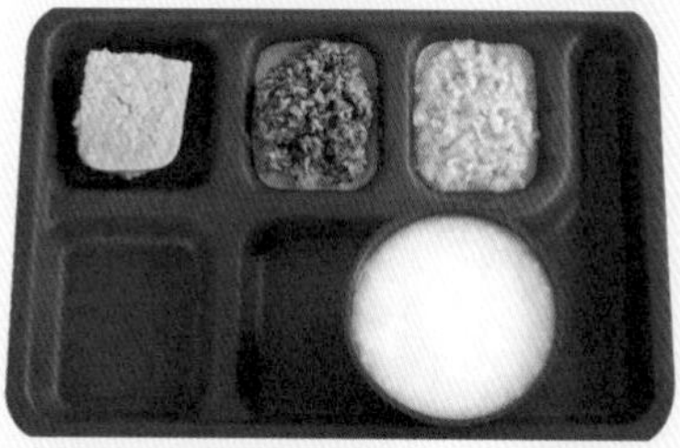

泥狀飲食

煮熟的食物可用食物調理機打碎成泥狀食物，如馬鈴薯泥、菜泥等。

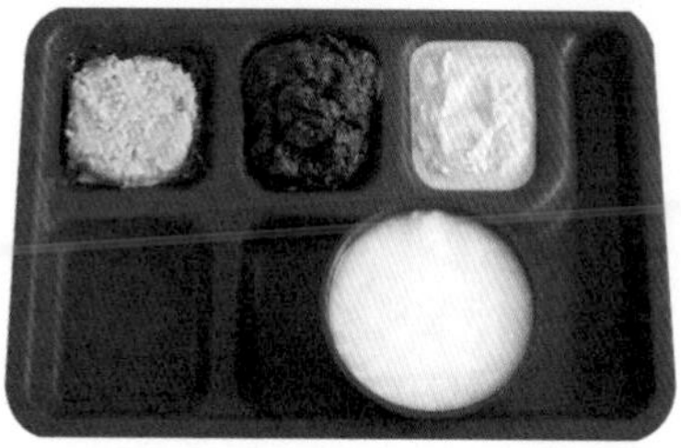

半流飲食

菜肉粥、湯麵（用碎肉、豆腐等與稀飯或麵條煮成粥狀之食物）。

雞肉豆皮粥

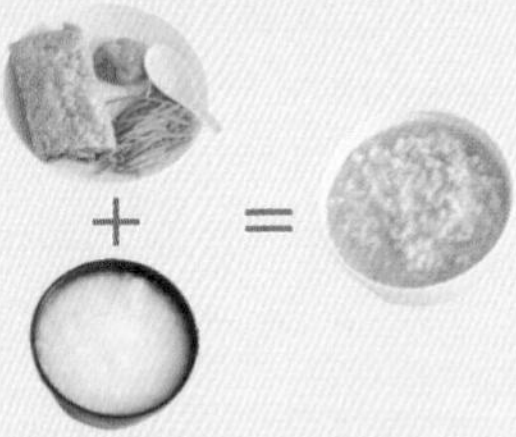

雞絞肉30g＋豆皮30g＋胡蘿蔔絲30g＋油2/3湯匙

豬肉蛋花粥

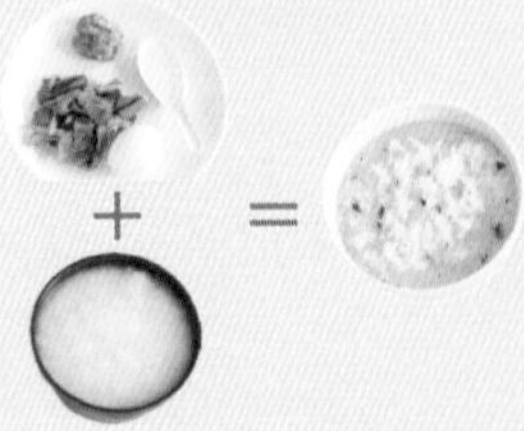

豬絞肉30g＋蛋1顆＋綠葉菜30g＋油2/3湯匙

鯛魚番茄麵

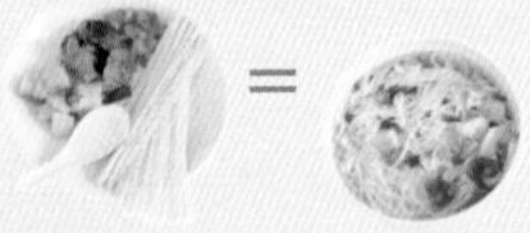

鯛魚片80g＋蕃茄20g＋綠葉菜20g＋油2/3湯匙＋乾麵條60g

全流飲食

將半流飲食經果汁機打成糊狀之食物。

鯛魚番茄麵

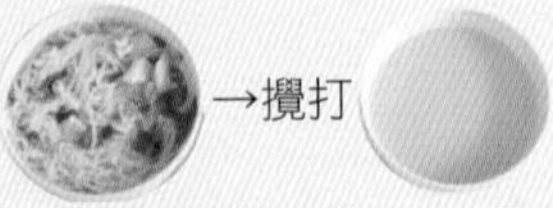

雞肉豆皮粥

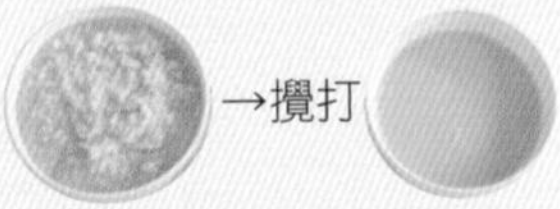

點心

配合少量多餐的原則，提供足夠的熱量及營養素。

杏仁茶

杏仁粉10g＋麥粉20g

芝麻豆漿

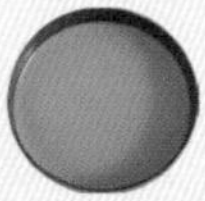

芝麻粉10g＋麥粉10g＋豆漿250ml

在食材方面，可選擇質軟、易於料理的營養食物。

1.**全穀根莖類**：稀飯、麵、麵線、麥片粥、馬鈴薯泥等。

2.**豆魚肉蛋類**：絞肉、無刺魚片、蛋、豆腐等。

3.**蔬菜類**：瓜類、嫩菜葉等。

4.**水果類**：熟的瓜類、水果泥或新鮮果汁。

烹調方式多利用滷、燉、煮、燜、燒等方式將菜餚煮軟，或將飯菜一起煮成菜肉粥。

合併其他病症的飲食

高血壓、高血脂、高血糖患者是發生中風的高危險群，因此在中風的治療過程，血壓、血糖和血脂肪的控制，相對非常重要。

1. **糖尿病：**六大類食物中會影響血糖的食物有全穀根莖類、水果類、低脂乳品類等，因此這三類食物的份量要控制，應遵照醫師、營養師的飲食建議，才能達到良好的血糖控制。

一般來說，可由熱量控制做起，可以利用下表，以患者的體重估算一天所需要的熱量。

熱量簡易估算法

活動量	正常體重
臥床	20～25大卡×目前體重
輕度	25大卡×目前體重
中度	30大卡×目前體重
重度	35大卡×目前體重
按上、下關法	推大椎陽關法

算出熱量需求後，營養師應根據患者的疾病狀況、飲食習慣、食物的喜好及飲食型態等，來決定適當的營養素分配，包括：蛋白質（12～20%）、脂肪（25～35%）、醣類（45～55%總熱量）；再轉換成食物及三餐中，如下表：

簡易食物代換表

主食一份（70大卡） 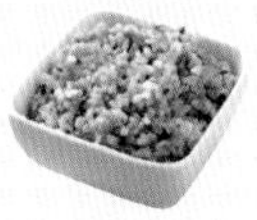	乾飯1/4碗（50公克）＝稀飯1/2碗（120公克）、玉米110公克、南瓜135公克、馬鈴薯100公克、麵條（乾）20公克、餃子（皮）3張、地瓜55公克、麥片2湯匙（25公克）、土司1片（30公克）、蘇打餅乾（小）3片、紅（綠）豆（去湯）3湯匙、小餐包1個（30公克）
低脂奶一份（120大卡） 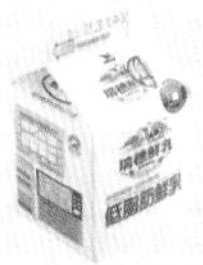	低脂鮮奶240c.c（120大卡）、脫脂鮮奶240c.c（80大卡）、低（脫脂）奶粉25公克（3湯匙）

低脂肉類一份 （55大卡） 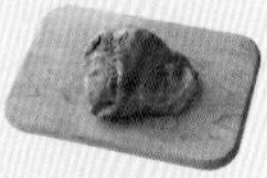	豬里肌肉1兩、魚類35公克、蛤蜊（中）20個、雞胸肉30公克、草蝦仁（小）6隻、棒棒腿（大）1/2隻、蛋白2個、明蝦1隻、牛腱35公克
中脂肉類一份 （75大卡） 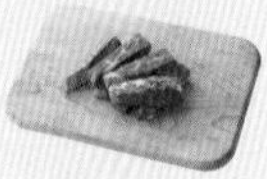	豬排肉1兩、魚（肉）鬆2湯匙、蛋1個、牛排35公克、雞翅40公克、虱目魚35公克、羊肉35公克
低脂豆類一份 （55大卡） 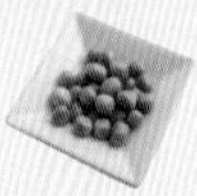	豆包4/5片、烤麩40公克、毛豆50公克、麵腸1/2條 臭豆腐1塊、豆漿260c.c
中脂豆類一份 （75大卡） 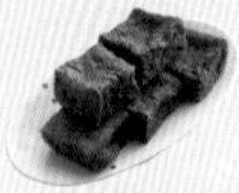	五香豆干1又1/2塊、豆腐1塊80公克、麵筋泡20公克、素雞3/4條、黃豆干1/2塊、豆簽20公克、三角油豆腐（小）2個55公克
水果一份 （60大卡） 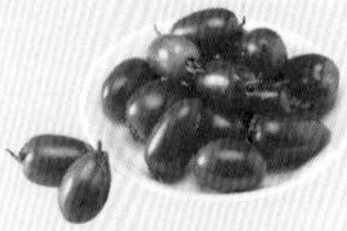	橘子1個、芒果（小）1個、櫻桃9個（90公克）、柳丁1個、草莓10個、桃子1個、哈密瓜1片255公克、蓮霧2個（180公克）、柿子（小）1個、鳳梨（100公克）、火龍果半顆、李子4個（14個/斤）、西瓜1片（半斤）、柚子（250公克）、奇異果1顆、小番茄15顆、梨（小）1個（140公克）、木瓜1/3個（190公克）、蘋果1個（130公克）、葡萄10粒、芭樂（小）1粒、香蕉1/2條（95公克）
油脂類一份 （45大卡） 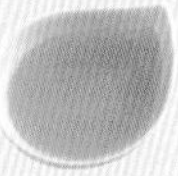	植物油1茶匙、美奶滋2茶匙、千島沙拉醬3茶匙、腰果5粒、花生10～13粒
鹽一茶匙 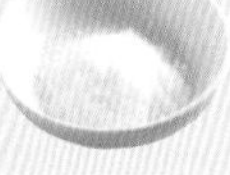	醬油1又1/3湯匙、味精5茶匙、烏醋2湯匙、蕃茄醬4湯匙

由於血糖會受含醣食物的影響，除了選擇患者進食的質地外，在含醣食物份量的控制上，更要謹慎的處理，並且要注意下列事項：

① **定期量體重**：至少一星期測量1次，監測患者體重變化，也是監測營養狀況的指標。

② **監測血糖**：從飲食記錄配合血糖數值，調整飲食以達到血糖控制的目標。

③ **控制含醣食物的攝入量**：定時定量，以穩定血糖變化，配合飯前、飯後的血糖監測，讓患者的營養與血糖控制，達到最佳狀況。

④ **適量水果**：對糖尿病患者而言，每天可以吃2份水果，1份水果約拳頭大小的水果或約八分滿碗的水果；有咀嚼困難的患者，可用果汁機攪打後飲用，盡量不過濾，這樣可以吃到較多的纖維。

2. **高血脂**：是指血中三酸甘油脂和膽固醇濃度高過正常值，此時飲食應予以適當調整，包括熱量、油脂型態、糖、精製澱粉與膳食纖維素等。飲食應以均衡飲食為原則，選擇多元及單元不飽和脂肪酸的植物油，可降低血膽固醇及三酸甘油脂。蛋白質食物則以白肉為主，如雞肉、魚肉等，豆類也是不錯的選擇；澱粉類食物則以全穀為主。

飲食的三大營養素比例分別是：蛋白質12～20%、脂肪25～35%、醣類45～55%總熱量。

高脂血症飲食應減少攝取飽和脂肪、精緻糕點、全脂奶、椰子油、棕櫚油等，應多攝取可以降血脂肪的食物，如膳食纖維、橄欖油、芥花油、深海魚類。

3. **高血壓**：目前有高血壓防治，首推「得舒飲食」，利用高鉀、高鈣、高鎂、低飽和脂肪酸的原則，強調高全穀類、多蔬果、多堅果的攝取，來達到預防高血壓的目的。

得舒飲食5大原則

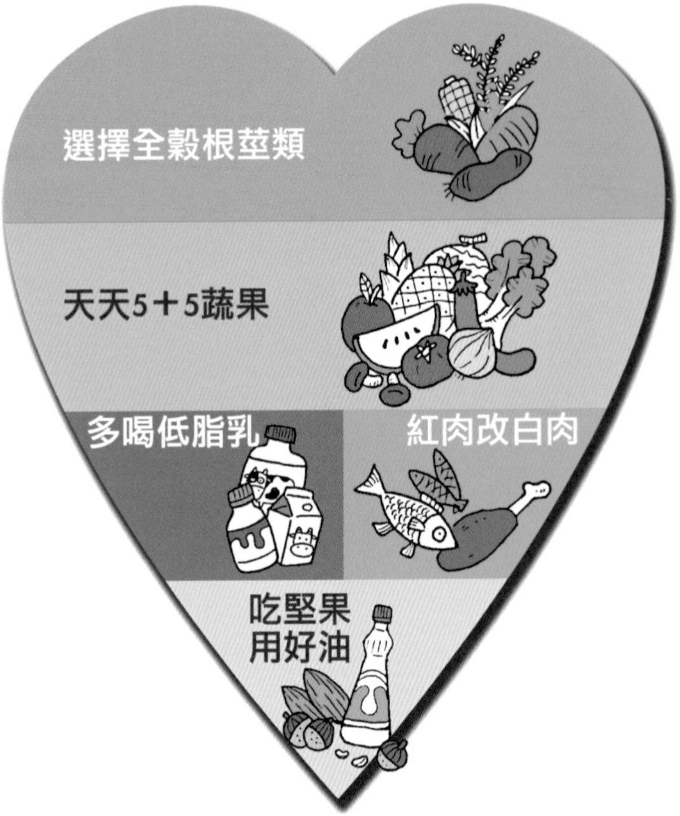

- **選擇全穀根莖**類：每日主食盡量選用未精製的全穀類（如糙米飯）。
- **天天5＋5蔬果**：餐餐2～3碟蔬菜，每日3～4個水果（拳頭大小）。
- **選擇低脂奶**：每日1～2杯低脂或脱脂奶及奶製品（1杯240c.c）。
- **紅肉換白肉**：不帶皮家禽、魚類及豆製品。
- **吃堅果，用好油**：堅果每日1～2湯匙，烹調選擇好的植物油。

烹調方法以蒸、滷、烤、拌為主，如三菜一湯的菜，可以一蒸一滷一炒的方式來控制油量。對於中風患者可選擇質地較軟的食物，全穀根莖類的部分就可選地瓜、山藥、南瓜等，或煮得比較濃稠的糙米粥、燕麥粥等，來吃到足夠纖維量。

蔬菜部分可選嫩葉、瓜類、紫菜等，煮得爛的蔬菜為主；必要時可將蔬菜用調理機打碎後，加入飯或麵中食用，或打成果菜汁（勿過濾）來給患者食用。

配菜部分儘量選用菠菜、莧菜、地瓜葉等質軟的葉菜，花椰菜、蕃茄、蘿蔔、冬瓜等，容易燜爛，適合咀嚼吞嚥有困難的患者食用。

得舒飲食推薦食物

全穀根莖類	● **全穀類：**糙米、燕麥、薏仁、地瓜、山藥、南瓜、玉米、紅豆、綠豆、紫米、馬鈴薯 ● 全麥、黑麥或五穀麵包 ● 蕎麥麵
蛋豆魚肉類	● 多選魚類、雞肉、海鮮 ● 多選黃豆製品，如豆腐、豆干、豆包、素肉等 ● 蛋白可食，蛋黃一週最多3個
蔬菜類	● **各色蔬菜：**波菜、莧菜、空心菜、油菜、芥蘭、地瓜葉、青花菜、花椰菜、秋葵、番茄、韭菜、萵苣、筊白筍。 ● **菇類：**香菇、杏鮑菇、金針菇、鴻喜菇 ● **海菜類：**海帶、紫菜、海藻
油脂類	● **炒：**芥花油、葵花油、沙拉油、麻油 ● **拌：**橄欖油、苦茶油
水果類	● 木瓜、火龍果、葡萄、奇異果、蘋果、柑橘類、西洋梨、香蕉等
奶類	● 低脂或脱脂乳品、低脂優酪乳 ● 低脂起司（兩片）
堅果	● 杏仁、核桃、黑白芝麻、花生、腰果、瓜子等

鼻胃管患者的管灌飲食

對無法由口進食或吞嚥困難者，只好放鼻胃管灌食來提供患者所需的營養。管灌飲食的配方分為「商業配方」及「天然攪打配方」。

1. **商業配方：**醫院一般都使用商業配方，依患者需要提供所需要的營養素。管灌飲食，通常是以1c.c.＝1大卡供應，即病患一天需要1600大卡，即1600c.c，可分6～8餐食用。

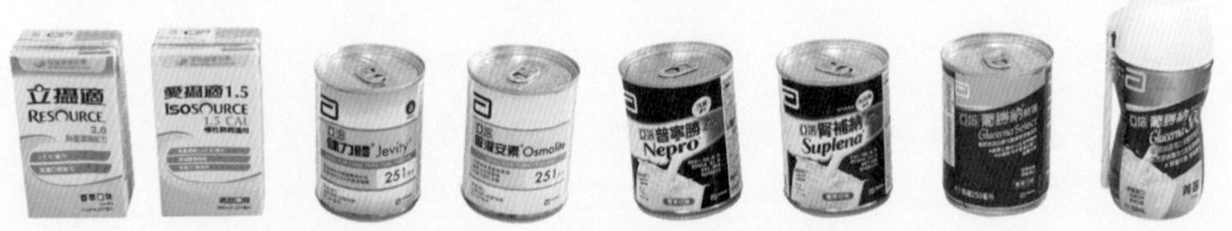

若患者需限制水分吸收，則選擇濃縮配方1c.c.＝1.5或2大卡。

灌食的方法，分為三種，分別是：

- **批式灌食：**使用灌食空針，每餐灌食。
- **間歇灌食：**利用餵食袋流動方式滴食，速度依病人狀況調整；對胃排空差的患者可考慮採用此方法。
- **連續灌食：**利用幫浦，可控制灌食速度，做連續性灌食。

通常商業配方的廠牌很多，出院前最好先確認在醫院時使用的配方名稱，出院後使用同樣的配方較不會有問題。回家後若發生腹脹、灌食量減少、腹瀉、嘔吐等情形，請立即與醫療人員連絡，說明狀況進行原因瞭解後，再做調整。

一般灌食配方不含纖維質，可依患者灌食接受性、排便及腸胃狀況，選擇適當的含纖配方。

另外水分的補充也很重要，除管灌配方本身含的水分外，應額外補充白開水，來達到至少每1大卡有每1c.c的水；正常狀況，每人每天應要有1500～2000c.c的水分，建議使用商業配方者，每天可補充1～2份新鮮水果打成的果汁。

2. **天然攪打配方**：用一部分天然食材去攪打，另加入葡萄糖聚合物（補主食），高蛋白粉（補肉類），酵母粉（補B群維生素）一起打，這就是天然攪打配方。烹調模式是把當天份的食材洗淨、切碎、蒸熟。在攪打機放適當的水量，把固體的食材先放進去打，再慢慢把粉狀加進去，攪打至完全沒有顆粒後再用粗濾網過濾掉較大顆粒，分裝加蓋，放入冰箱冷藏（攪打配方需於24小時內食用完畢）。每次要灌食時，再取出該餐，隔水加熱再灌食。

患者灌食需注意事項

對患者進行灌食，有幾點事項必須注意：

1. 灌食時一定要把頭部抬高到30～45度，灌後1小時才能平躺。
2. 灌食之前要回抽，若回抽大於150～200c.c.，就要把液體打回去，靜待半小時再回抽，確認上一餐已消化再灌食。
3. 藥物不可與管灌食物一起灌食。
4. 灌食後如有腹瀉、噁心、嘔吐、便秘等症狀，應與醫生或營養師連絡，瞭解可能的原因後，做適當處置後，再灌食。
5. 灌食後的管子必須沖乾淨，一般建議以30～50c.c.水沖，這樣也能讓患者額外補充水分。

改善降血壓、降血脂、降血糖的中藥茶飲

高血壓、高血脂、高血糖都是導致中風的主要因素，為了避免併發症，患者必須服用許多藥物控制。其實用藥不是唯一途徑，用養生的食材改善體質，相對也能獲得更健康的生活。

1. **控制血壓**：山楂、菊花、荷葉、白芍藥、鈎藤、决明子各10公克，加水熬煮飲用。
2. **控制血脂**：山楂、烏梅、枸杞子、決明子、荷葉、澤瀉、茵陳各10克，加水熬煮飲用。
3. **控制血糖**：桑葉、天花粉、紫蘇、烏梅、薏苡仁、黃耆各10克、麥門冬6克，加水熬煮飲用。

藥材的功能與效能

藥材	功能與效用
山楂 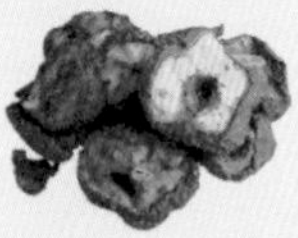	● 有消食化積、行氣、散瘀、消積、化滯、活血、祛瘀、止痛之作用。用於治療冠心病、高血壓病、高血脂症等疾病，均有良好的成效。 ※山楂不能空腹吃，因含有大量的有機酸、果酸、山楂酸、枸櫞酸等，會使胃酸猛增、使胃發脹滿、胃痛。
菊花 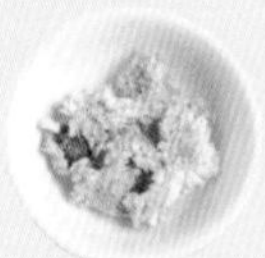	● 有擴張冠狀動脈，增加冠脈血流量，提高心肌耗氧量的作用，也具有降壓作用。
荷葉 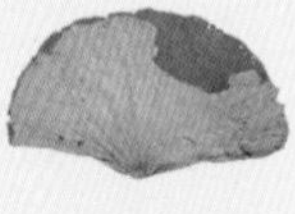	● 有清熱解暑、升發清陽、涼血止血、擴張血管的功能，因此可降血壓。另外，荷葉中的生物鹼有降血脂作用，臨床上常用於肥胖症的治療。荷葉服用後在人體腸壁上形成一層脂肪隔離膜，可有效阻止脂肪吸收。

藥材	功能與效用
白芍藥 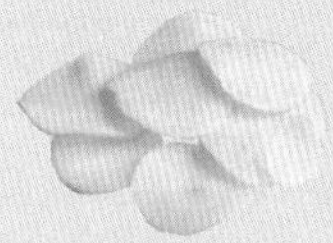	● 常用於血虛或陰虛有熱的月經不調、崩漏、有養血調經之效。又有養肝陰、調肝氣、平肝陽、緩急止痛之效。現代藥理研究發現還有鎮靜、鎮痛、抗驚厥、降壓、擴張血管等作用。
鈎藤 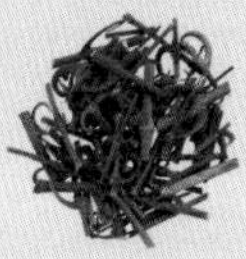	● 可治肝火上攻或肝陽上亢之頭痛、眩暈。鈎藤煎劑，改善高血壓，有溫和的降壓作用。不過鈎藤鹼加熱後易破壞，故不宜久煎，一般不超過20分鐘。
決明子 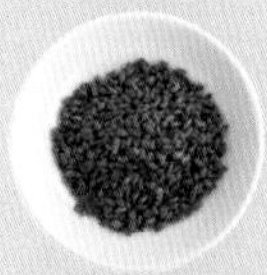	● 有清肝明目，潤腸通便的作用。現代藥理研究，決明子水浸液及醇浸液有降壓及利尿作用，能抑制血清膽固醇升高和主動脈粥樣硬化斑塊的形成。決明子用於防治高血壓病也有效用。
烏梅 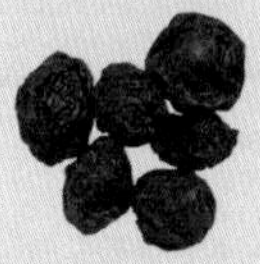	● 主要功用有潤肺止咳、生津止渴、與山楂共用，熬煮後可消脂、去油膩。
枸杞 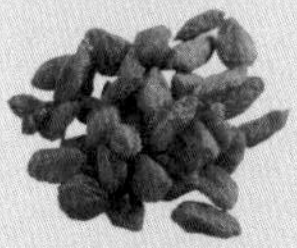	● 主要功效為補肝腎、明目。常用於肝腎不足、腰酸遺精，及頭暈目眩、視力減退、內障目昏、消渴等。現代藥理研究有降低血糖、抗脂肪肝作用，並能抗動脈粥樣硬化。
澤瀉 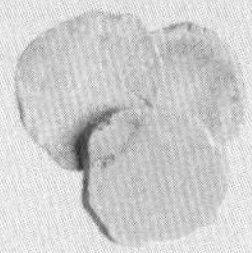	● 主要功效為利水滲濕，泄熱。常用於水腫、小便不利、泄瀉、淋濁帶下等。現代藥理研究發現澤瀉有顯著的利尿作用，能增加尿量、尿素與氯化物的排泄，有降壓、降血糖作用，此外還有抗脂肪肝作用。
茵陳 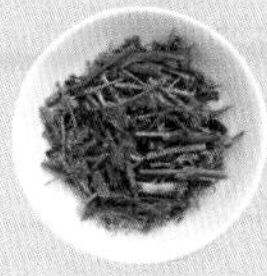	● 常用於黃疸尿少、濕瘡瘙癢、急性傳染性黃疸型肝炎的治療。現代藥理研究發現茵陳蒿有顯著利膽作用，並能解熱，降壓以及降血脂。

藥材	功能與效用
桑葉 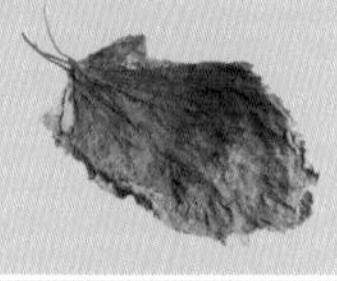	● 可用於風熱感冒，頭痛咳嗽。桑葉有利水的作用。利水作用與利尿作用不同，不光可以促進排尿，還可使積在細胞中的多餘水分排走，所以桑葉能夠改善所謂的水腫現象。另外，桑葉可作為改善糖尿病及其他各種疑難雜症的藥物而使用。
天花粉 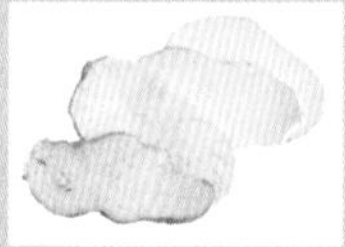	● 有清熱生津、清肺潤燥、解毒消癰。常用於熱病口渴、消渴多飲。善清胃熱而養胃陰，有生津止渴之效。現代研究發現天花粉可調整血糖濃度。
紫蘇 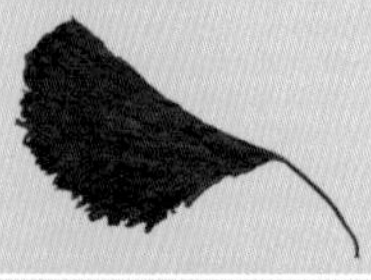	● 有發汗解表、行氣寬中。可用於風寒感冒、咳嗽痰多、能發汗解表、宣肺止咳，也用於脾胃氣滯、胸悶嘔吐。現代藥理研究顯示蘇葉煎劑有緩和的解熱作用，促進消化液分泌，增進胃腸蠕動的作用，能減少支氣管分泌，緩解支氣管痙攣。
薏苡仁 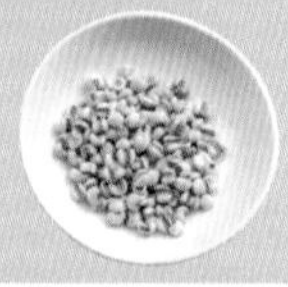	● 主要功效有利水滲濕、健脾、除痹、清熱排膿。常用於小便不利、水腫、腳氣及脾虛泄瀉等。也可使血清鈣、血糖量下降。
黃耆 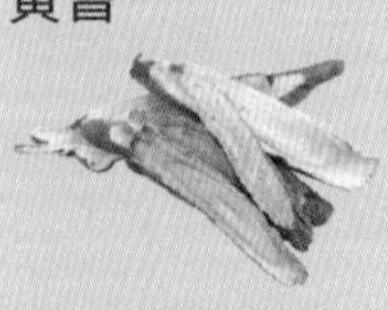	● 常用於脾胃氣虛及中氣下陷諸證，又可治脾胃氣，又用於肺氣虛及表虛自汗，氣虛外感諸證。黃耆能補肺氣、益衛氣，以固表止汗。現代藥理發現黃耆具有增強機體免疫功能、利尿、抗衰老、保肝、降壓、保護心血管系統。
麥門冬 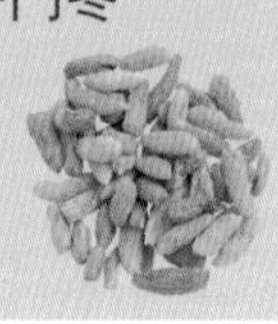	● 能養陰、清熱、潤燥，或用於胃陰虛或熱傷胃陰，口渴咽乾，大便燥結等。能益胃生津。治熱傷胃陰的口渴。又用於心陰虛及溫病熱邪擾及心營、心煩不眠、舌絳而乾等。此外研究顯示有降血糖作用。

3-4 做家人的復健師

中風患者需由各復健治療師定期瞭解分析個案狀況，評估恢復進程，再訂定復健各階段之進度，並與患者和照護者討論治療目標。照護者在協助患者執行居家復健時，需依照治療師之指導進行，才能發揮最大功效，避免受傷。

物理治療

◎ 被動關節運動

患者在中風初期時，肢體可能無法做自主活動，此時便需由旁人協助患者的每個關節執行被動關節運動，避免關節攣縮，保持關節靈活，有利日後各階段的復健。

一般執行被動關節運動的順序，會由近端肢體活動到遠端肢體，上肢從肩膀、手肘、手腕，往下做到手指；下肢從髖關節、膝關節，做到腳踝。幫患者執行被動關節運動的時候，要一隻手穩定近端肢體，一隻手帶動關節活動，不能只抓著肢體末端，以避免患者受傷。關節各個活動方向都要在不會疼痛的情況下，做到大最大範圍。

有些患者在中風一段時間後，關節會出現比較強的痙攣張力，當照護者幫病患做這些運動時要特別注意，不可以蠻力拉扯，必須以熱敷、肢體旋轉或按摩附近肌肉方式，讓關節的肌肉放鬆之後，再慢慢伸展關節。若關節已發生攣縮現象，活動角度明顯受限，就要做「牽拉運動」。牽拉運動的動作要做到最緊繃的位置後，停留15～20秒，再慢慢回到原位置。

被動關節運動

▶肩關節活動

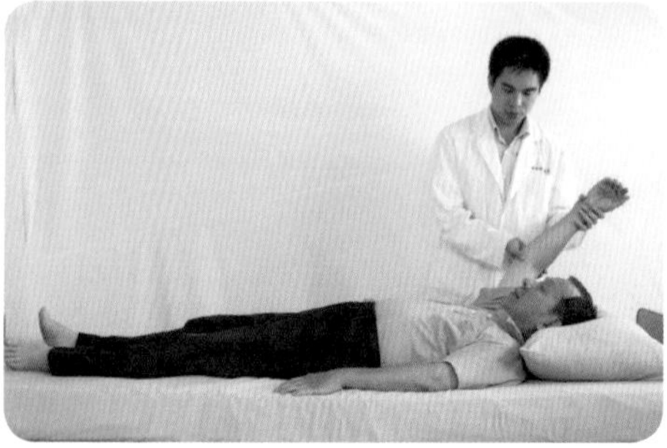

▲ 照護者站在患者的患側邊，將患側手往上，往後抬高，再將手慢慢往前放下來。

▶肘關節活動

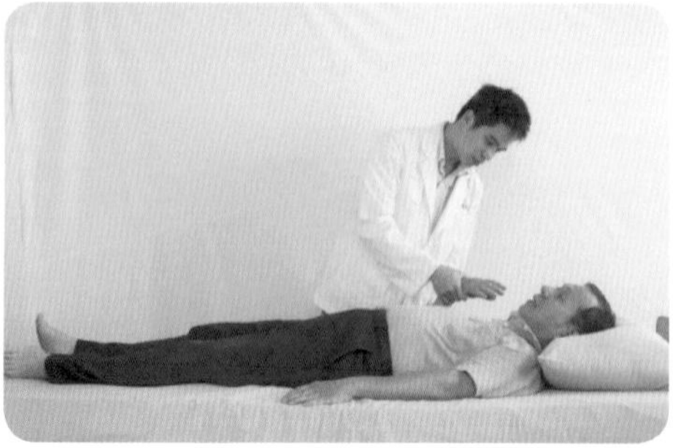

▲ 將患側手肘彎曲，進行肘關節運動，輕輕往手臂處彎曲，增加手肘活動度。

▶腕、指關節活動

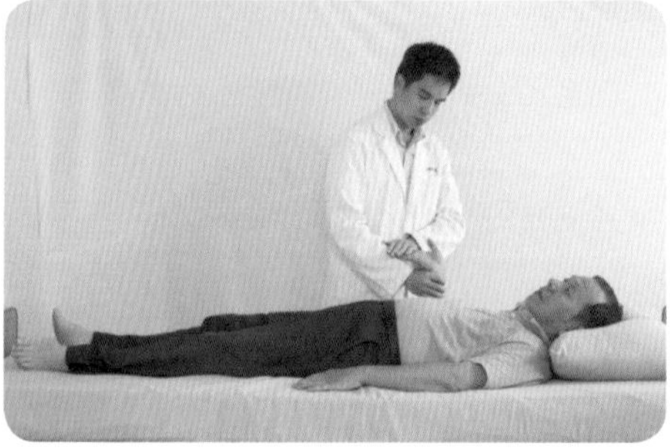

▲ 照護者將患者的手掌打開，用手掌的力道輕壓患者手指往後伸展。

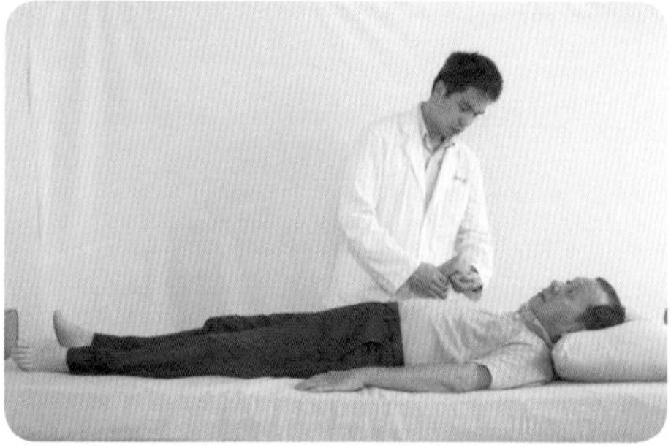

▲ 接著再把患者的手指關節往前彎曲，重覆訓練手指關節的靈活度。

▶髖關節活動

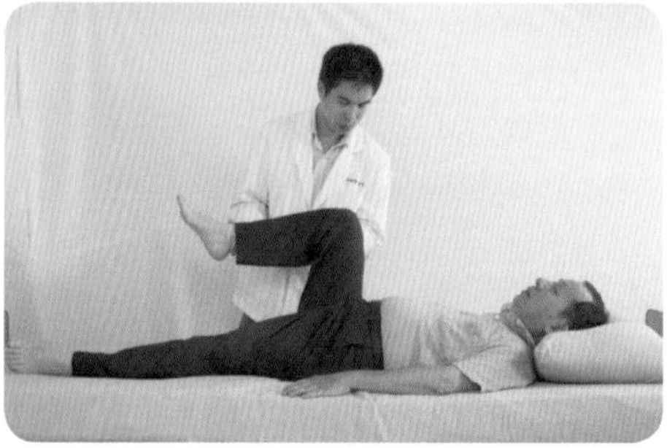

◀ 照護者將患者的膝部彎曲，再將患者腿部伸直，進行髖關節彎曲運動。

物理復健治療

被動關節運動

←掃我看影片

▶膝關節活動

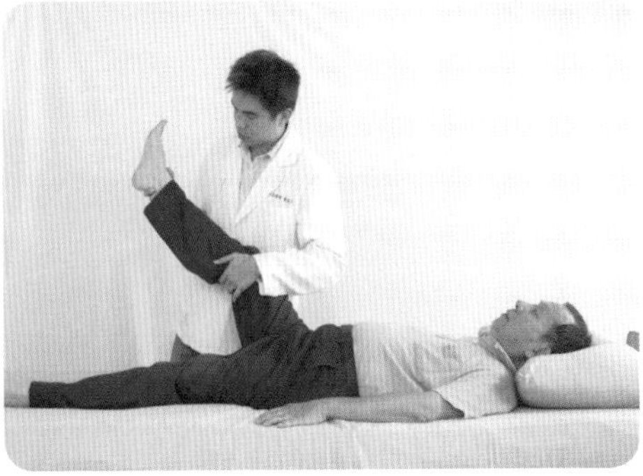

▲ 再將患者腿部抬高，進行膝關節彎曲、打直伸展。

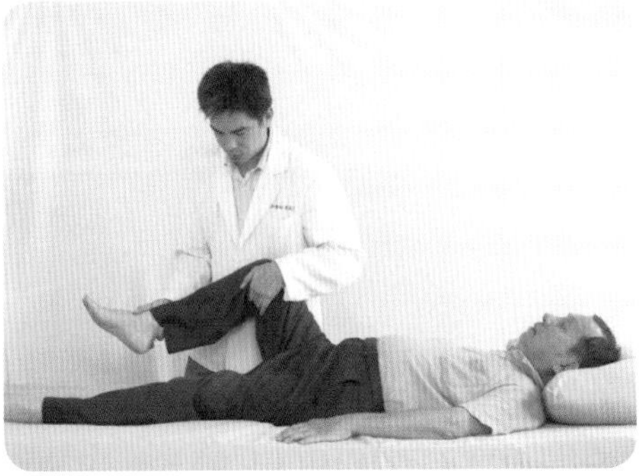

▲ 重覆訓練膝關節的靈活度。

▶踝關節活動

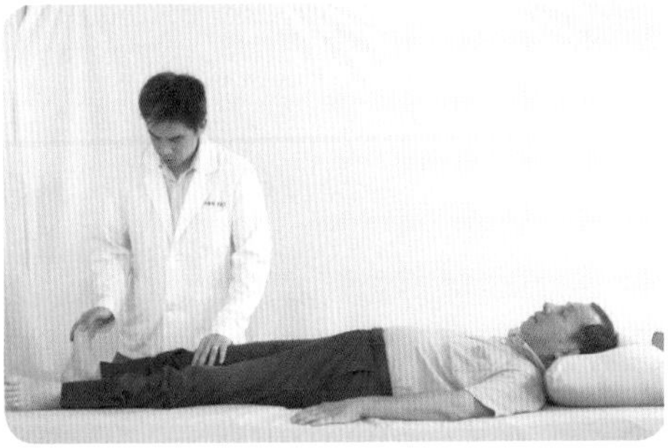

▲ 將患者踝部往足背前彎，增加踝關節活動。

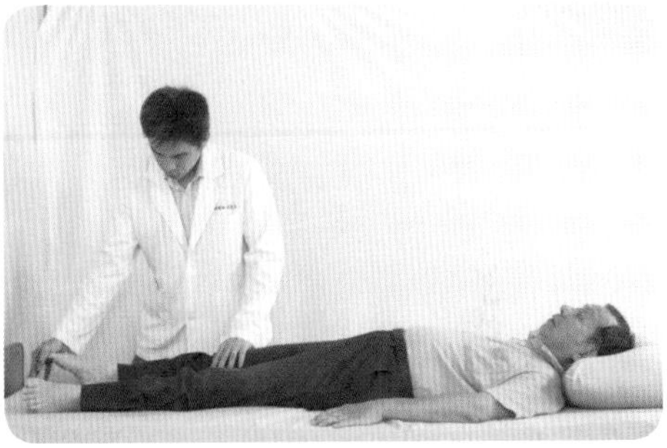

▲ 將患者的足踝往下伸展，重覆訓練足關節的靈活度。

◎ 協助下的半主動關節運動

物理復健治療

半主動、
主動關節、
抬臂運動

↗掃我看影片

當患者已經脫離完全癱瘓的階段，恢復部分力量，可以做一些動作時，就會鼓勵患者自己主動做出動作，沒辦法動的部分，再由照護者幫忙完成，稱之為協助下的半主動關節運動。在這個階段，患者也能夠以健側帶動患側來做運動。

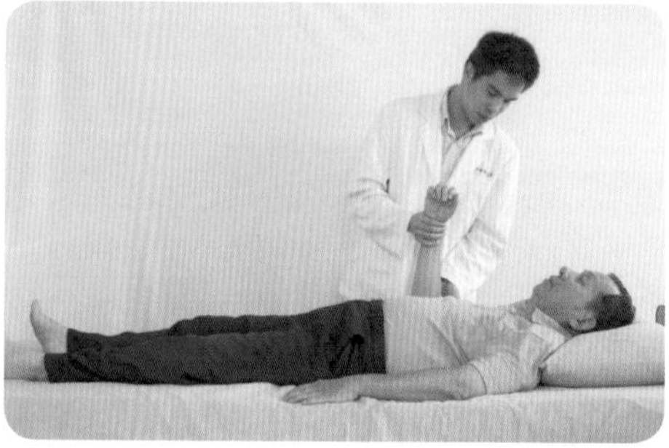

▲ 照護者協助患者將患側手往上抬高伸展。

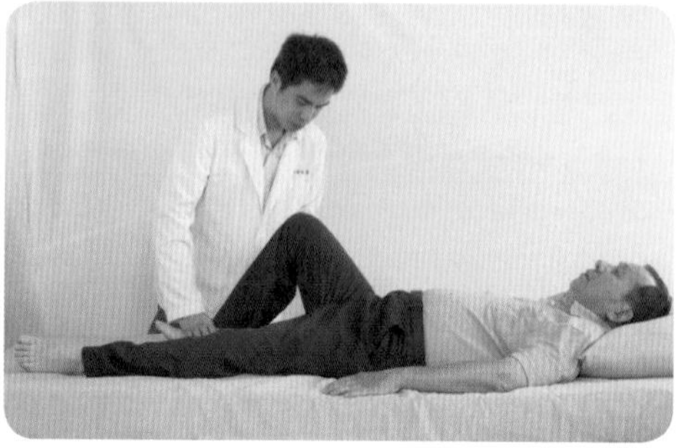

▲ 照護者協助患側腳彎曲，注意實施力道、方向與角度要預防拉傷。

◎ 主動關節運動

當患者復原狀況又更進步，就可鼓勵患者自己主動完成動作。

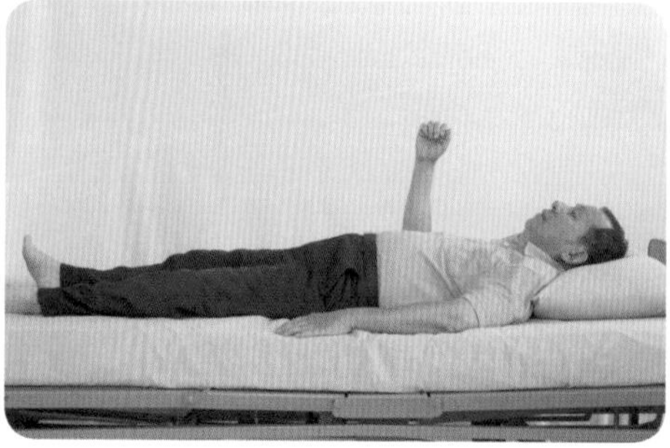

▲ 鼓勵患者主動完成手肘抬高運動。

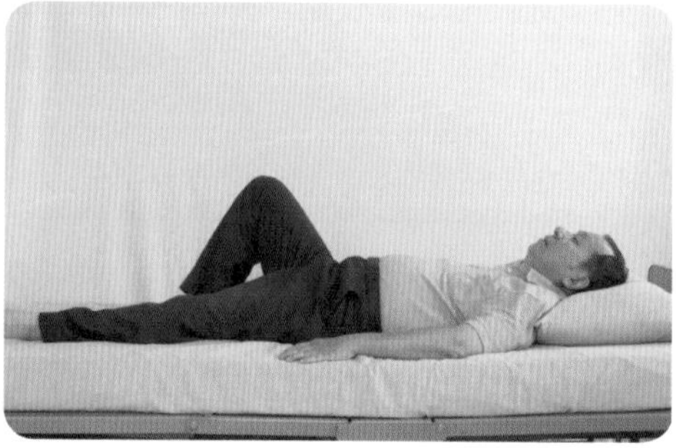

▲ 請患者自行活動腿部彎曲的動作。

● 以上的關節運動，是患者急性期臥床的時候可進行的主要訓練之一。患者後期仍無法主動作權範圍的關節活動，上述功課仍要持續進行。

◎ 抬臀運動

抬臀運動不但可以幫助鍛鍊患者的腰背及大腿肌力，奠定以後練習坐立及站立的基礎，也可方便照護者進行翻身轉位等照顧。

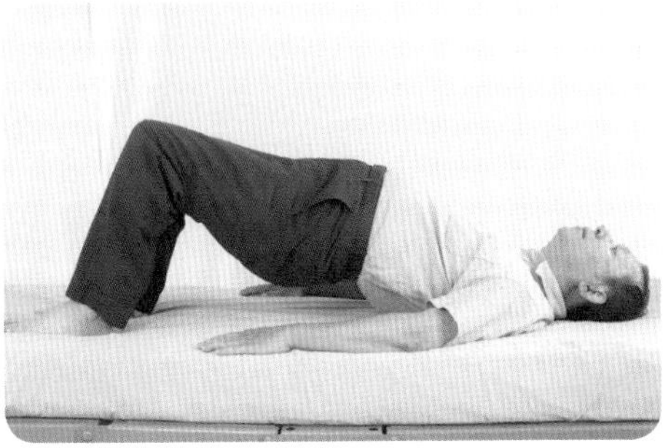

▲ 讓患者躺床，雙腳立起。給予口令請患者縮緊腰腹，臀部及大腿出力，將屁股抬離床面。

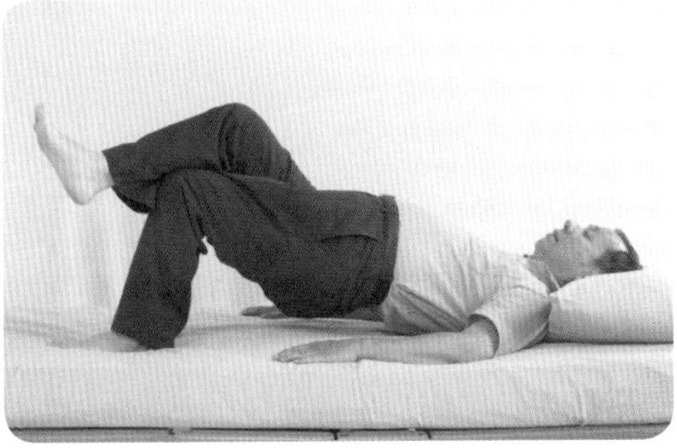

▲ 若要加強患側邊訓練，可將好側腿跨到患側邊，再讓患側出力將屁股抬起。

◎ 翻身側躺訓練

在學習坐起來之前，要先練習翻身及側躺。對患者而言，往患側翻身會比較容易，但往健側翻身也要加強練習。

物理復健治療

翻身側躺訓練 ←掃我看影片

▶ 翻向健側

1. 用好腳把壞腳勾立起來，好手牽著壞手。
2. 照護者此時可幫忙引導肩膀跟骨盆的方向往健側翻身。

▶ 翻向患側

1. 直接健側肢體往患側邊翻身，重複練習。

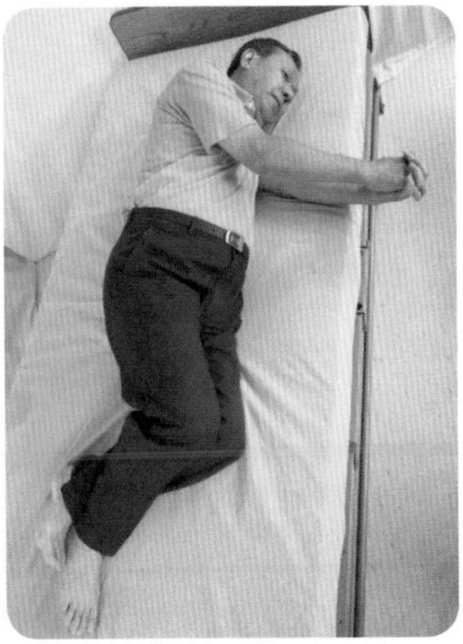

◎ 坐立訓練

當患者可以坐起，便可以用輪椅移動出門。除了練習從躺姿做起的動作，還要訓練習靜態及動態的坐姿平衡。通常**靜態的平衡訓練**是利用沒有椅背的椅子，目希望患者可獨自坐在單椅上維持平衡。若是觀察病患坐在椅子上，身體有傾斜或有可能跌倒，就要加以指導。除了治療師的指導之外，復健治療常常會用到鏡子，讓患者瞭解自己的姿勢是好是壞，可藉機自我反覆學習及自我矯正。**動態的平衡訓練**，就是設計一些活動讓患者來練習，訓練上半身在坐姿時做傾斜、旋轉等動作時能維持平衡。

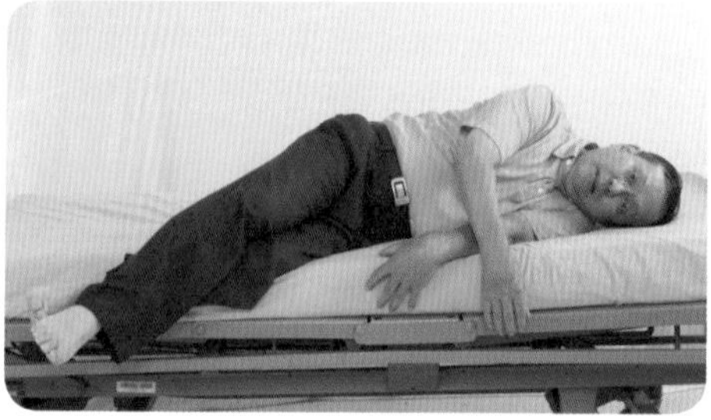

▶ 學習坐起

1. 患者側躺（此時好邊在下），用好腳把壞腳勾到床下面，患者用好側邊的單手撐床，將上半身撐起來（照護者也可從旁協助）。

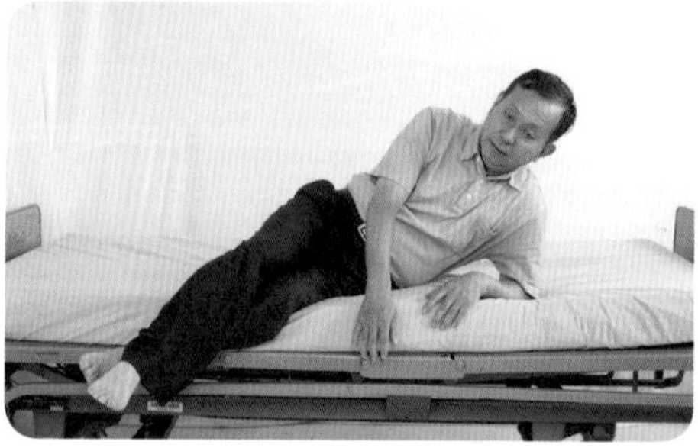

2. 當患者逐漸支撐坐立起來後，照護者可在患側邊扶持，避免患者傾倒。

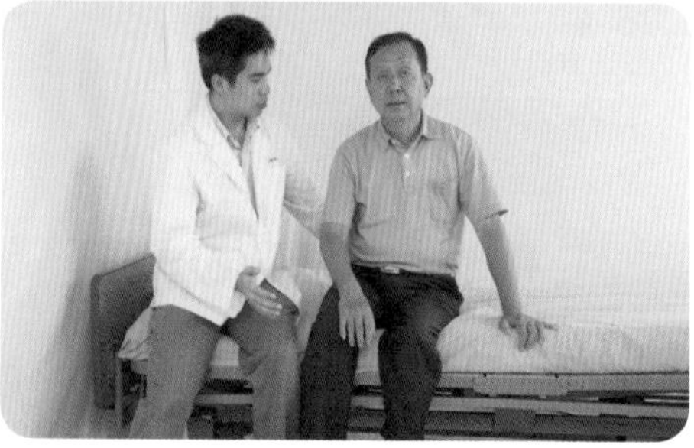

3. 確定患者能穩定坐立自行支撐著身體後，就開始練習上半身動作。

物理復健治療	
坐立訓練	←掃我看影片

物理復健治療

練習上半身動作

←掃我看影片

▶ 練習上半身動作

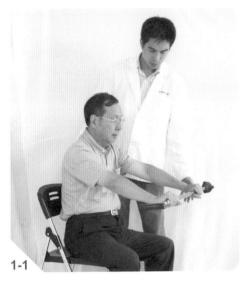

1-1

▲ 雙手可以握著拐杖兩端。

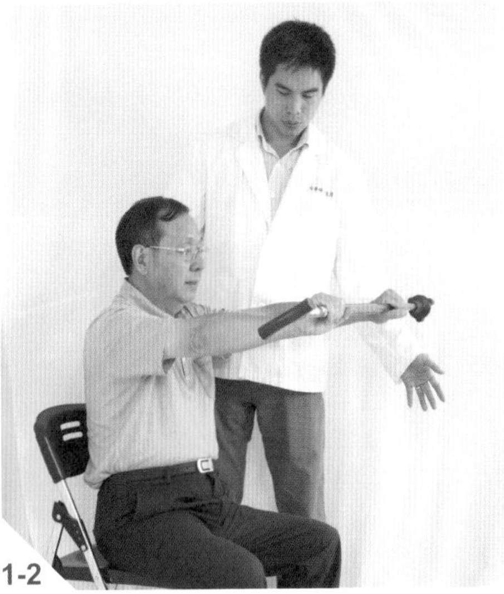

1-2

▲ 做上抬動作。

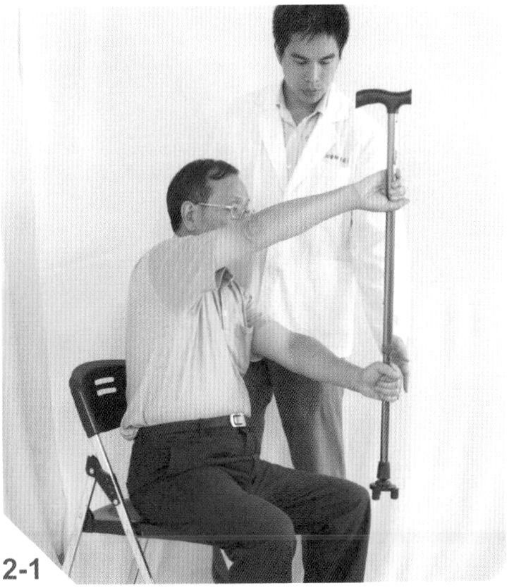

2-1

▲ 雙手可以握著拐杖兩端，做旋轉動作。

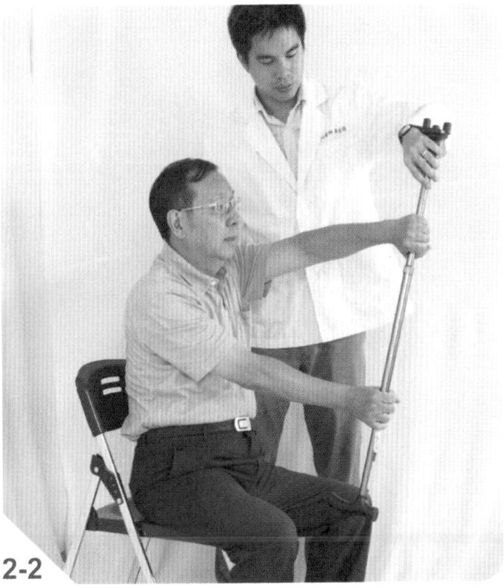

2-2

▲ 即便手部有張力，也能讓患者學著在控制之下去進行。

◎ 站立訓練

要站起來先要讓患者離開坐立的平面，當患者可以站起來，顯示其能力已經恢復相當程度，可以訓練站姿平衡。這些訓練是為了讓患者走路做的準備，臨床上在醫院訓練平衡用的軟墊、蹺蹺板等，訓練時須有治療師在旁指導，不建議在家使用，因為容易有跌倒的危險。

通常站不起來的原因可能是膝蓋沒辦法用力、臀部的力量不夠，就必須多做些抬臀運動，來加強膝蓋的力量跟臀部的力量。肌肉力量的訓練如同家庭作業，是病患需要鍛鍊的基本功，基本功做的好，接下來的動作才能完成。

物理復健治療

學習站立

←掃我看影片

▶ 學習站立

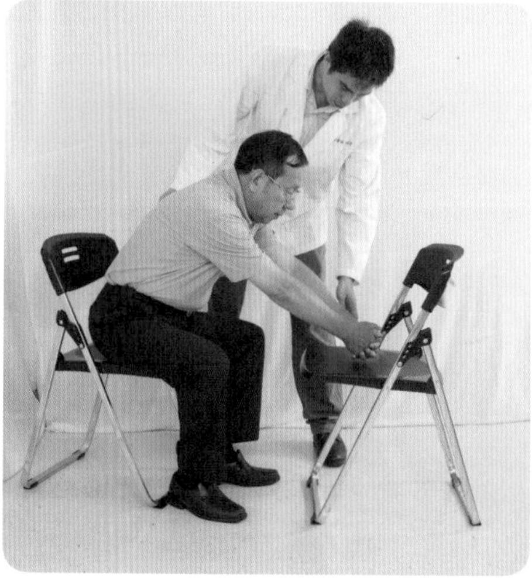

1. 兩手交握（好手帶壞手），身體前傾（重心向前）。

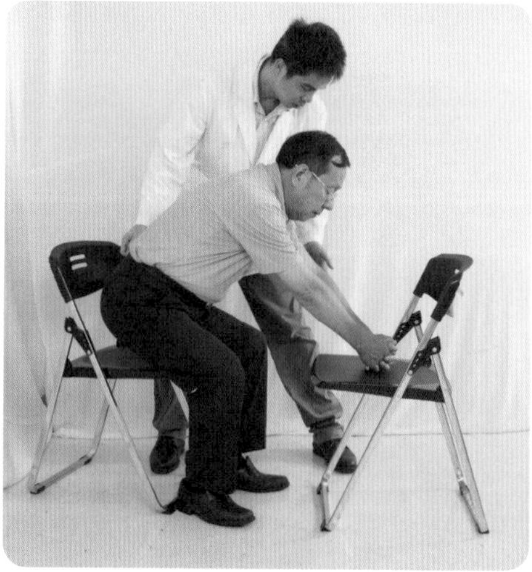

2. 屁股要離開原有的重心，然後再坐回原椅（可在患者前面再放張椅子，屁股離開自己原先坐的椅子，手碰到對面那個椅面，再坐回原椅）。

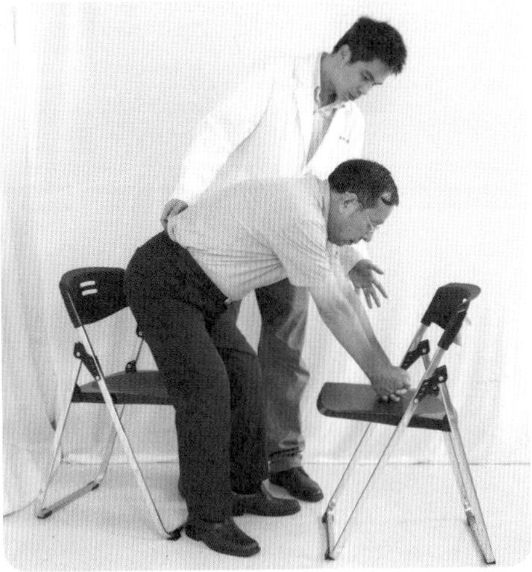

3. 讓患者練習到能把重心從坐的平面上移到雙腳。

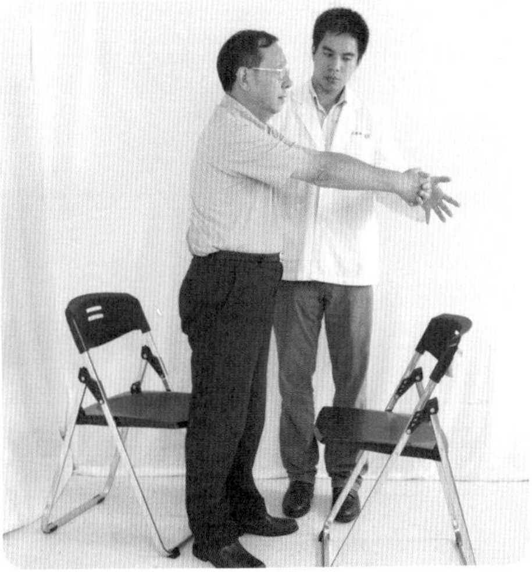

4. 就可以請患者上半身挺直，然後站起來。

物理復健治療

訓練站姿平衡

←掃我看影片

訓練站姿平衡

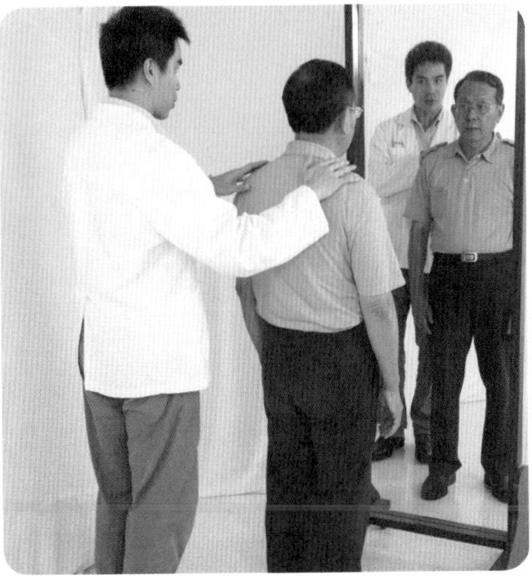

1. 站到鏡子前，調整病患的體態讓姿勢正確。

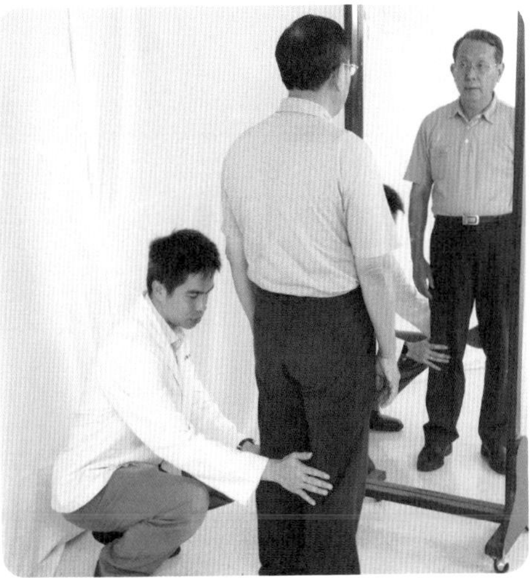

2. 兩肩同高，膝蓋不可往後頂。

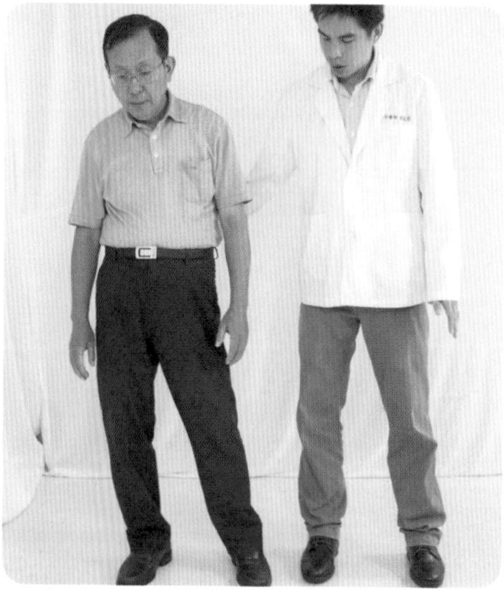

3. 轉換身體重心到不同腳，可左右腳轉換重心，也可一腳前一腳後前後轉換重心作平衡訓練。

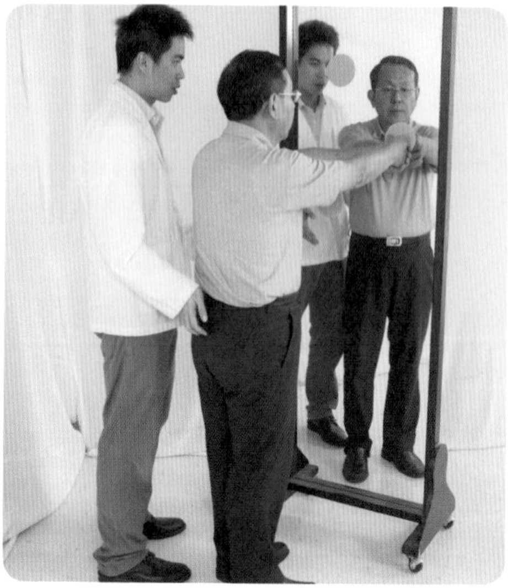

4. 可以在患者前方放鏡子，鏡面上畫幾個圓圈圈並標數字，讓患者去碰指定的圓圈圈，然後回來。

◎ 行走與階梯訓練

當患者能夠站穩後，就要開始學行走了。這時下肢的肌力及耐力很重要，故開始跨步前需訓練下肢力量。當患者可以交替跨步前進後，可進一步練習上下樓梯。**上樓梯**時，一般都是好腳先抬上去（因為好腳上去才有力量把身子撐上去），壞腳再跟著上來會比較省力一點；而**下樓梯**時是壞腳先下，要讓好腳先站穩，然後拐杖下去撐好，壞腳再跟著下去，重心比較穩當，若好腳先下，好腳怕會撐不住。

▶ 訓練下肢的肌力及耐力

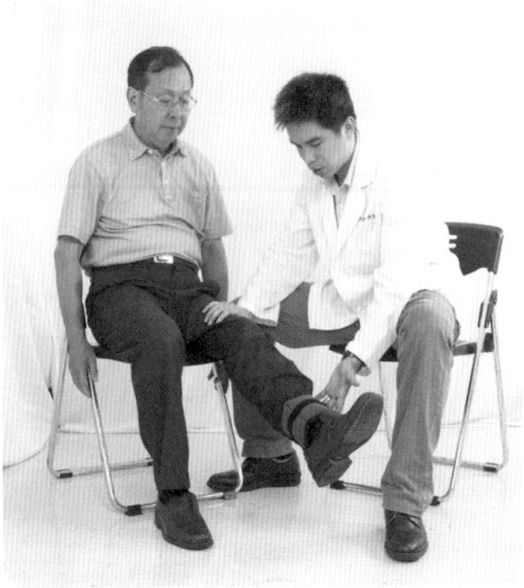

1. 坐著時，小腿部位綁著砂包，練習膝蓋伸直。

物理復健治療

訓練下肢的肌力及耐力

←掃我看影片

▶ 訓練下肢的肌力及耐力（半蹲）

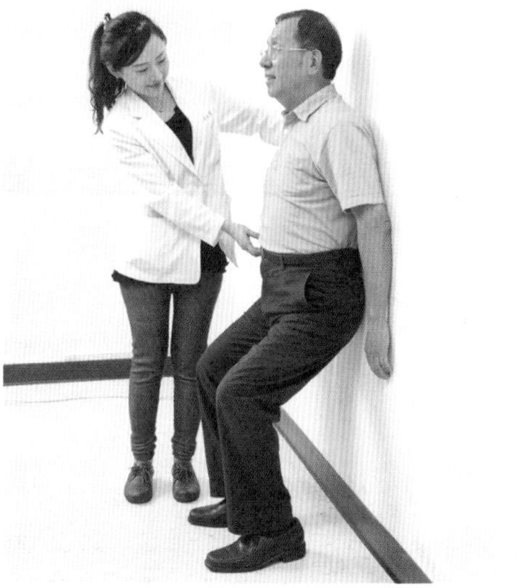

2. 靠著牆蹲站，蹲的時候，膝蓋往下蹲的角度，用眼平視不宜超過腳趾（約30度）。

物理復健治療

訓練下肢的肌力及耐力（半蹲）

←掃我看影片

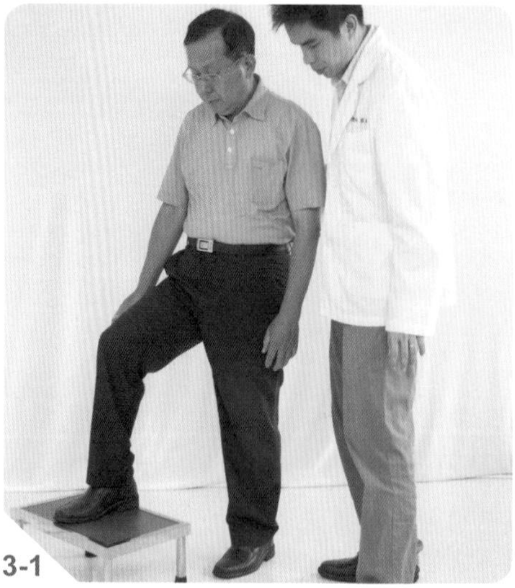
3-1

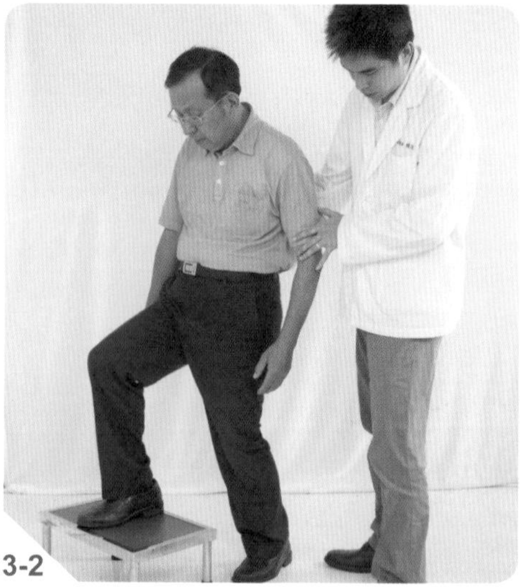
3-2

3. 讓好的腳踩在小板凳上支撐較少重量，訓練壞的腳單腳支撐、微彎、伸直。

物理復健治療

訓練壞腳的肌耐力

←掃我看影片

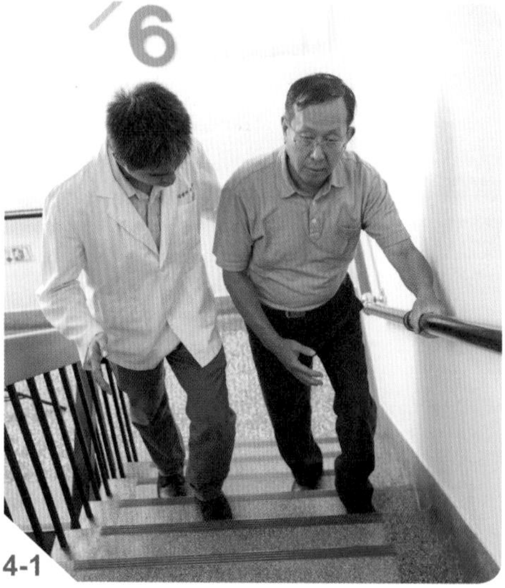

4-1

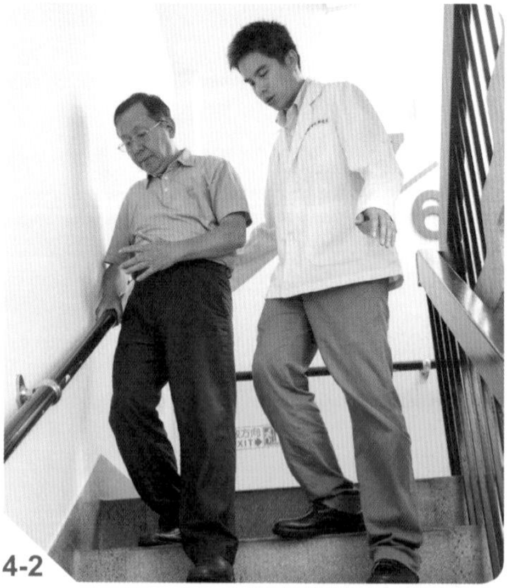
4-2

4. 若家裡有樓梯，須設立扶手，讓好手握著扶手支撐，好腳先上一階，再壞腳跟著上階，而下樓則是壞腳先下一階，好腳再跟著下階。

物理復健治療

上下樓梯訓練

←掃我看影片

職能治療

通常腦中風患者除了在動作問題之外，也常會伴隨有認知知覺與感覺覺知的障礙。因此認知知覺、運動與感覺覺知障礙，這三者障礙總合起來，就會使中風患者的職能角色產生障礙，而職能治療的主要目標就是要儘量協助患者，排除這三種障礙，恢復最大效益的職能角色，當患者回到原來的生活時，儘量符合其原本的角色功能。

◎ 認知知覺訓練

職能復健治療

認知知覺訓練 ←掃我看影片

常見的問題有注意力、記憶力及定向能力等問題。

- **注意力**：在家中的訓練環境越單純越好，一個吵雜的環境，患者越難把注意力放在要執行的活動上面。首先要讓患者把焦點集中在我們要他注意或有興趣的活動上，初期患者專注的時間會較短，之後再慢慢去增加時間即可。有些患者注意力時間很短，短到只有幾秒鐘，所以要逐漸增加專注的時間，就需要不斷的訓練。原則上，訓練患者最少可以專心在活動半小時以上。

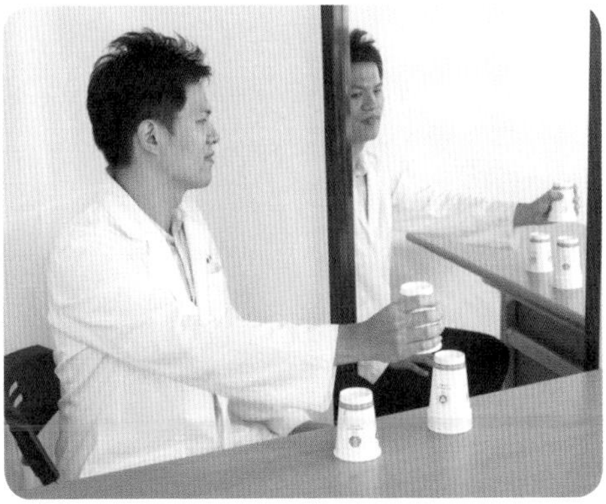
▲ 利用鏡面回饋，增加大腦的專注力。

另外，**「半側忽略」**常見於右大腦中風患者，是屬於注意力障礙的一種。具有「半側忽略」問題的患者，通常會不自覺得忽略患側的空間（*即左邊*），較難專注於左邊的事物，而忽略程度會因人而異。一旦經過認知知覺訓練後，患者對於自己左邊事物的專注時間會慢慢增加，而且注意的範圍也會越來越廣。

常用的訓練方式是增加患者對左邊事物的刺激反應，例如：在左邊閃燈，患者會看到而把頭轉過去，或是給患者看鏡子，藉由鏡子的回饋，能夠看到自己的左半邊。同時減少出現在患者右邊的活動或事物，例如：請家屬或看護站在患者左邊講話，給予左邊刺激，讓患者能主動性的去尋找音源。

與半側忽略表現類似的症狀是**「半側偏盲」**。這是因為患者部分視覺神經或路徑被壓迫到，使患者可能會有部分的視野看不到，但患者本身可能不會察覺。「偏盲」多數的復原要看神經自然修復的結果。如果復原不佳，只能提醒患者在做活動時需要多往看不到的視野方向轉頭看，例如就像過馬路，正常人會左、右邊大概看一下交通路況就可以了，但是對於有「半側偏盲」的病人，則必須養成對偏盲側再多看一下的習慣，而這個習慣必須養成，對安全較有保障。

- **記憶力：**中風以後患者的記憶力往往會容易變差，記憶的東西可能在一段時間後就忘了。記憶力的問題有「長期記憶力」與「短期記憶力」障礙。**長期記憶力障礙**大約會對1～2天或1週後就會遺忘發生的事物，而**短期記憶力障礙**則會在幾分鐘到數十分鐘後就忘記發生過的事物。臨床的訓練，是從1種、2種東西去記憶，例如：給患者看一個物品，1分鐘後詢問剛剛看的是什麼物品？接

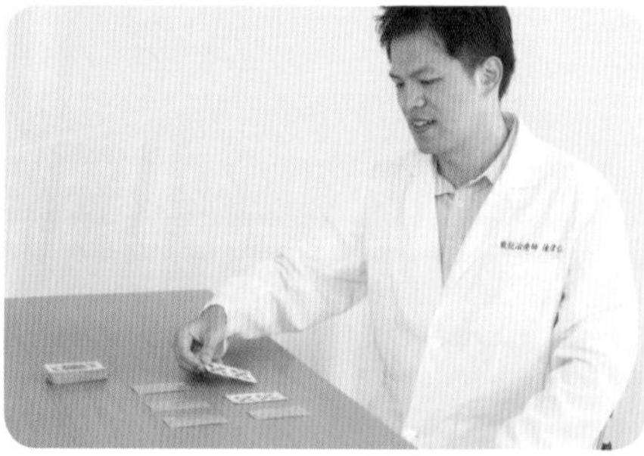

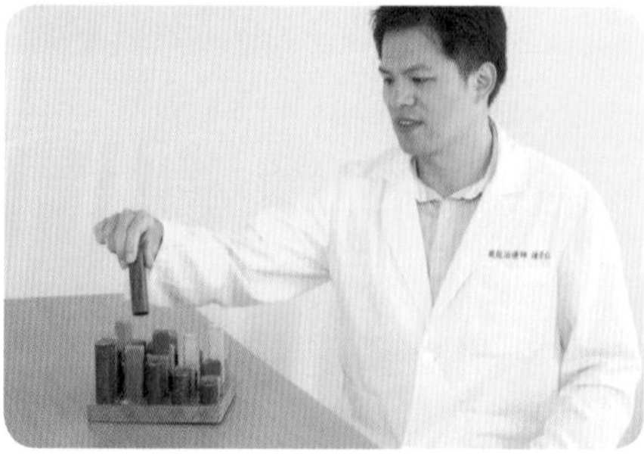

▲ 利用撲克牌或彩色積木，克服記憶力障礙。

著給患者看二個東西、三個東西，逐步增加複雜度，或以撲克牌玩配對遊戲，先翻開讓患者記位置，再全部蓋起來，希望患者一次翻對，配對的牌可由少張再逐漸增加張數。

通常，一種活動可以作為訓練多種能力用，例如：利用電腦「大家來找碴」的遊戲，讓患者去找二張圖不一樣的地方，藉以訓練其注意力，也可以增加對半側忽略改善。

- **定向能力**：定向能力指的是對人、事、時、地等的認知能力。有的中風患者定向能力很差，包括現在人在哪裡，現在看到甚麼人，做什麼事，都不清楚，所以這個部分的訓練，在活動中訓練患者，哪些事情是屬於白天要做的，哪些事情是晚上做的。還有，我們會請家屬準備一些舊照片，讓患者看看最近發生的事情，協助患者讓自己重新回到正確的時間點上。

◎ 運動訓練

職能復健治療

居家手部功能訓練

←掃我看影片

腦中風患者的動作恢復期可分為「六個階級」，經由逐步復健，很快會從手腳都不能動的第一級，逐步進階到可自主運動的第六級，而恢復的時間長短與進展會和中風的嚴重度及位置有關。

但是在復健期間，「痙攣」是影響病患動作恢復很大的阻力，患者會受到痙攣影響，導致手腳都伸不直或彎不起來。若長期處於痙攣狀況下，肌肉或肌腱開始會變緊、變短，關節長久沒活動會變硬、攣縮，之後會產生變形，屆時患者則無法做太多運動了。

因此，照護者首先要學習在家中能幫患者做拉筋（即牽拉運動），及被動的活動關節運動，讓病人的關節維持在靈活的狀態，病人才能開始嘗試主動的動作（參閱第174頁）。

動作恢復期第一、二期	動作恢復期第三期	動作恢復期第四、五期	動作恢復期第六期
患者很多動作都沒辦法做，居家復健由照護者執行。	可做全部彎曲或全部伸直的動作，但有痙攣開始出現，可先拉筋，再請患者做主動的動作。	動作可以開始分解，患側邊的手可主動碰一些東西，也可把手主動伸出去碰個牆壁，或碰個球。手指頭也可嘗試拿球，拿在手上，再練習把手放開。	訓練協調性的動作，例如：拿顆球，放背後，再拿到前面，訓練患者的協調性。（關於坐姿、站姿的平衡訓練，詳見本書第178、180頁）

【動作恢復期】可分為「六個階級」

因為動作障礙影響的關係（在認知功能正常的情況下），使得患者在執行日常生活活動時產生一定的受限，例如：飲食、盥洗、洗澡、穿衣褲與轉移位等。因此，訓練中風患者的日常生活功能獨立，就是重要的課題之一。

飲食訓練

如果患者的動作恢復期是在第一、二期，此時，會以照護者餵食或請患者以好側手自行進食為主。在動作恢復期在第三期以上時，患者就可以進行以患側手自行進食為主的訓練。如果因為動作表現影響的關係，使得自我進食不易，可以利用進食輔具協助，達到自我進食的獨立性。

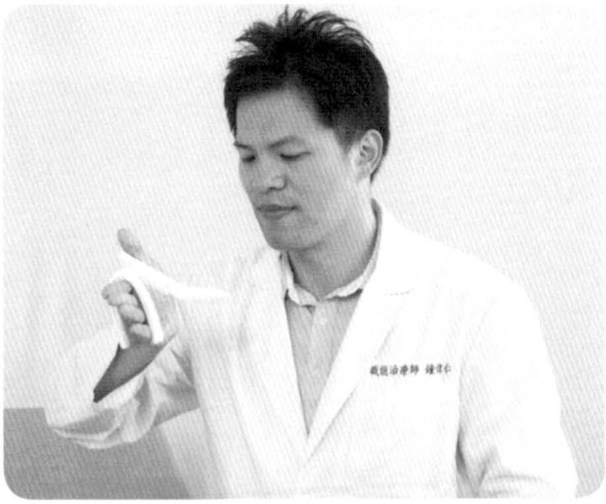

1. 改良式湯匙能固定在手部，方便進食。

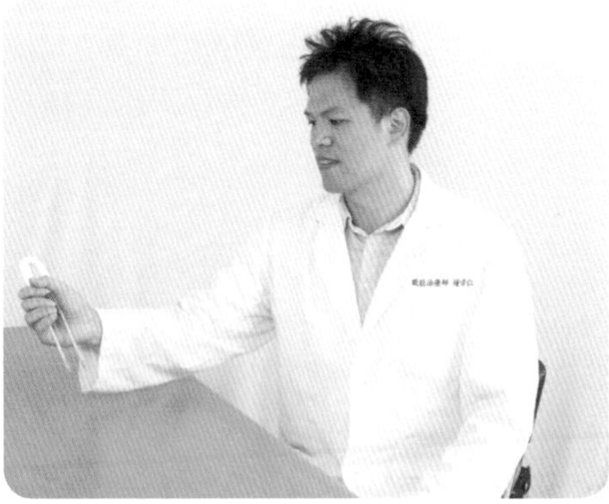

2. 改良式筷子可減少手部握力，方便夾取食物。

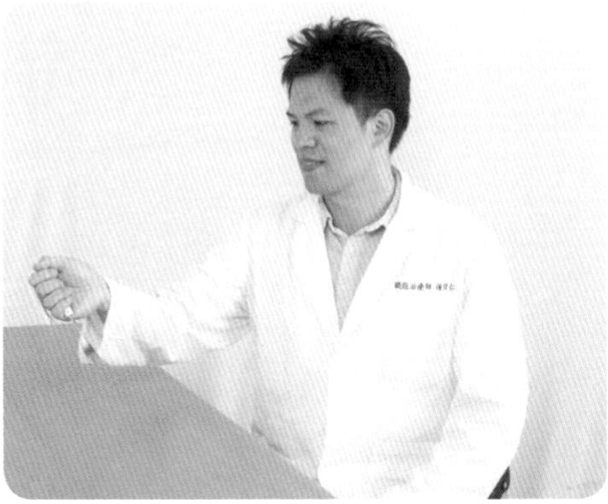

3. 改良式叉子，可協助患者降低進食的障礙。

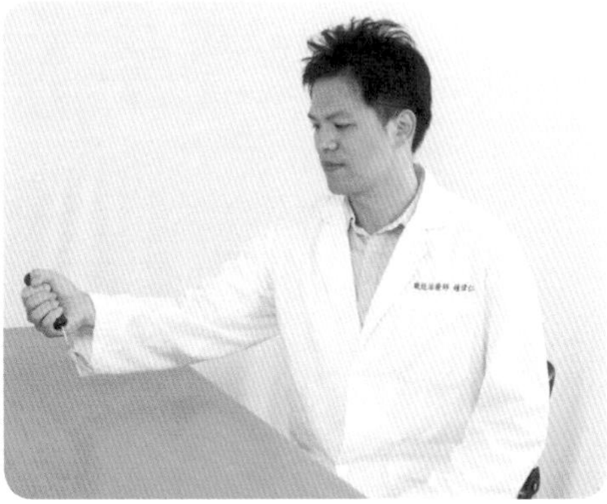

4. 粗柄湯匙，抓握面積較大，較不容易滑落。

盥洗訓練

盥洗指的是刷牙、洗臉的活動。指導原則如同飲食訓練，在動作恢復初期以照護者協助或以好側手進行為主，在動作恢復中後期可以加入患側手協助，若動作會影響活動進行，可以選擇輔具作為協助工具，如擠牙膏器等。

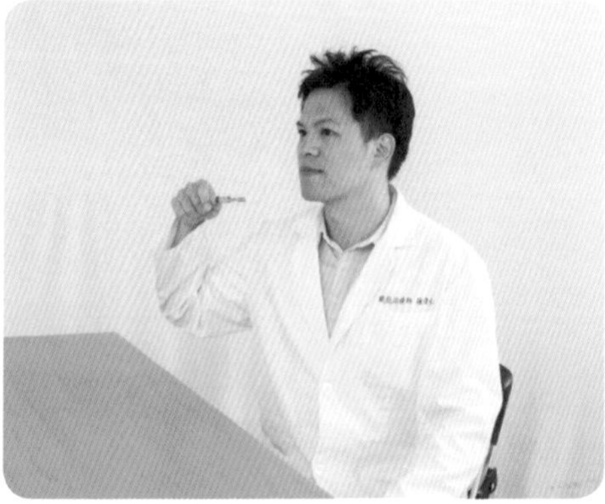

1. 職能治療師會指導患者，如何用手完成刷牙動作。

2. 每天可以用梳子，訓練手的肌力，完成整髮的動作。

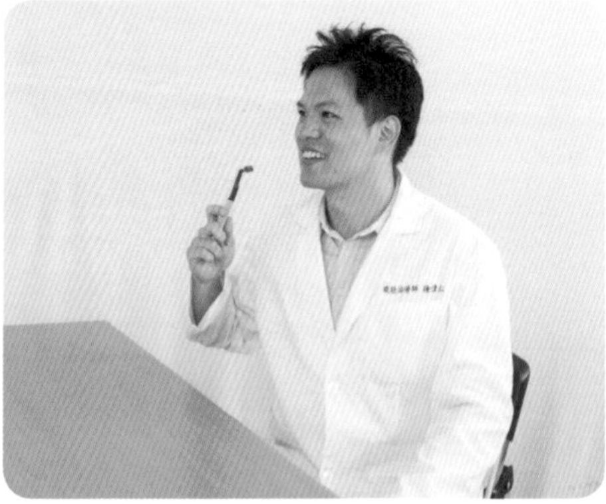

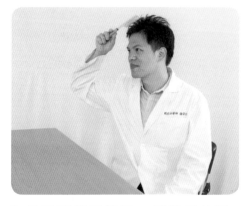

3. 使用刮鬍刀可先由健側手進行，恢復中後期可以加入患側手協助。

洗澡訓練

因為浴室是易發生跌倒環境，所以患者必須在較好的動作功能表現下才建議自己洗澡，避免發生危險。但在情況允許下，可以請患者以長柄刷等輔具自我洗澡，請照護者從旁協助，可以滿足患者部分自我實現的心理需求。

穿衣褲訓練

穿衣褲訓練會以較寬鬆的衣褲為主，必要時也可以使用穿衣輔具協助。

轉位訓練

轉位是在日常生活活動中不可避免的，例如：從床位移轉到輪椅、輪椅移轉到馬桶、輪椅移轉到車子、進出浴缸等動作。其共同的訓練原則是患者的好側邊均是靠近要轉移位過去的方向，例如：病人要從床位移轉到輪椅，輪椅要放在患者的好側邊，且要儘可能的接近患者，縮小中間的距離，避免患者在轉移位置的過程中發生跌倒事宜。

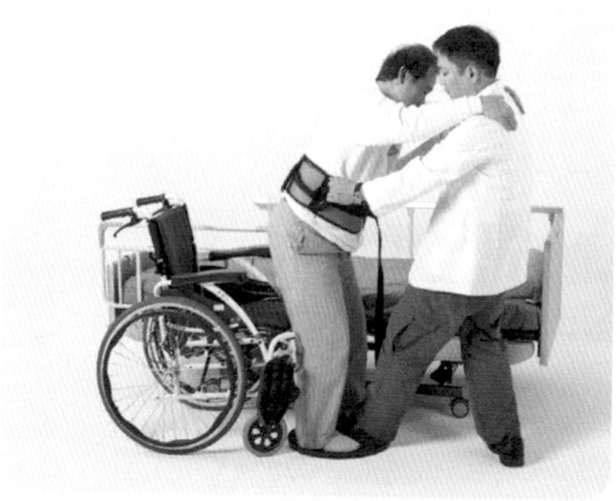

▲ 患者移位必須善用輔具運作，可以避免照護者腰部受到肌力拉傷。

◎ 感覺訓練

感覺障礙亦是常見於中風患者，通常患者無法分辨冷、熱、粗、細或是身體肢體等感覺。在訓練上，可提供不同材質、大小、形狀的物品給予患者觸摸。初期訓練會合併視覺一起進行，因為患者摸到的感覺可能很差或摸不到，合併視覺迴饋，透過眼睛讓患者知道摸的是甚麼，再告訴患者，現在摸到的感覺是粗／細或是冷／熱等。慢慢的，患者感覺越來越好時，眼睛就能慢慢閉起來，重新體驗訓練感覺，因受傷失去感覺，要把感覺重新喚回來，這是感覺的再教育。

有些患者坐輪椅時，患側手會掉在外面，但患者沒感覺，就算被撞到也不清楚。因為患者的肢體感覺不佳，所以訓練時應請患者將患側手抬高，用好側手照顧，同時也可以用好手帶壞手來進行被動關節運動，就可以一舉兩得。

當患者的手開始有動作時，就可以嘗試拿湯匙去舀飯起來吃，雖然患者會希望家屬或看護餵食，但是站在治療的立場，應盡量交由患者執行，包括日後穿衣穿褲，應盡量讓患者自己做。最簡單的日常生活功能，患者一定要做到。

有些患者恢復到某種程度，已經遇到瓶頸，訓練也無法再突破，但這些事還是希望由患者自己來完成，此時就應該給患者相對應的工具來輔助他。現在購買輔具政府有補助，可以減輕患者一些財務上的壓力。

職能復健治療

感覺障礙

←掃我看影片

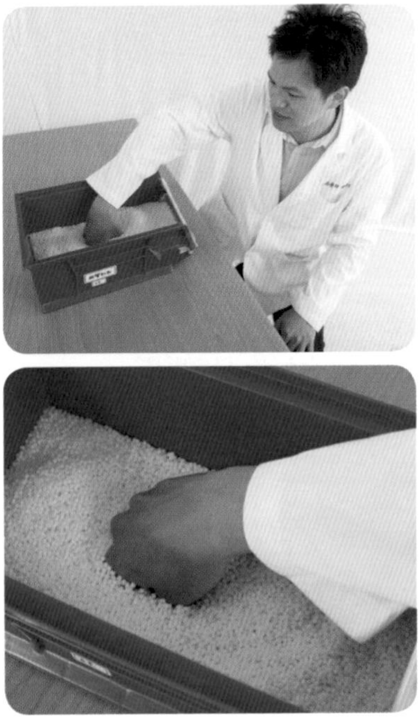

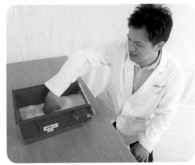

▲ 準備粗細分明的材質，完成患者的感覺訓練。

語言治療

腦中風患者常見的語言相關問題包括：**失語症、失用症、吶吃症以及吞嚥困難**。腦中風患者的預後跟患者的年齡、腦傷的位置及大小、發病到治療的時距、教育程度、學習動機、及家庭支持系統等，有相當程度的關聯。經過語言治療師的評估後，語言治療師會與相關專業醫療人員、病患、家屬或主要照顧者商討未來復健的方向及目標。

◎ 失語症

顧名思義失語症就是喪失或失去語言的能力，在聽、說、讀、寫的部分都有可能發生。失語症可分為三大類：

1.表達性失語症	此類的失語症病患聽的懂別人說話的內容，但無法表達出自己的意思。
2.理解性失語症	此類的失語症病患可流利的表達，但聽不懂別人在說什麼，所以會出現答非所問或胡言亂語的現象。
3.表達性及理解性的失語症	此類的失語症病患表達及理解都有困難，又稱為全面性失語症。

語言能力恢復的黃金期是中風後的前6個月。6個月以後，自發性的恢復就比較少見。大約一年之後，語言能力就不容易再有自然的進步，所以在發病後2～3年若病患的語言能力尚未恢復，通常就會留下永久性的傷害。

一般認為，早期語言能力的進步，可能是因為腦細胞在神經生理方面，自然的恢復修補所造成。當患者接受大量的語言刺激，如同小孩子學習語言一樣，也會不知不覺的再學習。同時也有學者專家認為未受損的右半腦，可藉由功能的再組織重整，而扮演學習語言的重要角色。

復健訓練

失語症的治療目標多為重新建立或改善病患與生活週遭的人溝通的能力。藉由增加語言聽覺理解、口語表達、文字閱讀、書寫等方面，依照各個病患語言能力損傷程度由其能力開始訓練，以達成基本生活需求至自我思想表達等目的。語言治療師也會針對病患語言表現的程度，調整目前已在使用的溝通方式與工具，營造良好的溝通情境以重拾病患溝通的信心。

語言治療的基本原則如下：

1.儘早協助與鼓勵患者進行語言治療。

2.患者若能在學習情境中多作反應，可促進其學習效果。

3.對正確或恰當的反應給予即時的回饋，使患者有成就感。

4.由簡而難依序提供新材料讓病患學習，以增加患者已熟悉的項目與過程。

5.讓患者瞭解自己的進步情形，因為語言治療的效果是漸進式的，每次的進步並不明顯，所以每隔一段時間讓病患知道在某方面有所進步，並以言語鼓勵，可促進患者主動的學習動機與信心。

1.表達性失語症治療

1. 主要是提升患者的表達能力，不限於口語，也包括手勢、表情等，使其成為一個有效率的溝通者。
2. 由單字或字詞開始訓練，進而訓練片語、短句、長句等。
3. 當患者某些話講不出來時，可以給予以下的提示（例如：圖片或實物等視覺提示；此物品的功用、特徵或外型為何；讓個案接續未講完的話；再加上嘴型或第一個語音的提示；或以手勢暗示）

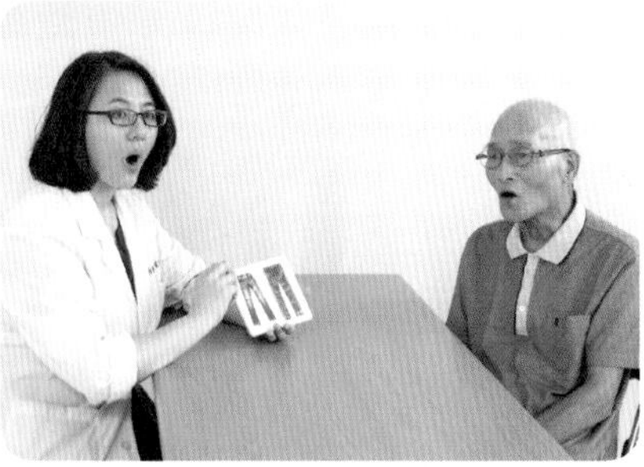

▲ 利用日常生活圖卡，引導患者訓練語言發音。

2.理解性失語症治療

1. 主要是提升患者的聽理解能力，使其成為一個有效率的溝通者。
2. 與患者講話時，先用以下話語吸引患者的注意力（例如：叫患者的名字、注意聽、等一下我要講xx），再使用簡短的語句，放慢速度，必要時可加入表情或語氣。
3. 將個案生活中常用的語詞拿來訓練，並加以重複和複習，以提高患者的理解。

3.全面性失語症治療

1. 治療著重於功能性，個案是否能有效地與人溝通。
2. 創造溝通情境，也就是不要過於自動的幫患者把所有的生活瑣事都做好，而是需要讓患者利用溝通輔具系統或圖卡、照片、手勢等來表達自己的需求（例如：吃、喝、睡、上廁所等），患者有所表示時，才給予其所需的物品，必要時給予部分協助（例如：示範後鼓勵患者模仿或協助個案指出所需圖片）。
3. 給予個案簡單、清楚、易明瞭的指令，讓病患可以利用好側肢體來做些簡單的事情。（例如：拿梳子梳頭髮、拿杯子喝水等），必要時給予手勢的提示來幫助個案瞭解指令。

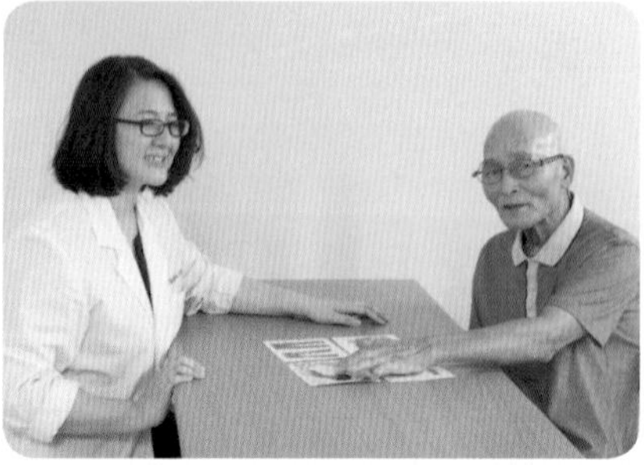

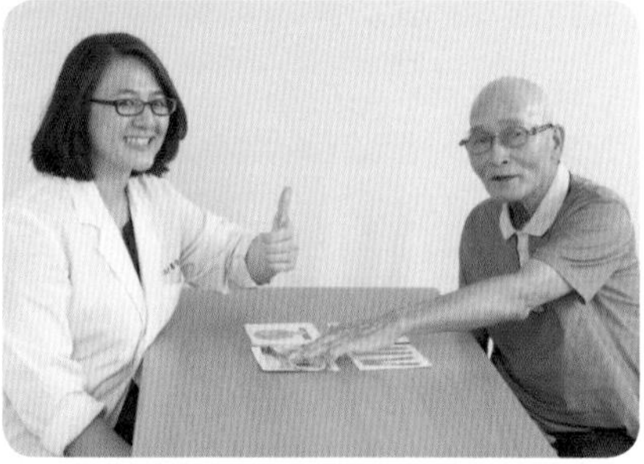

▲ 患者與語言治療師透過良好的教學互動與溝通，有助於提升復健的效果。

◎ 失用症

失用症是當大腦負責策劃說話動作順序的神經路徑受損時，運動不能的稱呼。相關的說話器官（如唇、舌、軟顎、聲帶等）的肌肉是正常的，沒有肌無力或不對稱的問題。

語言特徵是有構音問題。語句的首字常會出現停頓很久或有拉長語音的情形，並且構音錯誤型態不一致，大部分是聲母的構音錯誤。

說話時患者會出現”語音搜尋（speech groping）”的現象，然而當病患是在不自主的情況下說話時，言語清晰度比較好（例如：問候語、三字經）。

復健訓練

失用症患者的語言聽、讀、寫能力是正常的，因此能意識到自己的構音錯誤而多次嘗試正確的說出語音。嚴重的失用症患者可能連模仿發音都有困難。此類型的患者容易有挫折感，需要多給予鼓勵。

1. 利用患者熟悉的旋律哼唱，如：生日快樂、天黑黑（台語）等，來恢復語言能力。此方法是藉由未受損的右腦來學習語言。治療師會挑選常用的社交片語及短句，加上音調及打拍子的方式來訓練患者學習。
2. 治療師試圖「教」患者的肌肉，通過觸摸刺激下巴、嘴唇、舌頭、頸部和胸部這些肌群，而正確地產生一個音素。

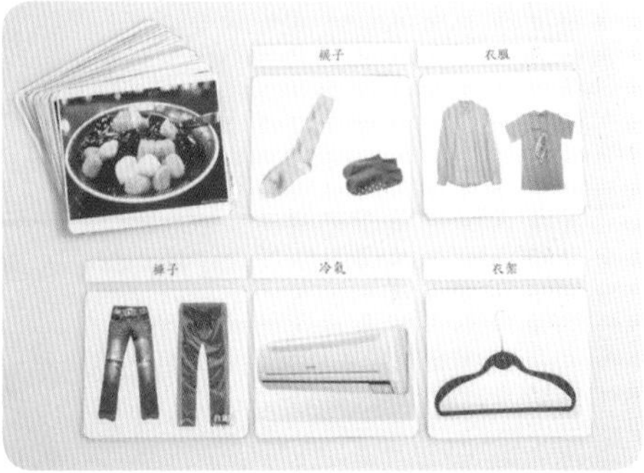

▲ 善用簡單圖卡的短句，輔助患者正確說出語言字彙。

◎ 吶吃症

「吶吃」是由於中樞神經系統或周圍神經系統受損，造成在言語表達的基本運動過程中，言語機轉的肌肉控制受到干擾而使得言語含混不清、沙啞、單調或其他異常的說話特徵（如說話速度緩慢、遲疑、斷續等等）。換句話說，由於言語肌肉在控制上的失調（太弱、太慢或無法協調）造成呼吸、發聲、共鳴、構音以及韻律節拍的問題。因此，患者所表現的障礙通常包括運動上的準確性、速度、強度與協調等方面的不正常。

復健訓練

吶吃症的復健主要是改進言語肌群的力量：藉由生理功能的增進，以減輕在言語表達上的障礙，增加肌肉強度、力量與動作的正確性，可藉著一些活動，增加言語機轉的靈活度。以下就以不同的言語肌群運動做說明：

語言復健治療

口腔運動—
舌頭、唇及臉部

←掃我看影片

▶ 舌頭

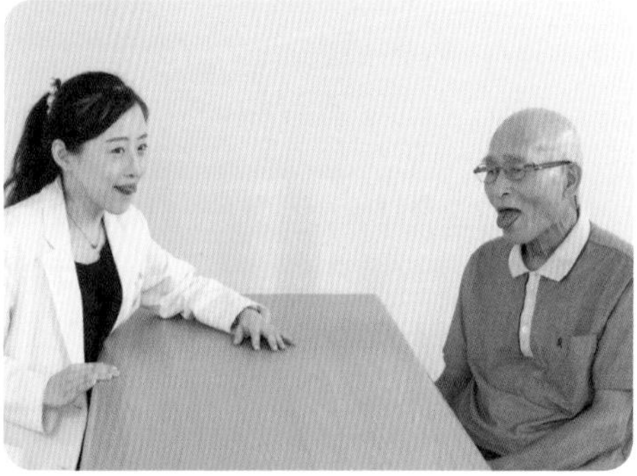

1. 舌頭伸出縮回。

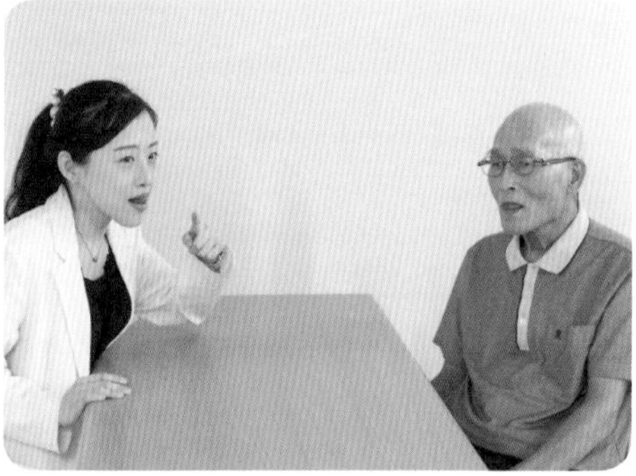

2. 舌頭伸出外面再往上翹。

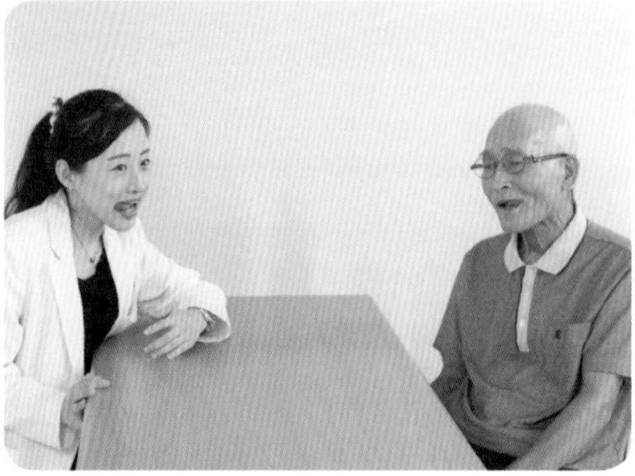

3. 舌頭向左右嘴角移動。

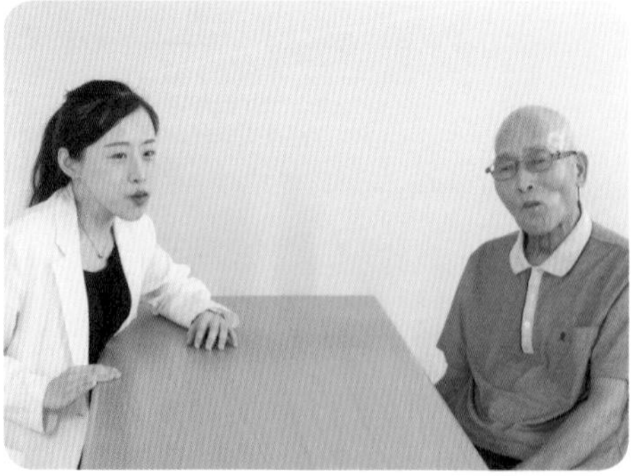

4. 舌頭在口內左右移動，推抵兩頰內側。

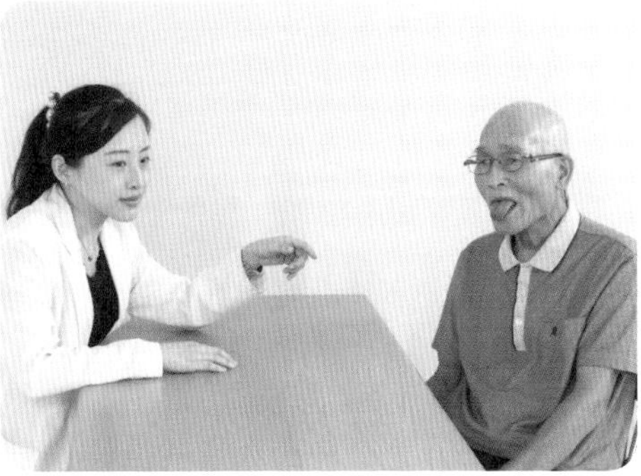

5. 用舌頭舔上下唇。

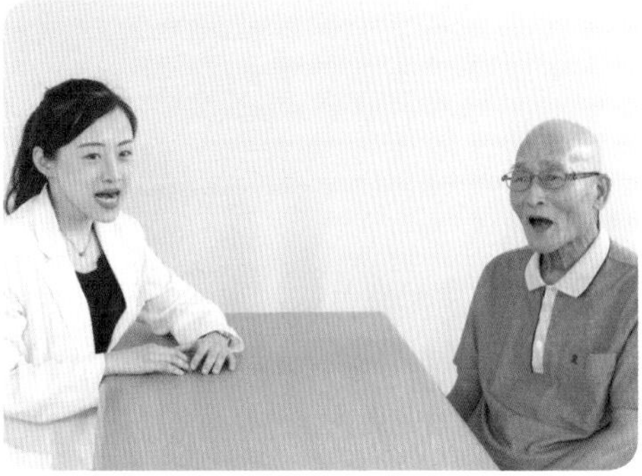

6. 捲舌做馬蹄聲。

唇及臉部

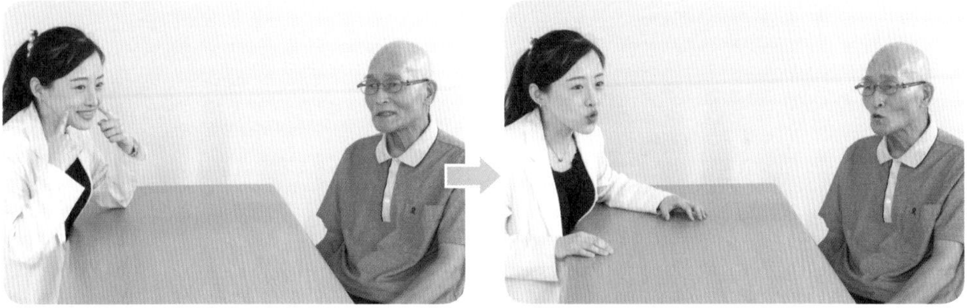

1. 不停交換說ee-oo-ee-oo。

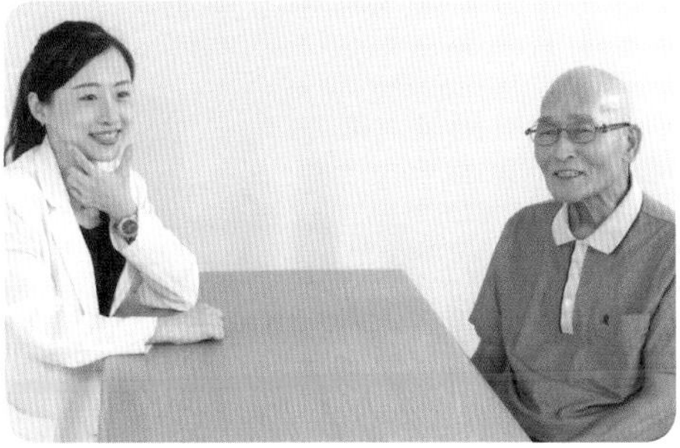

2. 露出上下牙後放鬆。

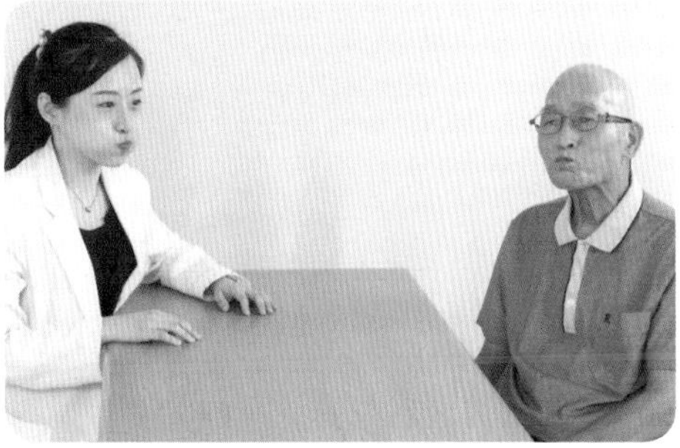

3. 鼓脹兩頰。

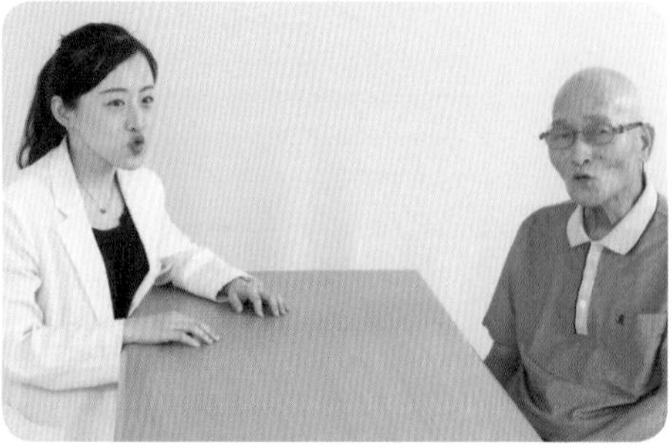

4. 噘嘴作響。

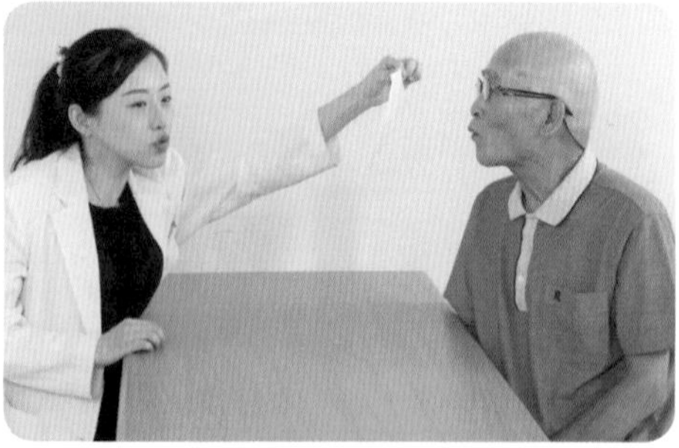

5. 吹氣訓練。

對於以上有溝通障礙的病患，則會提供下列幾個有效的溝通策略：

- 談話之前，先稱呼患者姓名、打招呼，以引起其注意。
- 需面對面、有眼神的接觸，讓患者從照護者的面部表情、肢體動作得到非口語的線索，幫助患者瞭解溝通內容。
- 說話速度放慢，語音要清晰，並避免用孩子氣的口吻與患者說話。
- 談話時，多利用手勢、表情、動作、圖片、相片等的溝通方式輔助。
- 使用簡短的句子，句子之間有適當的停頓時間，讓患者有足夠的時間去理解內容。
- 談話中隨時注意患者是否理解談話內容，必要時須重複幾次或換個方式來說。
- 為幫助患者理解，盡量談論具體的事物，尤其是以個案生活環境中常出現的人、事、物為主。
- 當患者語音不清晰時，要求他再說1～2次，但次數不可過多，也不要勉強他說出正確清晰的字，以免讓患者有挫折感。
- 利用多選題的方式讓患者選出他要的，也鼓勵患者用各種不同的方式表達，例如：手勢、指認、書寫、畫圖等。

- 必要時可以重複患者說過的話或做過的選擇，以確定患者的意思。
- 當患者想說話而說不出話時，不要急著幫他說，也不要馬上打斷他，如果實在說不出來，再幫他說。
- 鼓勵患者多使用日常用語，例如：早安、謝謝、再見等，因為這些話患者比較容易說。
- 患者雖然不能說話，也好像聽不懂，但講話時應該留意那些可能會刺激的話語，應避免在患者面前談起。
- 盡量給患者機會說話，鼓勵患者說出自己希望說的話，但不要強迫。

◎ 吞嚥困難

吞嚥困難則是指在整個的吞嚥過程中，若有任何一個或以上步驟有困難，就是有吞嚥問題。正常的吞嚥動作是：

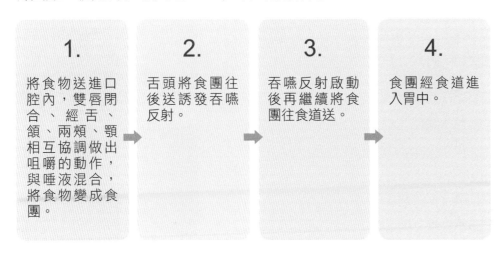

1.		2.		3.		4.
將食物送進口腔內，雙唇閉合、經舌、頷、兩頰、顎相互協調做出咀嚼的動作，與唾液混合，將食物變成食團。	➡	舌頭將食團往後送誘發吞嚥反射。	➡	吞嚥反射啟動後再繼續將食團往食道送。	➡	食團經食道進入胃中。

復健訓練

語言復健治療

臉、唇、舌部訓練

←掃我看影片

▶ 臉部按摩

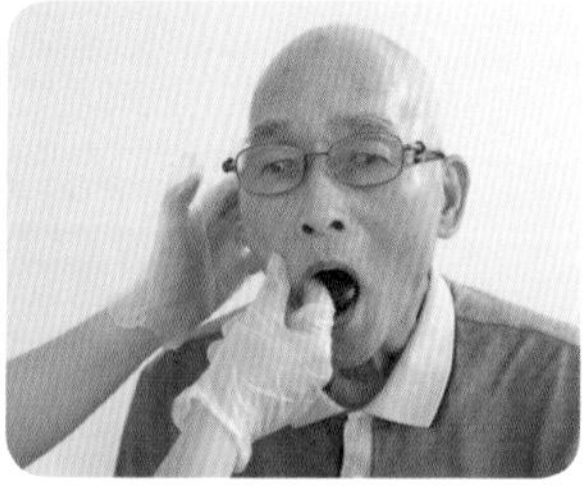

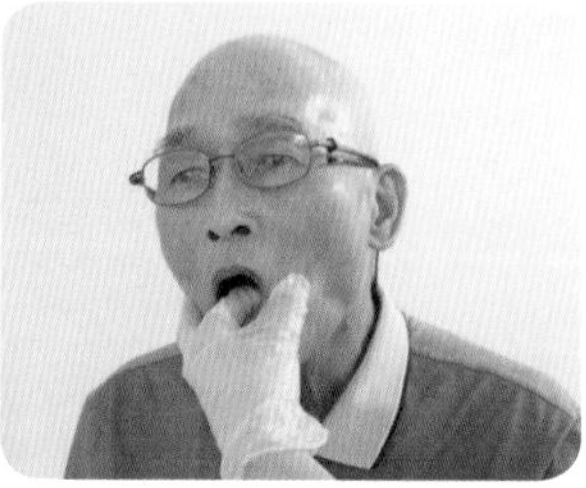

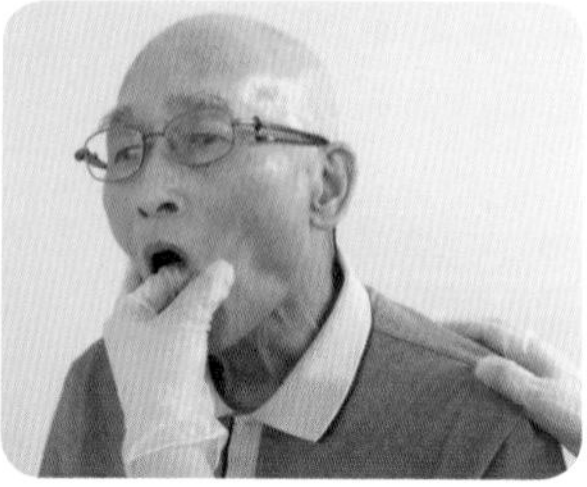

1. 使用左手的大拇指，按住右邊面頰骨。將右手食指放入病患右邊的口腔，與右邊的大拇指從面頰外側將臉部肌肉拉住。
2. 從面頰骨朝嘴角方嚮往下拉，拉到嘴角時停頓5秒鐘。
3. 反覆10次按摩之後，換邊做。

▶ 唇部按摩

上唇按摩

1. 使用大拇指和食指按住上唇肌肉，由上往下拉，由左而右均勻的按摩上唇肌肉。
2. 反覆10次。

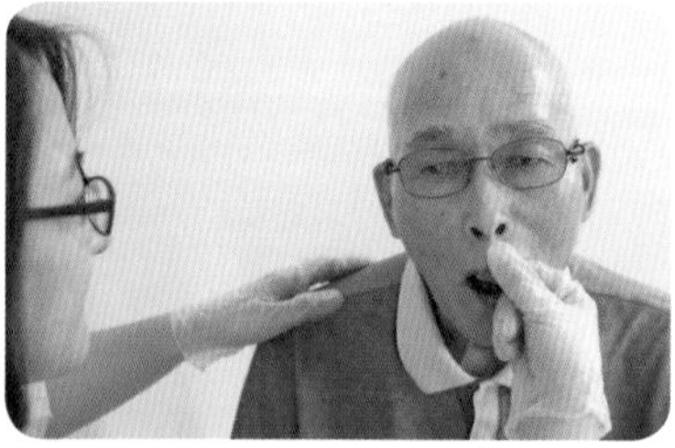

下唇按摩

1. 使用大拇指和食指按住上唇肌肉。
2. 由下往上拉。
3. 由左而右均勻的按摩上唇肌肉。
4. 反覆10次。

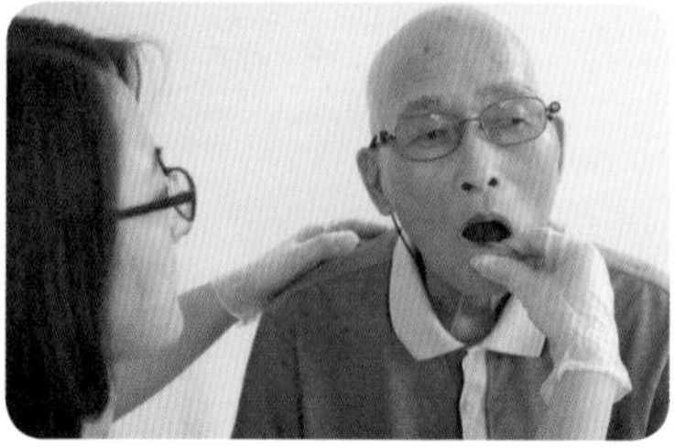

嘴唇運動

雙唇緊閉運動

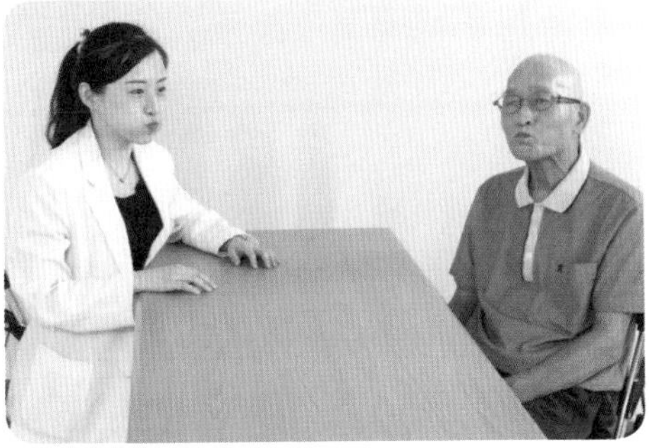

1. 將雙唇噘起像吹氣球般的姿勢。
2. 嘴巴嘟的愈緊愈好。
3. 每次練習5秒鐘。
4. 反覆練習10次。

雙唇伸展運動

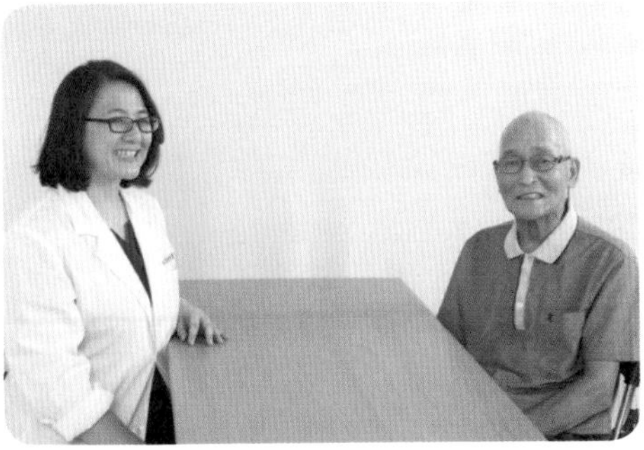

1. 將左、右嘴角用力往上提高，如同大笑般的姿勢。
2. 保持同一姿勢5秒鐘。
3. 反覆練習10次。

嘴唇抗阻運動

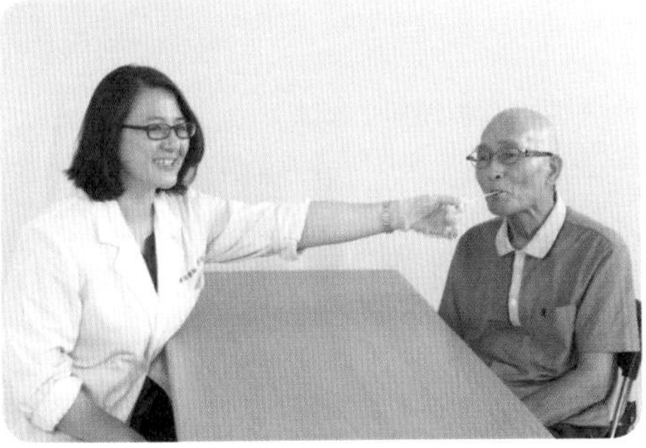

1. 將壓舌版放入雙唇中。
2. 緊閉雙唇抵抗壓舌版抽出。

舌頭運動

舌頭抗阻運動

1. 將壓舌板放在嘴巴前面。
2. 再以舌頭用力頂住壓舌板。

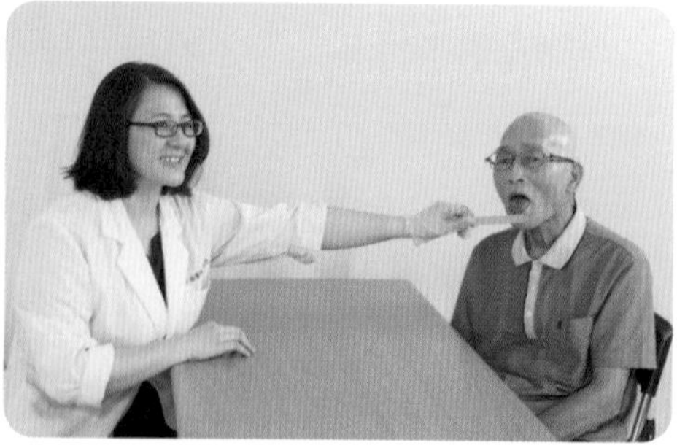

包舌運動

1. 用沾濕的紗布包住舌尖。
2. 將舌尖定位。要求患者將舌頭往後縮。
3. 反覆收縮3次後。
4. 放手讓舌頭自然往後用力縮。
5. 可增加舌根的力量。

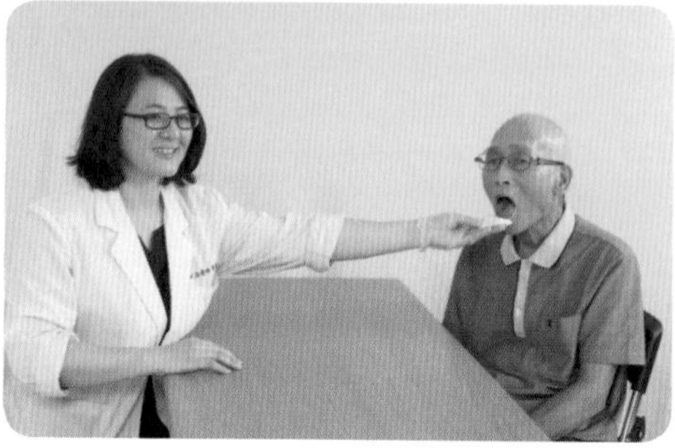

下頷運動

下頷張合運動

1. 盡量將嘴巴張開、張圓。
2. 停5秒鐘。
3. 再用力將嘴巴合攏。
4. 反覆練習10次。

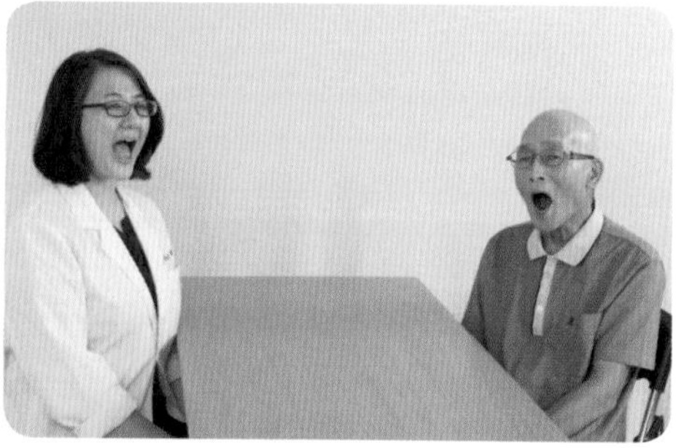

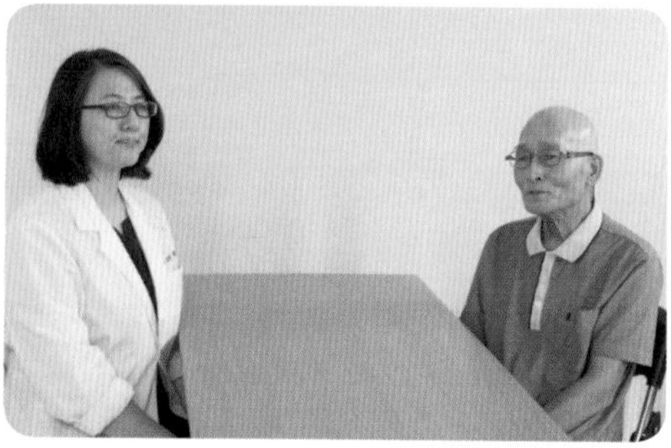

語言復健治療

下頷、吞嚥訓練

←掃我看影片

下頷阻抗運動

1. 用手抵住下頷。
2. 用力張開嘴。
3. 持續5秒鐘後休息。
4. 反覆練習10次。

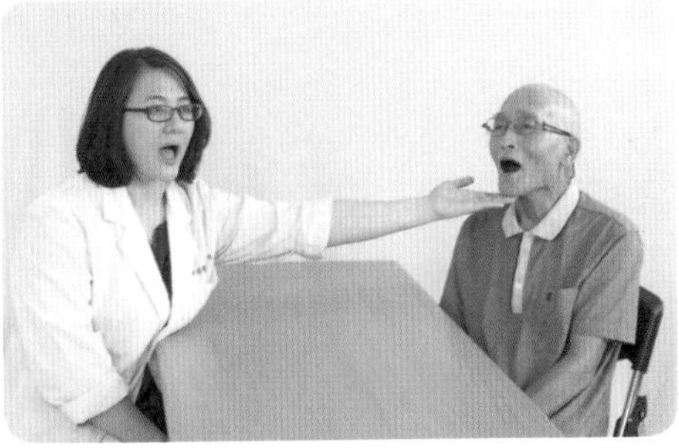

刺激吞嚥反射

1. 利用溫度（冰）刺激兩側前咽門弓，增加吞嚥反射靈敏度。
2. 以冰棉棒或冰筷子輕輕碰觸患者的口腔兩側前咽門弓（小舌頭兩側），左右各5秒為一次，請病患吞口水，以上動作重覆做5次。
3. 建議在患者進食或灌牛奶前半小時進行，一天做4次。

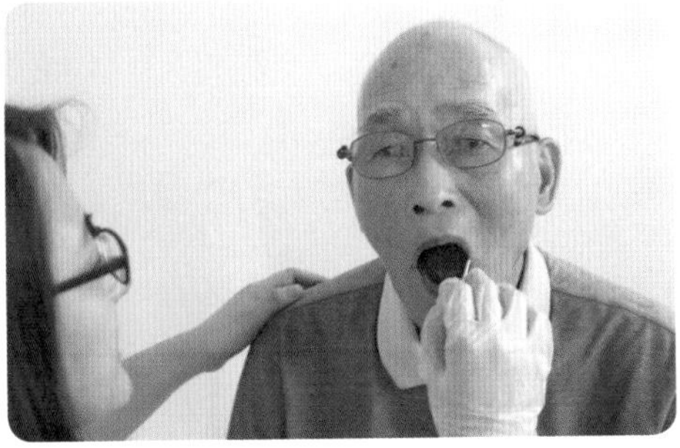

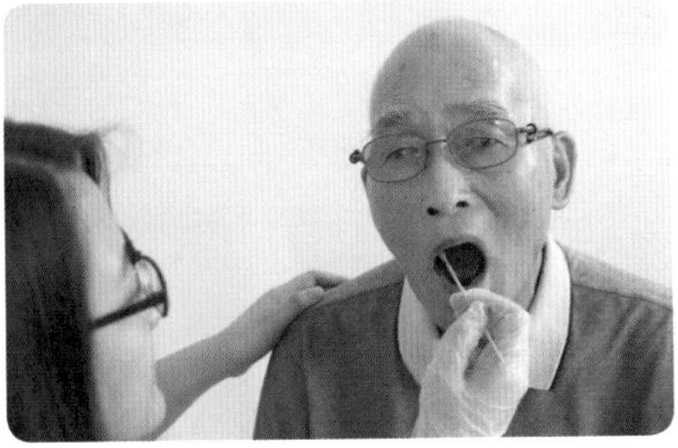

姿勢調整

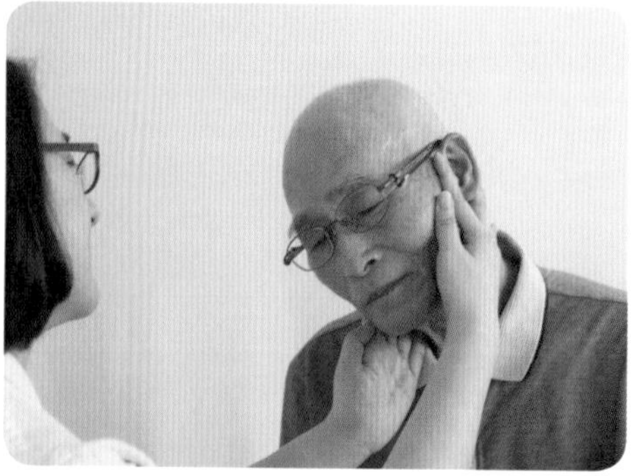

1. 將頭傾向患側以引導食團由健側咽喉吞下。

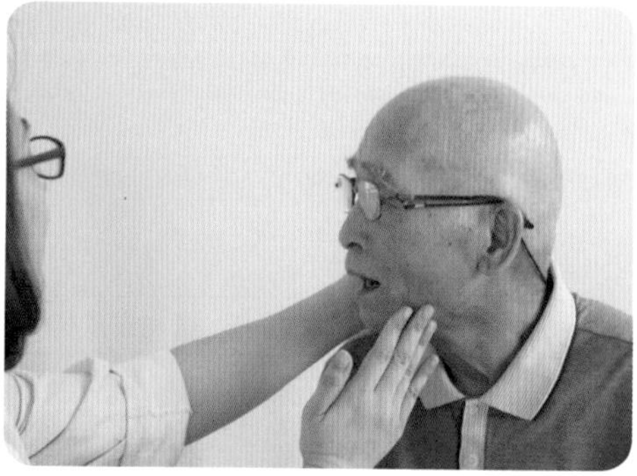

2. 將頭轉至患側以引導食團由健側嚥喉吞下。

安全吞嚥技巧

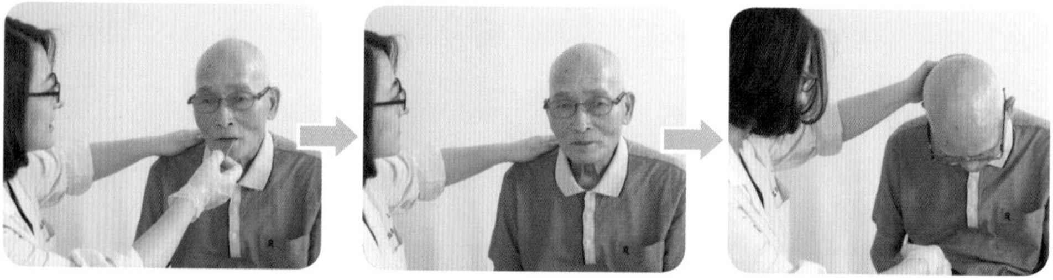

▲ 將食團送入口中後，請患者閉氣，低頭，然後完成吞嚥動作。

進食食物類型

原則上應以質地均勻，硬度偏軟，並具有適當黏性的食物為主（請參考做家人的營養師章節）。

注意事項

- 患者意識清醒時才可開始進食訓練。
- 進食時請保持環境安靜，將注意力集中在進食上。
- 勿邊吃邊看電視或交談。
- 進食／餵食時要速度要慢，由小口開始。
- 待病患完全吞下後，確定無食物殘渣留在口腔兩頰內及咽喉時，再繼續吃下一口。
- 進食/餵食時應採坐立90度，除非有語言治療師給予患者特殊指示。
- 家屬只給患者進食治療師允許的食物。
- 若患者有嗆咳情形，應立刻停止進餐。
- 若病患有發燒、體重變輕、或咳痰變多時，應立即送醫檢查。

心理治療

心理復健是什麼？心理復健是意指在患者情緒低落時，藉由心理介入，給予患者及其家屬支持的力量，它並不等同於精神科的心理治療，不要因誤會對其產生排斥或抗拒。

當中風患者因腦部受損，影響肢體動作功能的展現，然開始接受復健後，進展又不如預期時，患者會出現強烈的情緒反應，對外界產生敵意，倘若此時家庭支持系統是薄弱的，甚至影響患者的存活意志時，此時便是心理治療師介入的時機。通常患者的情緒轉變歷程分為：震驚期、否認期、抑鬱期、適應期。

◎ 震驚期

當患者剛從加護病房出來，赫然發現自己的手腳靈活度怎和昏倒前不一樣，無法理解自己怎會變成這樣，因而會相當震驚、慌亂。不過，在此時期，患者會覺得只要遵從醫生的囑咐、乖乖吃藥，手腳便會恢復功能。震驚期持續的時間為數小時到數天。

◎ 否認期

患者無法承認手腳功能已因中風受損，所以一概否認，可能會曲解病情，亦不願瞭解病情的預後，此時要不斷的鼓勵病友跟醫生討論。然而有些患者曾數個月都不想瞭解自己的病況。

◎ 抑鬱期

患者覺得往後的人生可能要凡事都需仰賴他人，無法獨立自主，特別是中、重度病友，明顯地察覺到患側已無法恢復，此時會有痛苦、悲傷的情緒，對周遭的人事物都不感興趣，連走出病房都不願意，缺乏與外界事物互動的動機，進行復健時，也是有一搭沒一搭的，提不起勁。此時，患者的憂慮因素可能還包括：

- **家庭經濟支柱的垮下：**患者因身體功能受損嚴重，導致工作中斷，家庭經濟來源陷入困境，尤其是原先扮演著負擔家中生計角色的中年人。
- **醫藥費的長期負擔，對家人是種拖累：**經濟來源的斷缺，已造成家中很大的負擔，而住院開銷與醫藥費又非小數目，此將加重病人的憂慮。
- **照顧者的挫折感：**因為患者的情緒難以捉摸，常會亂發脾氣或是表露出許多負向話語，久而久之，可能會引起家屬及照顧者的難以忍受，雙方的關係相當緊繃。
- **對社會福利資源相關資訊的缺乏：**患者不知住家附近或社區裡是否有相關支援（如復康巴士的申請等），因而在精神層面上十分缺乏安全感。

◎ 適應期

患者接納自己失去的功能，並積極尋求生活上的調適。這個階段的適應時間可能需要好幾年的時間，通常是在中風4～5年後才能夠有好的自我調整，不過也有部分患者一直無法達到這個階段。

1. **重建正向能量**：若想緩解患者的憂慮，則應協助患者重建正向能量，從狹縫中看到生存與光明的可能性，再次開展內心所嚮往的人生。

2. **疼痛調適**：有些患者會因疼痛影響參與復健的意願。在肌肉因痙攣還是很僵硬的時候，會在復健過程中感到不舒服。由於此時患者正處於身心比較虛弱的狀態，一點點的不舒服，都可能會被放大為極不舒服，於是會拒絕做復健，或者雖有參與做復健，但卻一動也不動，因而，成效與平常很認真做的人差很多。

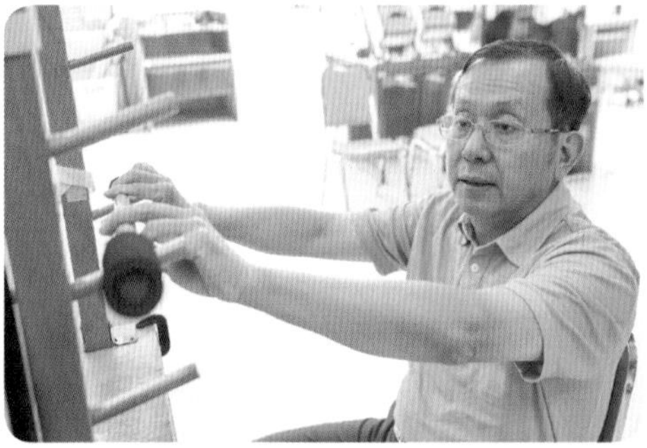

若是患者因疼痛而影響復健動機，可請治療師和患者談談是哪部分不舒服，並評估是生理的疼痛，還是主觀的疼痛。若是因復健造成的疼痛感，使其不想復健，則可嘗試減緩患者的疼痛，除了藥物舒緩外，可藉由改變對疼痛的專注（如對身體經驗的覺察、呼吸覺察），讓患者的主觀疼痛感降低，並且與他討論，瞭解這只是過渡期，清楚地知道不舒服感覺的可能持續時間。

若經檢查確定是生理病變造成的疼痛，就應該予以治療。過去曾經碰過一位住院患者友，做復健時，一直提到膝蓋很痛，且膝蓋也的確是越腫越大，經住院醫師檢查，發現裡頭確實有瘀血，經診治舒緩疼痛後，他就越發勤快做復健。

3. **病友互動**：對於復健見不到成效的患者，應鼓勵他們與復健成效良好的患者作互動。在復健室裡，除了有住院患者外，亦有持續回來做復健的門診患者，他們彼此交換的經驗和意見，有時比醫療人員說得更有鼓勵的作用。部分醫院有固定式支援性團體，倘若有參與這樣團體的機會，患者參與後也覺得得到很多力量，就應該和家人或照顧者一起參加，彼此亦可相互勉勵。

4. **職業替代方案**：當患者的身體功能已逐漸恢復，然可能無法恢復原有的功能，導致必須放棄過去的職業，尋找合適的新工作時，治療師可協助病友評估過去的工作需要的是什麼，現在缺少的是什麼，是否會造成直接的阻礙，還是有可以替代部分。過去一個案例是，從事芳療的患者，於40歲時中風，復原的雙手無法再勝任原來的工作，但他喜歡且希望持續在芳療機構工作，因此，可以一同討論他可以勝任機構內哪些職位的工作。部分患者亦會去找就業輔導機構，轉介從事適合的工作。

5. **家人的關注和朋友的鼓勵**：倘若患者病前是擁有很多朋友，住院期間有很多朋友來看他，且每位朋友都給予加油打氣，對其投以關心時，則患者的情緒也較能夠調適。家人的關注亦很重要，在中風患者黃金治療期的前6個月，家人的關懷與陪伴是患者心靈最大的支柱，因此，千萬別讓患者的亂發脾氣的負能量所影響。

在患者帶給家人壓力的部分，心理治療師也會定期提供衛教，告訴家屬在協助患者復健時，該採取的適當態度是什麼？有的家屬過度積極的要求，會超出患者可負擔部分，因而可能會引起病友消極的態度，最好的方式就是在中間取得平衡點。持續鼓勵患者，給予支持與安慰，以溫柔、堅強的態度，勉勵患者要有耐心，就算不想做復健，還是要堅持。在家中也以患者為中心，協助患者控管自己的情緒。

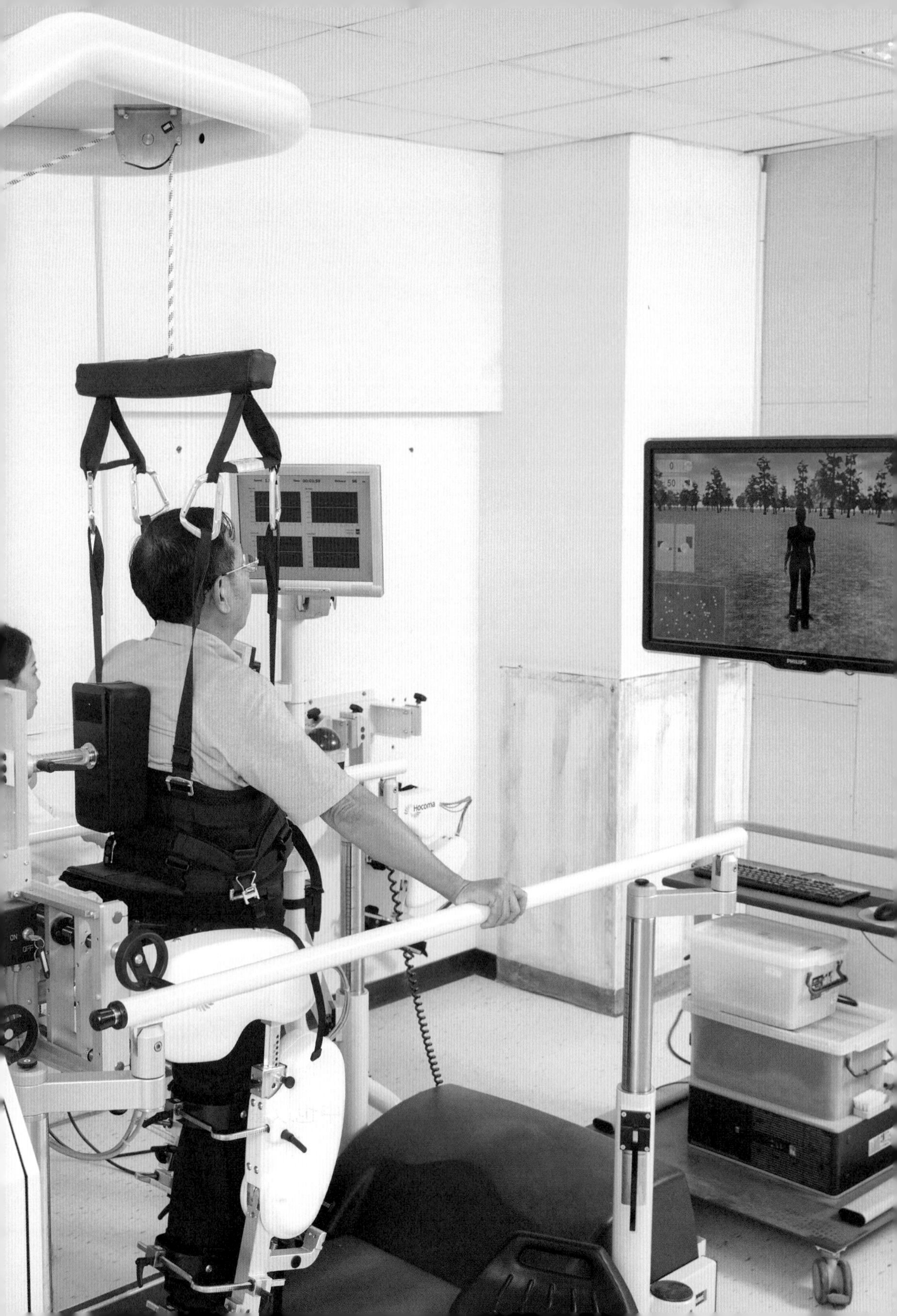
Hocoma
PHILIPS

PART 4

避免再度中風的照護須知

當患者發生第一次中風後，必須積極發現並治療會導致中風的危險因子，才能避免再次中風的發生。

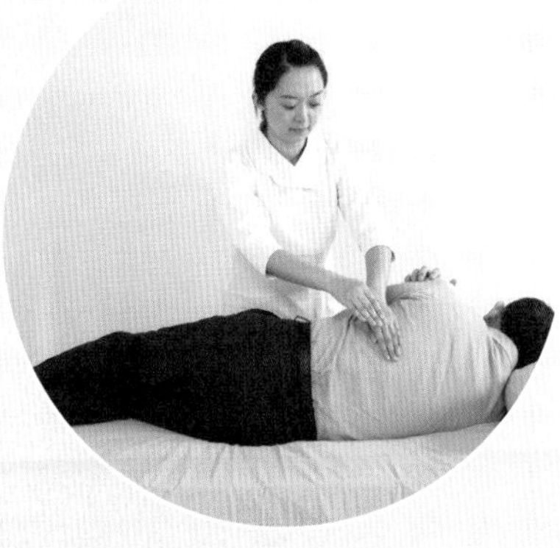

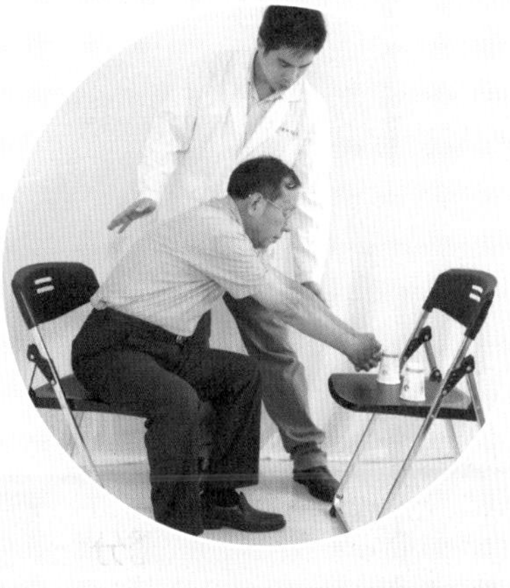

4-1 痊癒後，更要預防再度中風

中風是腦部血液循環異常，導致腦組織受到傷害，是全世界第二常見的死亡原因。雖然多數中風不會死亡，但是據統計，中風後，10位有5位原中風者需要照護者照顧。有7位中風者無法從事原有工作。

根據國健局統計，目前國內20歲以上民眾約有420萬人罹患高血壓，而高血壓正是「三高」中造成中風的主要元兇，但仍有3成高血壓病患不知道自己罹患有高血壓。

再次中風風險評估表

危險因子	分數
年紀65～75歲	1
年紀大於75歲	2
高血壓	1
糖尿病	1
曾發生過心肌梗塞	1
其他的心血管疾病（除了心房顫動與心肌梗塞）	1
週邊動脈疾病	1
抽菸	1
曾發生小中風或中風	1
總分：	

總分最高為9分

總分	0 1 2	3 4 5 6	7 8 9
風險	低	高	非常高

嚴格控制三高

談起二度中風的預防，得先瞭解預防的意義。預防在臨床上分為「初級預防」和「次級預防」二種。發現病人有腦中風的危險因子—高血壓、高血脂、高血糖，但是他還沒有真的中風，這時是屬於「初級預防」的範圍。因為他的身體已潛藏著中風的危險因子，未來隨時都有可能會發生中風，這個時候針對他的危險因素，開始給予治療，這就是初級預防。

另外一種就是病人已經中風過，正在接受治療及復健，成果相當不錯，但是為了掌控那些危險因素，必須長期治療，以藥物控制，這就是次級預防。

不管是初級預防或次級預防，主要目標就是檢查出是那些危險因素，減少中風的發生，因為腦神經細胞是不可能再生的，一次一次的復發就會一次一次的損傷腦細胞，身體的功能就會遞減，不可不慎！

頸動脈狹窄防治

頸動脈狹窄是導致梗塞性腦中風發生的重要致病機轉，多是因動脈粥狀硬化所引起，頸動脈狹窄愈嚴重則愈易發生梗塞性腦中風，因此如何治療頸動脈狹窄以預防梗塞性腦中風的發生是很重要的。頸動脈狹窄的盛行率多以頸動脈超音波篩檢，建議篩檢的對象包括：一般民眾具多重心血管危險因子、有症狀的冠狀動脈疾病或是周邊動脈疾病患者、接受頭頸部放射治療等。評估頸動脈狹窄的程度以傳統的血管攝影為優先考慮，也可以考慮其它非侵襲性的檢查，例如：頸動脈超音波、磁振血管攝影、電腦斷層血管攝影等輔助診斷。

除了在醫院定期健康檢查外，照護者應定期為患者量血壓、血糖，測量膽固醇、檢查心肺功能，每1～2年可以幫病患做頸動脈超音波，測量他的血管狹窄的程度。若測量後又發現血管開始狹窄，除了一般藥物的調整，也可考慮，在頸動脈放導管或進行頸動脈內膜修補術，對頸動脈內膜做些刮除清理。這項手術在美國比較普遍。

請教醫生

Q 哪些人容易二度中風？

A

1.**曾中風過的患者：**較一般人中風機會，足足可提高九倍，且症狀與後遺症往往比初次中風更嚴重。

2.**患有心臟血管疾病或心肌梗塞患者：**未來再發生心肌梗塞機率提高五到七倍，再度中風機率也會提高兩到三倍。

3.**上肢及下肢的動脈血管壁的管腔狹窄：**會讓中風的機率提高兩到三倍，未來心肌梗塞的機率提高四倍。

4.**肥胖、高血壓、高血脂、糖尿病，以及抽菸、飲酒者：**必須控制這些危險因子，並且避免過度勞累、熬夜、情緒起伏。

5.**三高慢性病患者：**謹慎服用抗血小板或抗凝血劑藥物，才能夠減少二度中風及心肌梗塞的發生。若是腦栓塞，應建議服用抗血小板藥物，抑制血小板凝集，避免血管阻塞。若是心律不整、心臟瓣膜疾病導致的腦血栓，則是服用抗凝血劑，預防血栓形成。

預防再度中風五大守則

1. **改變生活型態：**嚴禁在治療出院後又開始抽菸、喝酒。抽菸可使中風機率提高二至三倍以上，戒菸則能降低中風風險一至二成。雖可偶爾少量飲酒，但酒精量每日不宜超過一罐啤酒。作息應正常，避免熬夜、過勞。

2. **適當的飲食控制：**

   ① 以清淡為原則，少食用油炸或油煎的食物。

   ② 多用植物油（如橄欖油、葵花油等）

   ③ 多吃富含ω-3多元不飽和脂肪酸的食物，例如：鮭魚、鮪魚、秋刀魚等。

   ④ 多吃纖維豐富的食物，例如：全穀類、豆類。

   ⑤ 多吃當季盛產的蔬菜和水果。

3. **養成運動的習慣：**適當的運動可以促進血液循環，加速新陳代謝，增加血管彈性，避免肥胖。

4. **注意季節變化的保暖：**季節變化會提高腦中風風險，尤其是冬天天氣冷，血管容易收縮，若是本來血管就狹窄，一收縮血壓也會跟著升高，非常危險。多注意身體的保暖，太冷時應避免到戶外走動，可減少中風機率。

5. **聽從醫囑，規律用藥：**定期監測血壓，千萬不可擅自減藥或停藥，未按時用藥或擅自停藥，都是造成再度中風的重要因素。

還有一個症狀要特別注意，就是「暫時性腦缺血」，它有可能是腦中風的前兆或是小中風，只是它影響的範圍比較小，所以復原的程度和速度比較好，通常在24小時內就會恢復。不過不管是腦中風或是小中風，那都代表患者的血管已經有問題了，將來還是有機會變成大中風，所以還是要多注意生活、飲食習慣，也要接受醫師的治療。

適當運動降低中風風險

運動方面，保持規律運動對於恢復血管的活力，仍有相當的助益，因此選擇適當的運動，並持之以恆的執行，是有必要的。

若已有規則運動習慣的患者，在身體狀況可負荷的情況下，恢復自己喜愛的運動即可。若沒有運動習慣的患者，開始運動宜參考零三五原則：化整為零，每天3～5次，每次做3～5分鐘的運動，即可有好的開始。

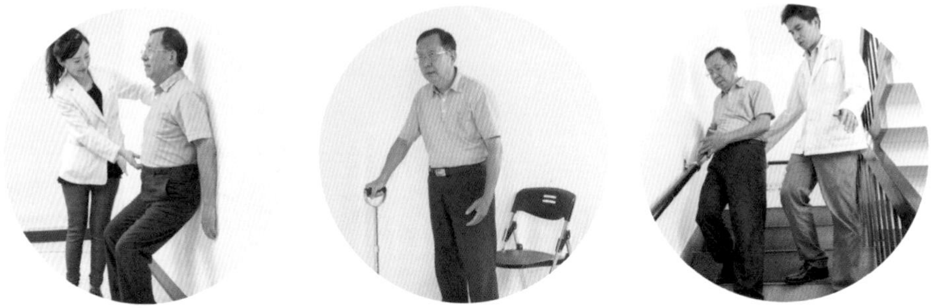

4-2 一般健康檢查與特殊檢查

一般人大約在40歲左右，每2～3年做一次健檢；60歲以上則是每年做一次健檢。如果有家族史者，開始健檢的年齡最好提前在40歲以前，且最好每年做健檢，只要控制好「三高」，就可以減少80%的中風機率。

除了一般健檢之外，每個人可以視個別情況與醫師討論是否有需要做一些專為腦中風做的特殊檢查。

電腦斷層檢查（CT）

最常被使用，其為最普遍、方便的檢查方法，可以馬上看到頭顱內的狀況，如果有疑似中風症狀，電腦斷層是最快可以知道「出血性中風」還是「阻塞性中風」。

磁振造影檢查（MRI）

磁振造影檢查是解析度最好的檢查方法，可清楚顯示早期的腦梗塞，且對梗塞部位及範圍的界定也更清楚，由於磁振造影的檢查時間大約需要30分鐘到1小時左右，所以較不適合緊急狀況的患者。

血管超音波檢查

是一種安全且無傷害性的檢查，是利用超音波來測量動脈血管管徑及血流變化，以瞭解動脈有無狹窄或阻塞現象，為非侵入性檢查，又可以分為「顱外頸動脈超音波檢查」及「顱內血管超音波檢查」。

- **顱外頸動脈超音波檢查：**主要檢查頸部動脈，包括：總頸、內外頸動脈、脊椎動脈及鎖骨下動脈，當懷疑有頸動脈狹窄、腦梗塞、暫時性腦缺血或腦血管畸形時，可以安排這項檢查，另長期有高血壓、糖尿病及高血脂等問題時，也可以安排這項檢查。
- **顱內血管超音波檢查：**檢查顱內的大動脈，包括中大腦、前大腦、後大腦及基底動脈等，當懷疑有任何顱內血管異常時，可以安排這項檢查，但是有時會因為顱骨太厚，無法看到顱內血管，視患者的條件狀況而定。

腦血管攝影

可以清楚看到頸動脈及腦血管有無阻塞或狹窄，是診斷腦血管疾病最佳的工具，檢查方法是將導管從腹股溝的股動脈打入顯影劑，再利用X光把血管內的情形顯影出來，但其具侵入性，危險性也比較高，費用亦較為昂貴。

心臟超音波檢查

除了以上檢查之外，有的醫師還會建議安排做「心臟超音波檢查」，因為有些中風患者是因為心臟有血栓或是瓣膜疾病，使得血栓跑到腦部阻塞血管因而導致中風，做這個檢查可以看到患者是否這方面的問題。

心電圖

可以診斷檢查是否有心房纖維顫動，也就是心律不整的問題，因為心律不整會產生血栓，進而引發中風。

4-3 用藥管理

在用藥部分，預防二次中風復發有效的藥物包括：

抗血小板藥物

已中風患者再次中風的危險性增高，因此預防中風復發的治療應及早且長期進行治療。大型醫學研究顯示，曾發生缺血性中風或暫時性腦缺血的患者，在接受了抗血小板藥物治療後，嚴重的血管事故（非致命的心肌梗塞、非致命的中風或血管性死亡）之發生率相對減少達25%。常用的抗血小板藥物包含Aspirin（阿斯匹靈）、Clopidogrel、Dipyridamole、Ticlopidine、Cilostazol等。

抗凝血劑的使用時機

抗血小板藥物主要適用於預防腦血栓，抗凝血藥物則較適用於預防腦栓塞。因此對於有心房顫動、心臟瓣膜疾病、凝血功能異常等腦血栓之高危險患者，使用抗凝血藥物有更好的預防效果。傳統的抗凝血劑Coumadin（可邁丁），因其引起出血的副作用較強，在使用上有諸多限制，目前健保在有條件下已開放使用副作用腳少的新一代抗凝血劑Rivaroxaban（拜瑞妥）、Dabigatran（普栓達）。

依據2008年台灣腦中風防治指引，有關預防中風復發的抗血小板藥物療法建議，以下為三種首選的治療方法：

① 使用Aspirin（每天75～162毫克）。

② 對於無法使用Aspirin（如藥物過敏、胃潰瘍等）或阿斯匹靈治療無效的患者，以及在風險高（曾經中風、周邊動脈病變、病徵性冠心病和糖尿病）的患者可以選擇clopidogrel（每天75毫克）。

③ 合併使用Aspirin（每天50毫克）和長效dipyridamole（每天服用2次，每次200毫克）。

降血壓藥物

高血壓是中風多重危險因子中最重要的，而且是可以治療的，控制高血壓，可有效預防初次或再次中風。降血壓藥物種類繁多，常見類別有利尿劑（Diuretic）、乙型交感神經接受體阻斷劑（Beta-blocker）、甲型交感神經接受體阻斷劑（Alpha-blocker）、鈣離子阻斷劑（CCB）、血管收縮素生成抑制劑（ACEI）、血管收縮素拮抗劑（ACEI、ARB）等。

若以預防中風為主要目的時，選擇降高血壓藥物，應先考慮Diuretic，另外添加ACEI可達加成效果。若因為副作用之緣故，無法使用Diuretic或ACEI時，可考慮使用CCB或ARB。長期高血壓之治療，血壓應控制在140/90mmHg之下，有糖尿病危險因子之患者，應更為嚴格，血壓宜控制在130/80mmHg。

降血糖藥物

目前對於糖尿病患者中風預防的資料大多是來自於初次中風預防的研究，即研究對象大部分是不曾發生中風的糖尿病患者。因此對於曾經發生過中風的糖尿病患者，目前之處理建議其依據大多是來自未發生過中風的糖尿病患的研究。目前建議以積極的方法控制糖尿病患的多重危險因子：包括血糖、血壓、血脂、及微蛋白尿的控制。

這些方法包括生活型態改變以及藥物使用。糖尿病患者嚴格控制血糖到正常範圍，可以有效降低微小血管的併發症及減少心血管事件發生。中風後若不使用胰島素之糖尿病患者，可使用pioglitazone控制血糖。建議HbA1c控制在7%以下。糖尿病患者血壓需要嚴格控制，ACEI或是ARB可以減緩糖尿病腎病變的進行，應優先選擇這兩類的藥物。

降血脂藥物

腦中風患者的血脂肪尤其是膽固醇，發現經降低膽固醇的治療後，除了可顯著減少心血管疾病的發生外，亦可減少腦中風發生的比率。此證據說明高膽固醇血症與腦中風的發生兩者間存在相當密切的關係，因此年老者若出現高血脂，則應積極治療以降低腦中風發生的危險性。

年老者之膽固醇值若稍高並曾罹患腦中風，或具有其他危險因子者，亦可考慮給予低至中劑量statin藥物以作為中風復發之預防。高血壓的病患若合併有高膽固醇血症，應積極使用降膽固醇藥物來預防腦中風的發生。

4-4 維持適當的生活保健

生活部分要注意季節轉換。每一次季節的轉換，中風患者都要特別注意，因為溫差大，會讓血壓不平衡，血壓太高容易血管破裂，腦出血；血壓降太低，血流循環不夠，容易腦梗塞，所以中風患者要特別留意以下建議：

1. **注意溫差**：低溫會使血管收縮、血壓上升，氣溫變冷要注意保暖，應減少冷天一大早就出門。
2. **多喝水**：並大量地攝取纖維素及適度運動，以預防便秘。
3. **每天量血壓**：血壓高於140／90mmHg者，請每星期至少量一次血壓，最好自備血壓計，隨時可監測血壓。
4. **注意沐浴溫差**：避免洗三溫暖或泡熱水浴，最好採淋浴。
5. **注意飲食衛生**：夏天或拉肚子時，應避免脫水，以免造成血液濃縮或血壓偏低。
6. **定時就寢**：培養身體的睡眠時鐘，每天固定時間安睡，養成良好的睡眠品質，自然身體會有最佳的抗病力。
7. **動作速度緩和**：避免突然用力、緊張、興奮、激烈運動；由躺或坐著要站起來時的速度應緩慢進行。
8. **禁酒菸**：患者本身務必戒酒、戒菸，並儘量維持情緒穩定，避免情緒激動。

特別收錄

腦中風尖端醫療技術

機器人輔助訓練

功能性電刺激腳踏車

脊髓內的藥物幫浦輸注

大腦電刺激

虛擬實境復健及遠端復健

大腦機械界面

腦中風案例分享

分享 1　克服語言與吞嚥障礙，重拾生存的尊嚴

分享 2　掌握中風治療黃金期，調整心態找回健康奇蹟

分享 3　透過機器人踏步復健，讓癱瘓者重新站起來

腦中風長照服務－相關申請資料

1.居家服務／2.身心障礙者居家服務

3.居家復健／4.社區復健／5.在宅醫護暨居家護理

6.居家護理／7.居家營養／8.居家藥師

9.日間照顧／10.老人居家無障礙環境改善

11.緊急救援通報系統／12.老人營養餐飲服務

13.機構喘息／14.居家喘息／15.家庭托顧

新制輔具補助申請流程圖

特別收錄

腦中風尖端醫療技術

腦中風尖端神經復健不是指一個單獨項目，它是指由研究所產生的新概念及新技術，來針對傳統的復健治療不足之處進行改善，是包含許多不同方式的一個統稱。

針對腦中風病患的研究，在各個領域中都有相當的進展，例如醫學工程，在相關的科技技術或儀器上都有很大的進步。或者是基礎的神經科學，我們越來越瞭解大腦受傷後，它可能的變化，也知道這些變化的機制是怎樣產生的，有了這些新的知識和技術，我們就可以發展出跟傳統比較不一樣的治療方式。

目前尖端神經復健現階段進展，大致上分為六項：

機器人輔助訓練

機器人復健治療

虛擬實境
踏步訓練

←掃我看影片

傳統治療常常需要治療師來協助進行，由於治療師帶領患者的活動時間比較長，對病患及治療師而言其實都是相當大的負擔。有時因為進行的過程太久疲累了，治療成效就會有些折扣。機器人輔助復健就是把傳統治療師做的部分訓練，用機器人來取代，由於機器人不會累，能一直進行長時間的訓練。而且機器人可以做出非常精確的動作，準確度比真人還要精確，使得訓練的動作能正確地反覆執行。

機器人訓練現階段在醫學中已經慢慢普及了，包含中風病患的上肢、下肢、手功能及行走能力的訓練，都已經發展出復健治療用機器人，可以協助病患進行復健。

當然機器人也有它的缺點，它沒有像人那麼有彈性，還是需要人的監督，才能執行操作。還有所需要擺設的場地通常比較大，製作機器人的成本偏高，加上病人使用機器人還需要一段時間去熟悉，所以目前臨床使用上還是有一些限制。不過這些限制漸漸有些突破，可能在未來5～10年內，機器人輔助訓練會變得非常普及，甚至家用的機器人也有可能會出現。到那時候，病患也不一定要來醫院，只要在家裡面使用家用機器人做訓練，就可以得到還不錯的成效。

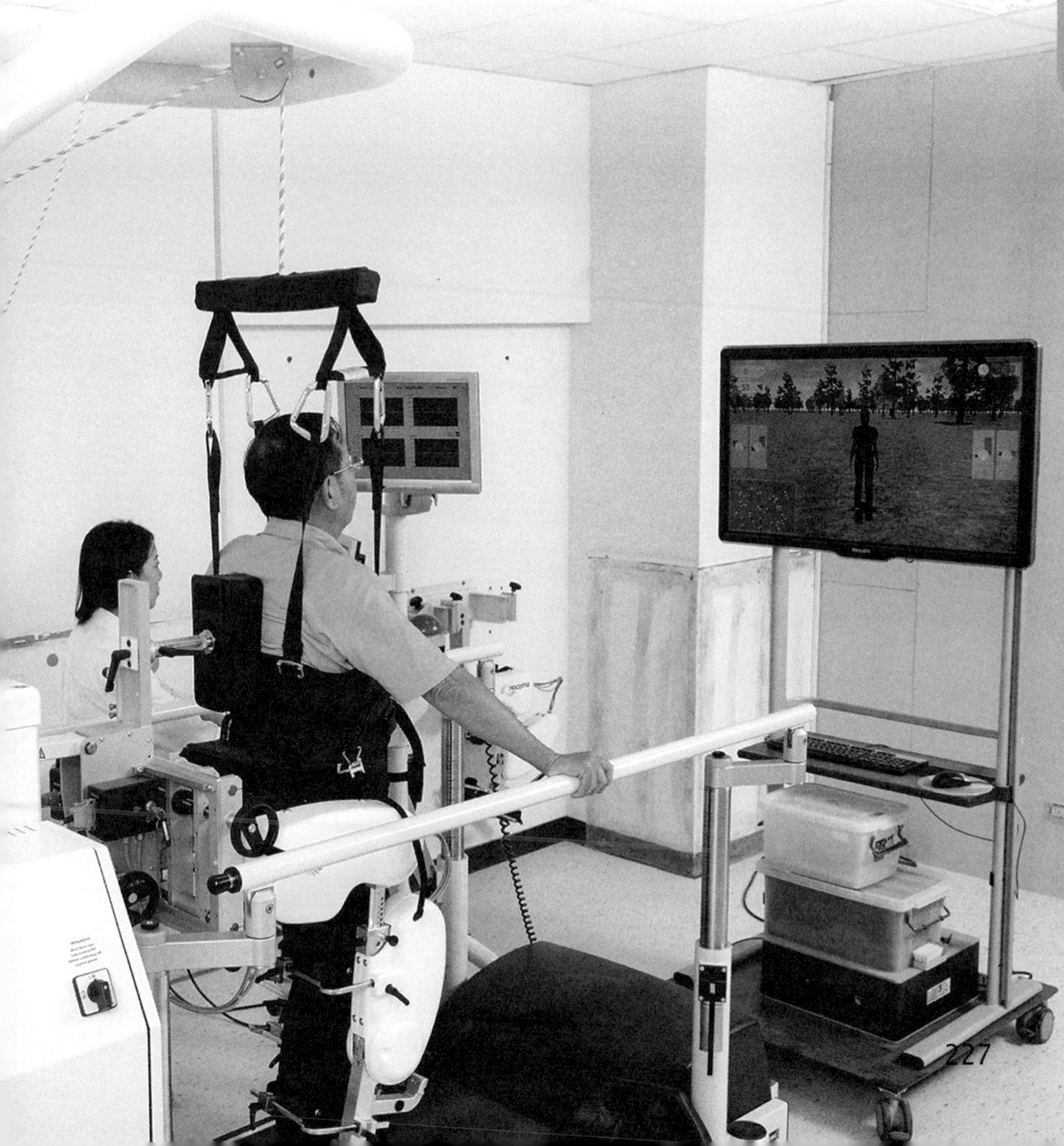

功能性電刺激腳踏車

傳統上如果一個人的耐力不足的話，可以用腳踏車訓練的方式來改善他的心肺耐力及下肢肌力。但是腦中風病人常常是肢體癱瘓，沒有辦法使用傳統的腳踏車做訓練，此時就可以用電刺激來刺激他癱瘓的肌肉，使得癱瘓的肢體能夠執行踩踏的動作，這種訓練我們就叫它**功能性電刺激腳踏車**。

訓練的方式是，雖然患者沒辦法踩動，但是接上功能性電刺激腳踏車，他就可以開始進行踩腳踏車的運動。

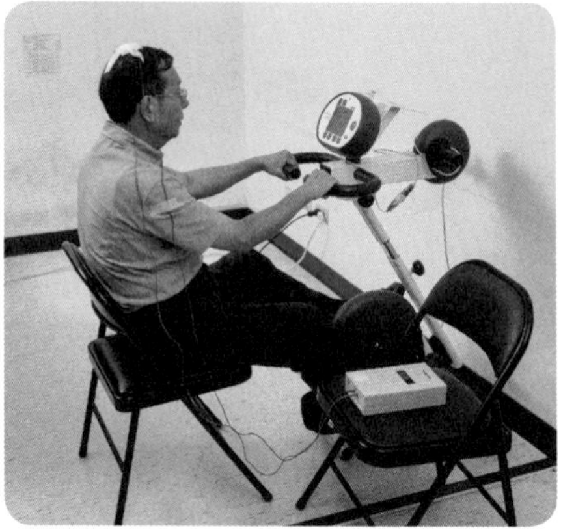

這樣的訓練好處是：

① 減少病人癱瘓肌肉萎縮。

② 減少骨質疏鬆症發生。

③ 刺激病人的有氧能力，改善心肺耐力。

現階段也有電刺激輔具，當病人行走時有某些步態異常，請病患穿戴電刺激器，在他在走路時，若某些動作他做出來不能做得很好，或做得很正確的時候，這個電刺激器就會根據他在走路的步態，給他電刺激特殊的肌肉群，讓患者能走出較正確的步態。這種輔具名稱為「穿戴功能型電刺激器」。

脊髓內的藥物幫浦輸注

這是種特殊的機器，可放置在病人體內，由微型電腦控制將微量藥物送到病人脊髓內，以改善病人某些症狀，例如中風病人經常會出現一種特殊現象叫做痙攣，此時肌肉會不自主的一直收縮，並導致病患本身肌肉的僵硬、關節變形、疼痛，同時也可能造成功能下降。治療痙攣傳統是用口服的藥物。但口服藥物劑量調整相當的困難，又因病患個體差異度大，無法做精準調整，所以治療的效果常不如預期。

此時若使用「脊髓內的藥物幫浦」來控制痙攣，所需劑量僅僅口服劑量的500分之1左右，同時它可以微量的調整，可以達到讓痙攣下降最多，但是副作用最少的狀態。

這個幫浦是電腦可控制幫浦，可以隨時在體外用遙控器控制調整我們所需要的劑量。醫師可以依照病人的臨床症狀，在體外用遙控器操作幫浦，隨時改變這個幫浦的劑量，達到一個最有效的治療劑量。

大腦電刺激

這項醫療在世界上目前還是屬於實驗性的治療，它的治療方式是針對大腦給他一些電刺激，來改變大腦相對應功能，以改善中風患者的神經症狀。

大腦電刺激分成2大類：

1.經顱磁刺激

2.經顱直流電刺激

這2種方法都可改變特別大腦區域的活性，它不是侵入性治療，病人身上也不會有任何的傷口。

有很多研究顯示，大腦電刺激對於中風患者的動作、語言、吞嚥及記憶功能可能有所幫忙，使用上也有相當不錯的安全性，未來極可能會成為臨床上使用的工具。

虛擬實境復健及遠端復健

利用虛擬實境來當作工具，訓練中風病患執行動作或者是認知上面的工作。虛擬實境的場景其實相當多樣化，也可以因中風患者的個別性來做設計，因此中風病患使用虛擬實境來做訓練的接受度很高，對某些特定的工作，我們也可以使用虛擬實境來當作評估工具，例如訓練病患駕駛電動輪椅。

由於網際網路發達，也可在家中設置互動性軟體，依照虛擬實境的方式，直接讓病人在家裡就可以接受訓練，這種方式我們稱為「遠端復健」。遠端復健可減少病人往返醫院的時間，讓病人在熟悉的環境下接受復健，國外已有一些商用的軟體，讓病患在家裡就可以直接接受這樣的資訊。目前國內也有些廠商已研究出適合國人的產品，但未來可能還需進一步推廣。

大腦機械界面

可直接測量患者的大腦生理訊號，來達成控制機器或與環境互動的目的，例：腦中風病患他可能手部功能不好，可使用大腦機械界面直接控制家中的電腦、電器，以達到獨立生活的目的。

大腦機械界面可用來輔助復健，我們可以訓練病人控制自己的腦波，配合相關活動，改善功能障礙。目前市面上已有大腦機械界面使用的軟體儀器，但可能要一段時間訓練病人使用，所以目前還沒有那麼普及，隨著測量儀器的進展，它有可能會成為復健用的常用輔具。

尖端復健治療是傳統復健治療某些技術與概念的延伸，我們希望尖端治療能夠輔助傳統治療，為病患帶來更好的進步。並因尖端復健治療的加入，減少傳統治療在時間、人力上的花費，改善其成效，並減少相關的醫療支出，真是一舉數得。

克服語言與吞嚥障礙，重拾生存的尊嚴

文／**葉得欣**（台北醫學大學附設醫院復健醫學部語言治療師）

67歲的林先生，因出現右側無力、右臉偏癱的情況，被送到醫院急救，經醫師診斷為左腦缺血性中風後開始進行治療。幾天的治療後，身體情況較穩定，但喝液體會嗆到，無法自行進食，需靠鼻胃管補充營養及藥品；同時說話也不清楚，無法順利與家人溝通，造成照護上的困難。

語言治療師評估後發現，林先生有吞嚥困難的情形。因口內的感覺動作遲鈍，造成吞嚥反射遲緩，所以在進食流速較快的液體時，口腔的動作跟不上食團，使得食物進氣管而嗆到。而林先生也有失語症的情況，因傷到大腦的語言區，導致想說的話，說不出來，無法順利與家人溝通，許多時候要用比手畫腳的方式，才能大概猜出他的意思。

語言治療師便依據林先生的情況設計專屬的治療計畫。吞嚥方面，進行口腔運動的訓練，增加口腔肌肉的力量及感覺刺激，以幫助吞嚥，並教導安全吞嚥的姿勢及技巧。每日按步就班的練習吞嚥復建，林先生漸漸的使用正確姿勢可以吞下少量的液體，之後進步到能自行喝水吃藥，也能在照顧下吃完三餐。在醫生的建議下，移除了鼻胃管，回復自行進食的能力。

語言治療師也指導林先生許多發聲及發音的技巧，幫助他在說話上更清楚，再搭配每天的語言訓練，他漸漸的能說出越來越多句子，溝通變得更順利，家人照護上的挫折也就減少了。因為早期積極介入語言治療的結果，林先生便能及早恢復吞嚥及語言上功能。

腦中風案例 分享2

掌握中風治療黃金期，調整心態找回健康奇蹟

文＼**董怡君、李薇**（台北醫學大學附設醫院復健醫學部醫師）

42歲的陳先生，育有一女，任職於公司老闆，前年因開刀後中風，剛發病時，右側完全無法移動，講話不清楚，還插著鼻胃管，心情十分低落，雖然家人給予鼓勵與陪伴，陳先生仍是每天以淚洗面，什麼事都不想做，焦慮、悲傷的情緒也徹底影響家人，對於生命充滿無力感。

雖然醫師已有安排復健治療，陳先生配合復健的動機很差，經過醫師評估再給予藥物調整，以及安排心理師介入，經過心靈改造與溝通之後，陳先生逐漸調整心態接受現況，積極配合醫師安排的治療方案，把握中風後半年的復健黃金期。在語言治療師的協助之下，陳先生吞嚥的情況越來變得越好了，終於在一個月後，已成功移除鼻胃管，而且說話也越來越流暢。後來也在物理及職能治療師的協助下，陳先生的右手右腳慢慢的出現主動動作，可以自己拿杯子喝水、穿衣。

除此之外，最令陳先生高興的是可以開始用拐杖練習走路，經過護理師以及醫師的出院前居家環境評估及改善之後，陳先生終於順利出院回家，但必須繼續到醫院接受復健，經由醫師及各治療師細心與愛心的幫助下，三個月後陳先生終於不再需要拐杖行走，生活自理能夠獨立完成，幾乎回歸到原先的正常生活，且重新到職場正常工作。

透過機器人踏步復健，讓癱瘓者重新站起來

文＼**陳靜瑩**（台北醫學大學附設醫院物理治療師）

38歲洪先生，長期定居加拿大，從事科技相關產業，因過年期間來台遊玩，某天夜裡，突然出現右側肢體感覺異常，以及說話咬字不清，緊急由家人陪同到醫院做檢查。

入院診斷為「阻塞性腦中風」便立即辦理住院接受治療，中風後三週，受影響的上肢體仍完全沒有動作，下肢雖稍微可稍微動作，但無法行走，即便是坐到站立也需要協助，日常生活無法自理，經由復健科醫師及治療師評估後，開始為期三個月的機器人步態訓練及搭配傳統物理治療及職能治療訓練。

由於洪先生體型較為壯碩，傳統治療期間由治療師進行行走訓練困難重重，洪先生的心情也因此大受影響，藉由機器人步態訓練，讓洪先生可以在安全且有如常人一般的情況下於跑步機上行走進行訓練，開始樂觀面對自己的病情，積極的復健治療，雖然過程中仍是非常辛苦，但透過機器人訓練可以精準的調整治療強度，讓洪先生每次都可以在自己的極限接受挑戰，進步因此而相對明顯，大幅提升了洪先生的信心以及治療動機，也更積極的自主訓練。

經過三個月的療程後，洪先生從一開始只能輪椅代步，到自己可以獨自走，步態近乎正常，也可自行上下樓梯，日常生活也都可以自己獨立完成，而在洪先生要返回加拿大的時候，看到他充滿感謝的眼神，不斷謝謝醫師及治療師們，著實也是醫療團隊最大的成就感。

腦中風長照服務—相關申請資料

※以新北市為例，其他請參考居住的各縣市標準：

1.居家服務

服務對象

65歲以上失能老人、55歲以上失能山地原住民、50歲以上身心障礙者及50歲以下身心障礙者（需持有身心障礙證明）。

服務項目

由照顧服務員定期到失能者家中，協助沐浴、穿換衣服、進食、服藥、協助翻身、拍背、陪同就醫、餐飲服務、陪同散步、洗滌衣物、代購生活必需品等日常生活照顧。

補助額度

依失能程度補助服務時數（月）：

1.輕度－最高可補助25小時　2.中度－最高可補助50小時

3.重度－最高可補助90小時

分攤比率表		
分攤比例 身份別	服務費200元／時	
	政府補助	自付額
一般戶	70% 140元／時	30% 60元／時
中低收入2.5倍、符合請領身心障礙者生活補助費者	90% 180元／時	10% 20元／時
低收入戶、中低收入戶1.5倍	100% 200元／時	全額補助 （免自付額）

※過年期間（農曆除夕至初三）及由中央主管機關所定紀念日及勞動節日，每小時服務費以2倍計算（含自付額）。

2.身心障礙者居家服務

服務對象

設籍且實際居住本市64歲以下失能者、50歲以下之身心障礙者（需持有身心障礙手冊）。

服務項目

由照顧服務員定期到失能者家中，協助沐浴、穿換衣服、進食、服藥、協助翻身、拍背、陪同就醫、餐飲服務、陪同散步、洗滌衣物、代購生活必需品等日常生活照顧。

補助標準

身份別	失能程度	每小時服務費補助額度		
		100	70	50
		補助時數上限（單位：小時／月）		
低收入戶	輕	20		
	中	36		
	重	36	37~72	
中低收入戶 符合請領身心障礙者生活補助費者	輕	8	9~20	
	中	16	17~36	
	重	32	33~72	
一般戶	輕	8		9~20
	中	16		17~36
	重	32		33~72

3.居家復健

服務對象

針對意識清楚但行動困難的失能民眾、經評估有復健需求者，提供物理或職能治療師到宅服務。

條件資格

1.	被照顧者實際居住於本市（倘戶籍非於本市則由本市協助向其戶籍所在地縣市政府申請服務補助費用）。
2.	非機構安置民眾。
3.	經醫師診斷有復健需求者。
4.	個案或家屬有復健意願者。
5.	需為因身體狀況或無人力協助外出接受健保醫療機構復健服務者。

※已經接受健保醫療院所復健服務或政府之居家、社區復健服務者不適用。

服務項目

訓練教導失能民眾走路、站立、移位、穿脫衣服、進食方式等復健訓練活動。

居家職能／物理服務每次1,000元、交通費200元

	一般戶補助90%	中低收入戶補助100%	低收入戶補助100%
服務費	自付100元／次	全額補助（免自付額）	
交通費	自付200元／次		

4.社區復健

服務對象

針對居家偏遠地區之失能市民、經評估有復健需求者，於社區內提供訓練教導失能市民走路、站立、移位、穿脫衣服、進食方式等復健訓練活動。

※已經接受健保醫療院所復健服務或政府之居家、社區復健服務者不適用。

服務區域

雙溪區、萬里區、深坑區、貢寮區。

補助標準	全額補助（免自付額）12次／年

※服務單位名冊與巡迴復健車時刻表可上網查詢。

5.在宅醫護暨居家護理

服務對象及區域

1.	實際居住在有提供在宅醫護之區域，身心障礙無法前往醫療院所就醫並無人力協助外出，經評估有醫療照護需求之個案，由醫生及護理人員每月提供 1-2次身體評估及檢查、疾病照護指導、血液送檢等。
2.	服務區域：鶯歌區、三峽區、淡水區、瑞芳區、五股區、泰山區、林口區、深坑區、石碇區、坪林區、三芝區、石門區、八里區、平溪區、雙溪區、貢寮區、金山區、萬里區、烏來區。
3.	民眾及家屬有意願接受服務者。

服務項目

身體評估及疾病診療、血壓、血糖、小便檢查、復健指導及血液送驗等醫療服務項目。

補助標準	全額補助（免自付額）

※附件-服務單位名冊可上網查詢。

6.居家護理

服務對象

針對評估後有居家護理需求的長期照顧民眾，補助護理人員每月上限2次之訪視費用，改善社區中需長期照顧民眾之醫療、護理與健康問題。

健保每月補助額度須先使用完畢，後續仍有服務需求時才可使用本項服務。

服務項目

服務內容分一般照護（注射、換藥）、特殊照護項目（氣切護理、導尿管護理、鼻胃管護理）、檢驗項目（抽血檢查）、呼吸治療服務及疾病護理指導等五大項目。

居家護理服務每次1,300元、交通費200元

	一般戶補助90%	中低收入戶補助100%	低收入戶補助100%
服務費	自付130元／次	全額補助（免自付額）	
交通費	自付20元／次		

※附件-服務單位名冊可上網查詢。

7.居家營養

服務對象

1.	設籍本市並實際居住者，且非居住機構個案。
2.	個案及家屬有需求並願意配合服務。
3.	因身體狀況（home-bond）或無人力協助外出接受營養諮詢。
4.	特殊族群（例如：運動神經元病變（漸凍人）；腦性麻痺個案等），經評估有居家營養服務需求者。

服務區域

板橋區、中和區、永和區、三重區、新店區、蘆洲區、五股區、鶯歌區、三峽區、淡水區、汐止區、八里區、深坑區、新莊區、泰山區、土城區、樹林區、林口區。

服務項目

1.	專業營養師到宅訪視評估，針對民眾身體狀況、飲食習慣等計劃一份合宜的飲食方案。
2.	執行相關的營養教育及飲食指導，例如：管灌食天然配方之製作方法、慢性疾病飲食指導等。

補助標準	全額補助（免自付額）12次／年

※服務單位名冊與巡迴復健車時刻表可上網查詢。

8.居家藥師

服務對象

針對有藥物指導需求的民眾，補助藥師每年上限3次之訪視費用，協助檢視藥物存放及藥品交互作用。

服務項目

用藥評估與諮詢、檢視藥物治療合理性，及提供服藥安全指導。

補助標準	全額補助（免自付額）

※附件-服務單位名冊可上網查詢。

9.日間照護

服務對象

設籍且居住於本市之：65歲以上失能老人、55歲以上失能山地原住民，及50歲以上失能之身心障礙者。

白天接送至日間照顧中心，提供護理服務、復健活動、文康休閒娛樂、家屬教育及諮詢等服務，以延緩失能者的退化情形，增進日常生活功能。

輔助標準

補助標準（月托）	照顧服務補助金額上限（元／月）		
	● 一般戶（申請人最低須自行負擔服務使用金額之30%）	● 領有身心障礙者生活補助費者 ● 領有「中低收入老人2.5倍生活津貼」者（申請人最低須自行負擔服務使用金額之10%）	● 低收入戶 ● 領有「中低收入老人1.5倍生活津貼」者低收入戶
輕度失能	3,500元	4,500元	5,000元
中度失能	7,000元	9,000元	10,000元
重度失能	12,600元	16,200元	18,000元
交通費補助	● 以老人住家與日間照顧辦理單位之距離為計算標準：未滿20公里者每人每月補助新臺幣1,200元；20公里以上者每人每月補助新臺幣1,500元。 ● 僅月托且實際使用交通工具，當月份使用服務天數須達當月可使用服務天數達70%以上者，始補助交通費。		
補助標準（日托）	照顧服務補助金額上限（元／日）		
	一般戶	中低收入戶	低收入戶
	572元	736元	818元

補助金額最高不超過辦理單位每月收費標準，使用者並須依其福利身份別之補助標準負擔一定比例之自負額。

※附件-服務單位名冊可上網查詢。

10.老人居家無障礙環境改善

服務對象

1.	設籍本市且實際居住者。
2.	需於申請服務前檢附：房屋所有權狀或房屋使用證明影本或房屋稅單影本，三者其中一項即可（倘非自有房屋者，則需附租賃契約書影本、屋主房屋所有權狀影本及同意改善書，若為公共區域尚需住戶同意書）。
3.	民眾及家屬有意願接受服務者。

服務項目

針對居家有無障礙環境改善需求之市民，如門（加寬、摺疊門、剔除門檻、自動門）、扶手（單隻）、水龍頭（撥桿式或單閥式）、斜坡道、防滑措施、廚房改善工程、浴室改善工程、特殊簡易洗槽、特殊簡易浴槽等，提供施工前、施工中、完工後共3次評估／年，給予專業評估及建議。

※核定補助十年內以新臺幣十萬元為限。

老人居家無障礙環境改善專業治療師評估每次1,000元、交通費200元

	一般戶補助90%	中低收入戶補助100%	低收入戶補助100%
服務費	自付100元／次	全額補助（免自付額）	
交通費	自付200元／次		

※附件-服務單位名冊可上網查詢。

11.緊急救援通報系統

服務對象

針對低收入戶或中低收入戶獨居老人或獨居身心障礙者。

服務內容及項目

對獨立生活、有安全顧慮的失能者家中裝設主機與隨身按鈕，透過連線與24小時服務中心聯繫，並協助處理意外事件、緊急醫療、救護車救護通報、緊急聯絡人通知等。

補助標準

身分別	一般戶	低收入戶	中低收入戶 獨居老人	獨居 身心障礙者
月租費	自費 1,400元／月	全額補助（免自付額）		

12.老人營養餐飲服務

服務對象及區域

1.	設籍且居住本市之低收入戶或中低收入失能老人。
2.	服務區域：請洽長照中心各分站或新北市政府社會局老人福利科電話：2960-3456轉業務承辦人。

服務內容及項目

結合送餐單位，提供送餐服務，協助經濟弱勢失能老人獲得營養餐飲補充日常營養。

補助標準

補助標準（月托）	每餐65元、每日2餐	
	中低收入戶 2.5倍 補助90%	領中低收入戶1.5倍、 低收入戶 補助100%
一次（餐）	自付6元／餐	全額補助（免自付額）
二次（餐）	自付12元／餐	

13.機構喘息

服務對象

1. 被照顧者設籍本市並實際居住。
2. 被照顧者實際居住本市及其照顧者設籍本市並實際居住者。
3. 以本國家庭照顧者為服務對象，對於已僱請外籍家庭看護工之家庭暫不列入。
4. 被照顧者需由家人持續照顧長達一個月以上。

服務項目

受委託機構應於機構內提供個案日常生活照顧、護理照顧、復健活動及其他相關服務。

輕、中度失能14天／年、重度失能21天／年、交通費4趟／年			
一般戶、中低收入戶2.5倍：上限900元／趟。低收入戶、中低收入戶1.5倍：上限1,000元／趟			
補助標準	一般戶	中低收入戶 2.5倍	中低收入戶1.5倍、 低收入戶
服務費	自付120元／日	全額補助 （免自付額）	全額補助 （免自付額）
交通費 補助額度 （覆實支付）	上限每趟900元	上限每趟900元	

※機構喘息服務與居家喘息服務時數合併計。

※附件-服務單位名冊可上網查詢。

14.居家喘息

服務對象

家庭照顧者因臨時有事無法照顧時（被照顧者未設籍本市但實際居住本市，且其主要照顧者設籍並居住本市），服務員可至家中協助照顧失能者，提供生活自立能力訓練及看護照顧。

陪同參與社區活動及社會適應活動，每月使用時數不得超過4小時，每年使用時數不得超過48小時。

輕、中度112小時／年、重度168小時／年			
	一般戶補助70%	中低收入戶、 補助90%	低收入戶補助100%
服務費	自付60元／小時	自付20元／小時	全額補助 （免自付額）

15.家庭托顧

服務對象

設籍且實際居住新北市之65歲以上老人、50-64歲之領有身心障礙者手冊或證明者或55-64歲之山地原住民，因身心功能受損致日常生活功能需他人協助。

補助標準

補助標準	照顧服務補助金額上限（元／月）		
	一般戶	中低收入戶 2.5倍	低收入戶及中低收入戶 1.5倍
輕度失能	3,500	4,500	5,000
中度失能	7,000	9,000	10,000
重度失能	12,600	16,200	18,000
補助標準	照顧服務補助金額上限（元／日）		
	一般戶	中低收入戶	低收入戶
	1,120	1,440	1,600

※備註：

1. 補助金額最高不超過辦理單位每月收費標準，使用者並須依其福利身份別之補助標準負擔一定比例之自負額。
2. 臨時日托服務（不定時不定期）之補助及收費標準（依實際服務時數核算且每日以8 小時為上限，另補助上限不得超過月托服務補助標準。

新北市政府網路E櫃台長照服務申請服務：

https://e-service.ntpc.gov.tw/hypage.cgi?HYPAGE=online/agreement.htm

衛生福利部長照服務資源地理資訊系統APP下載安裝

（可查詢全國各地長照機構，並配有地圖功能）

手機掃瞄QRcode直接安裝

以上資料來源取自於：新北市衛生局╲健康主題專區>長期照顧服務>長照服務http: /www.health.ntpc.gov.tw/content.aspx?uid=262

台灣各地區的長照相關資料查詢

→長照服務資源地理地圖：http://ltcgis.mohw.gov.tw/Map/map_new.aspx

新制輔具補助申請流程圖

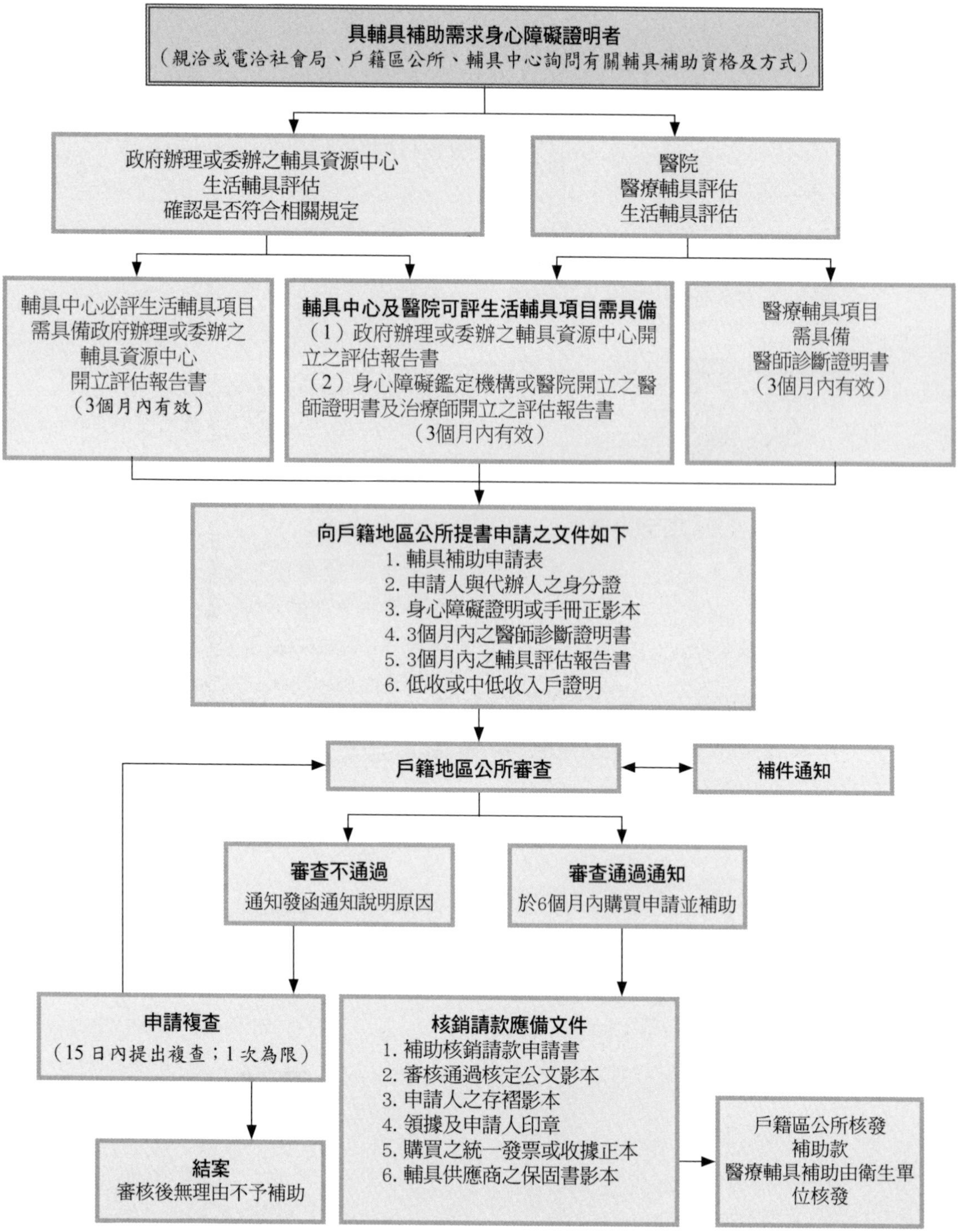

具輔具補助需求身心障礙證明者
（親洽或電洽社會局、戶籍區公所、輔具中心詢問有關輔具補助資格及方式）
政府辦理或委辦之輔具資源中心
生活輔具評估
確認是否符合相關規定
醫院
醫療輔具評估
生活輔具評估
輔具中心必評生活輔具項目
需具備政府辦理或委辦之
輔具資源中心
開立評估報告書
（3個月內有效）
輔具中心及醫院可評生活輔具項目需具備
（1）政府辦理或委辦之輔具資源中心開立之評估報告書
（2）身心障礙鑑定機構或醫院開立之醫師證明書及治療師開立之評估報告書
（3個月內有效）
醫療輔具項目
需具備
醫師診斷證明書
（3個月內有效）
向戶籍地區公所提書申請之文件如下
1. 輔具補助申請表
2. 申請人與代辦人之身分證
3. 身心障礙證明或手冊正影本
4. 3個月內之醫師診斷證明書
5. 3個月內之輔具評估報告書
6. 低收或中低收入戶證明
戶籍地區公所審查
補件通知
審查不通過
通知發函通知說明原因
審查通過通知
於6個月內購買申請並補助
申請複查
（15日內提出複查；1次為限）
結案
審核後無理由不予補助
核銷請款應備文件
1. 補助核銷請款申請書
2. 審核通過核定公文影本
3. 申請人之存摺影本
4. 領據及申請人印章
5. 購買之統一發票或收據正本
6. 輔具供應商之保固書影本
戶籍區公所核發
補助款
醫療輔具補助由衛生單位核發

本書特別感謝

協助輔具攝影及影片製作

- 晁禾醫療科技輔具中心
  https://www.facebook.com/habitzmedtech/
- 中華行動安全照護協會
  http://www.cspha.org.tw/
- 彰基輔具中心
  http://www2.cch.org.tw/layout_4/index.aspx?id=7250
- 樂齡網 http://www.ez66.com.tw/TW/

北醫專業醫療團隊

- 方脩淳
- 呂欣怡
- 賴庭筠
- 鐘偉仁
- 葉得欣
- 陳靜瑩
- 柯怡峰
- 李薇
- 董怡君

彰基專業醫療團隊

- 吳敏溪
- 黃蜜嘉

北醫營養室食譜製作

- 蘇秀悅
- 林芷瑄

麥神數位影像工作室

- 許惟凱

專業演出人員

- 何德蓮
- 何復山

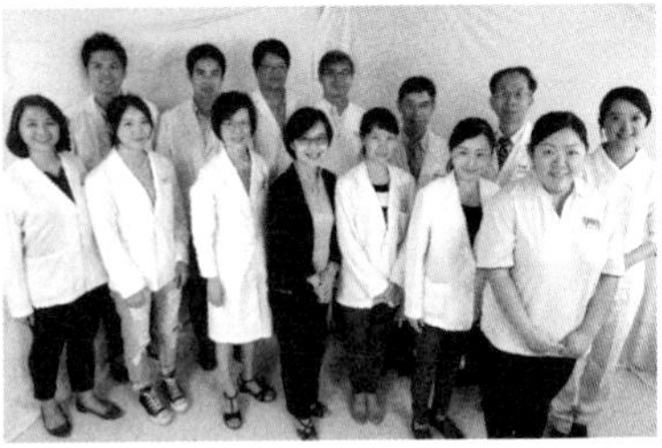

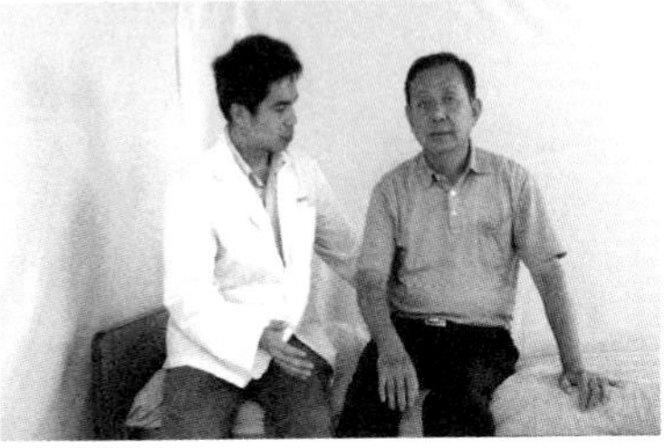

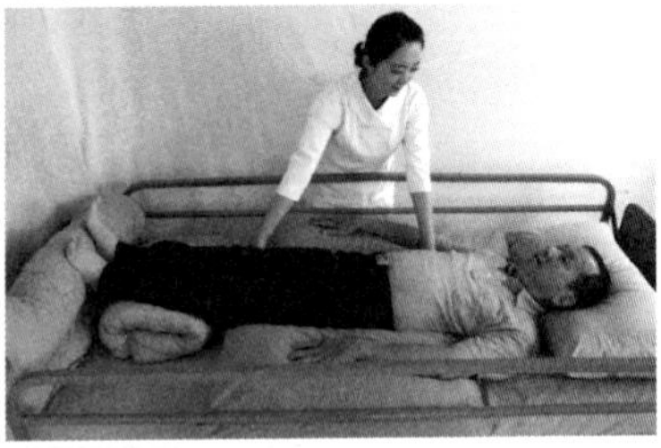

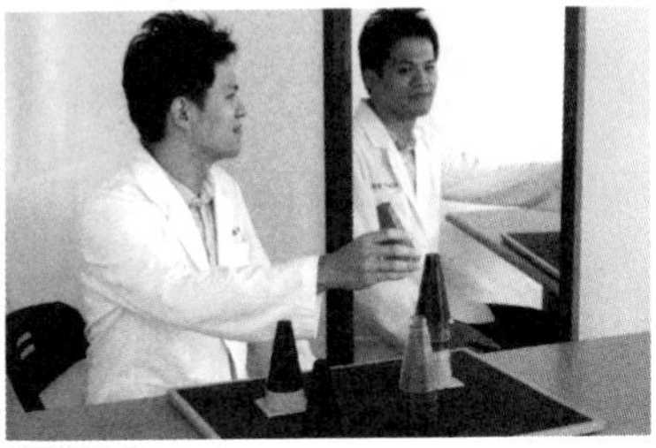

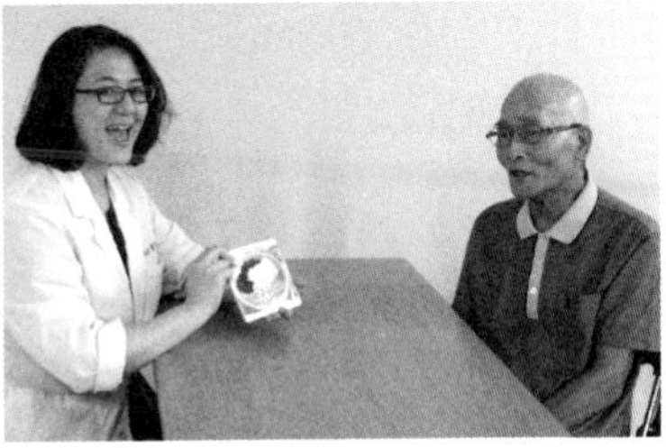

Dr.Me健康系列HD0138

〔圖解&影音版〕腦中風復健照護全書

作　　者／18位全國復健醫療專家
總 策 劃／陳適卿
選　　書／林小鈴
主　　編／陳玉春
協力編輯／江韶華

行銷企劃／洪沛澤
行銷經理／王維君
業務經理／羅越華
總 編 輯／林小鈴
發 行 人／何飛鵬
出　　版／原水文化
台北市民生東路二段141號8樓
電話：02-2500-7008　傳真：02-2502-7676
網址：http://citeh2o.pixnet.net/blog　E-mail：H2O@cite.com.tw
發　　行／英屬蓋曼群島商家庭傳媒股份有限公司城邦分公司
台北市中山區民生東路二段141號2樓
書虫客服服務專線：02-25007718；25007719
24小時傳真專線：02-25001990；25001991
服務時間：週一至週五9:30～12:00；13:30～17:00
讀者服務信箱E-mail：service@readingclub.com.tw
劃撥帳號／19863813；戶名：書虫股份有限公司
香港發行／香港灣仔駱克道193號東超商業中心1樓
電話：852-25086231　傳真：852-25789337
電郵：hkcite@biznetvigator.com
馬新發行／城邦（馬新）出版集團
41, JalanRadinAnum, Bandar Baru Sri Petaling,
57000 Kuala Lumpur, Malaysia.
電話：603-905-78822　傳真：603- 905-76622
電郵：cite@cite.com.my

城邦讀書花園
www.cite.com.tw

美術設計／罩亮設計工作室
攝　　影／子宇影像工作室．徐榕志
插　　畫／盧宏烈（老外）
影片執導／許惟凱
製版印刷／科億資訊科技有限公司
初版一刷／2016年9月20日
定　價／500元
ISBN：978-986-93044-7-4（平裝）

國家圖書館出版品預行編目資料

〔圖解&影音版〕腦中風復健照護全書 / 陳適卿總策劃.18位全國復健醫療專家◎合著-- 初版. -- 臺北市：原水文化出版：家庭傳媒城邦分公司發行, 2016.09 面；公分. -- (Dr.Me健康系列；HD0138)
ISBN 978-986-93044-7-4(平裝)
1.腦中風 2.健康照護

415.922　　105014721

請沿虛線剪下後對摺裝訂寄回，謝謝！

廣告回信
北區郵政管理局登記證
北台字第10158號
免貼郵票

城邦出版集團 **原水文化事業部 收**

104 台北市民生東路二段141號8樓

圖解&影音版

腦中風 復健照護全書

——及早恢復自理能力&避免再度中風健康指南

讀者回函　HD0138

親愛的讀者您好：

為了讓我們更了解您對本書的想法，請務必幫忙填寫以下的意見表，好讓我們能針對您寶貴的意見及問題，做出有效的回應。

填好意見表之後，您可以剪下或是影印下來，寄到台北市104民生東路二段141號8樓，或是傳真到02-2502-7676。若有任何建議，也可上原水部落格http://citeh20.pixnet.net留言。

本社對您的基本資料將予以保密，敬請放心填寫。

姓名：＿＿＿＿＿＿＿＿　性別：□女　□男

電話：＿＿＿＿＿＿＿＿　傳真：＿＿＿＿＿＿＿＿

E-mail：＿＿＿＿＿＿＿＿

聯絡地址：＿＿＿＿＿＿＿＿

服務單位：

年齡： □18歲以下　□18~25歲　□26~30歲　□31~35歲　□36~40歲　□41~45歲　□46~50歲　□51歲以上

學歷： □國小　□國中　□高中職　□大專/大學　□碩士　□博士

職業： □學生　□軍公教　□製造業　□營造業　□服務業　□金融貿易　□資訊業　□自由業　□其他＿＿＿＿

個人年收入： □24萬以下　□25~30萬　□31~36萬　□37~42萬　□43~48萬　□49~54萬　□55~60萬　□61~84萬　□85~100萬　□100萬以上

購書地點： □便利商店　□書店　□其他＿＿＿＿

購書資訊來源： □逛書店／便利商店　□報章雜誌／書籍介紹　□親友介紹　□透過網際網路　□其他＿＿＿＿

其他希望得知的資訊：（可複選）

□男性健康　□女性健康　□兒童健康　□成人慢性病　□家庭醫藥　□傳統醫學　□有益身心的運動　□有益身心的食物　□美體、美髮、美膚　□情緒壓力紓解　□其他＿＿＿＿

您對本書的整體意見：

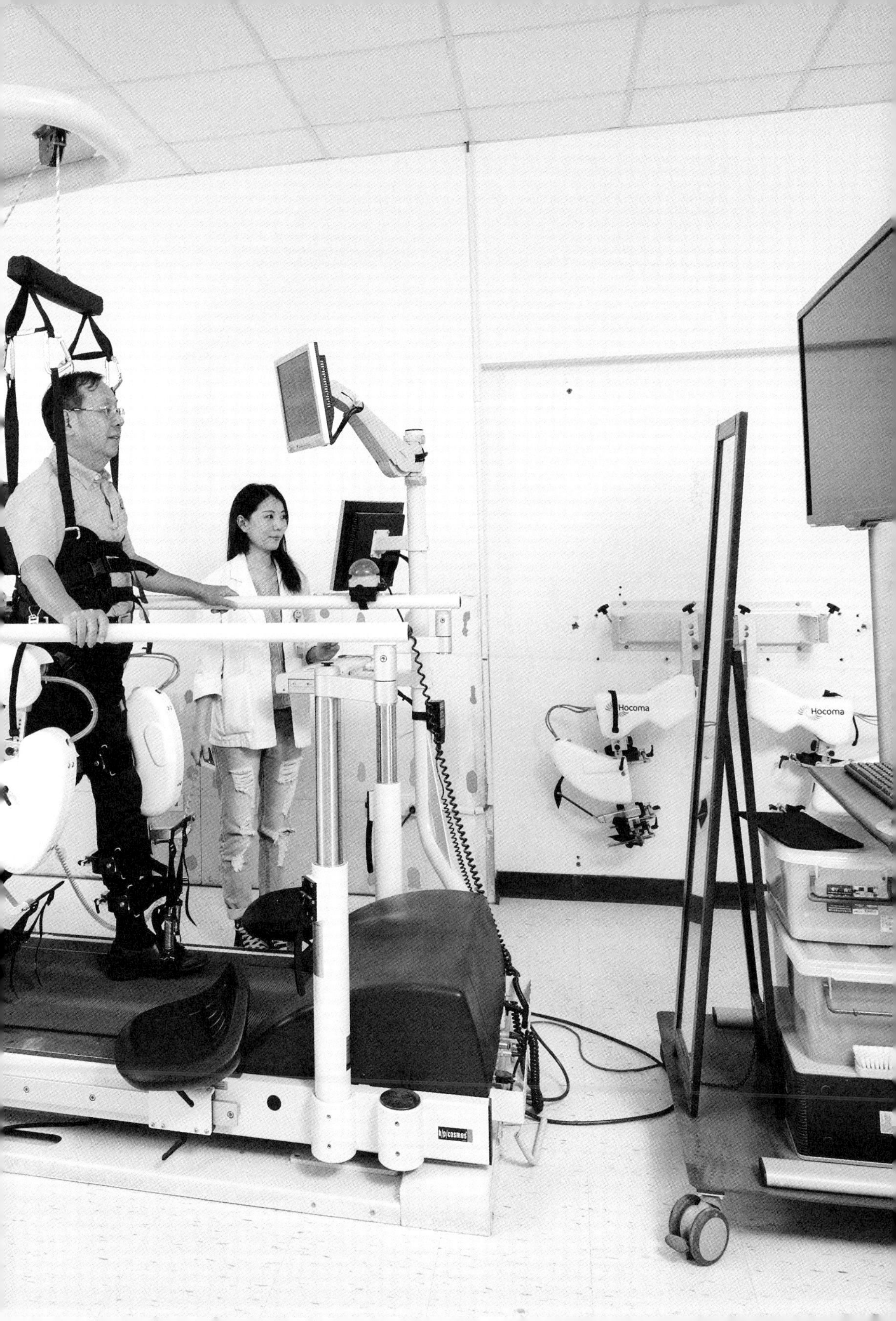
Hocoma
Hocoma
h/p/cosmos